U0069282

餐飲衛生與管理

Food & Beverage Hygienic Safety and Hygiene Management

李義川◎著

序

相見時難別亦難，東風無力百花殘。
春蠶到死絲方盡，蠟炬成灰淚始乾。
曉鏡但愁雲鬢改，夜吟應覺月光寒。
蓬萊此去無多路，青鳥殷勤為探看。

這首著名詩「無題」的作者是李商隱，又名李義山；李義山是我的大哥，我二哥是李義春，我是李義川；當我出生時，家父期許我能在有水的地方擴張境界，因此取名「義川」（顯然義山是在陸地擴張境界，而義春則是隨季節變遷均能擴展）。

所以，當我與妻子蕭惠汝有自己的孩子時，也比照辦理將女孩取名「竺逸」，英文名「Esther」；男孩「芊嶧」，英文名「Samuel」。竺是「天竺」，是姓也是地名，逸是「安逸、逸樂」，代表我期盼她，無論在李家或夫家（另一個姓或地方）均能安逸、逸樂；只是做人不能只是想著「安逸、逸樂」，《舊約聖經》以斯帖記四章十四節的記載：「此時你若閉口不言，猶大人必從別處得解脫，蒙拯救；你和你父家必致滅亡。焉知你得了王后的位分不是爲現今的機會嗎？」而英文名字「Esther」以斯帖的意義就是提醒她，要爲奉獻給上帝使用而預備。芊是「茂盛、繁榮」狀，嶧則是「一大片土地」，當一族（李姓一族）在一大片土地茂盛繁榮時，日後必成大國；只是如同對於女兒的要求般，「Samuel」－撒母耳是以色列舊約中最偉大先知與祭司；「Samuel」名字是提醒兒子，他的國應該在天上而非在地上。

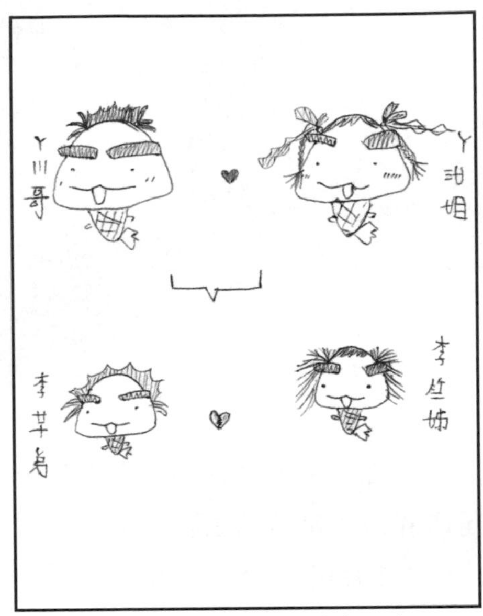

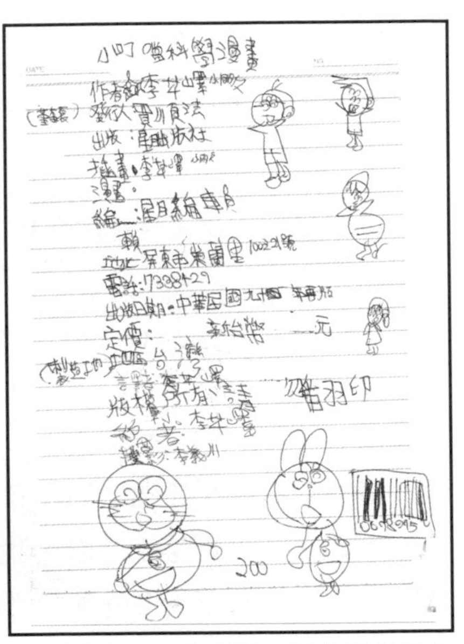

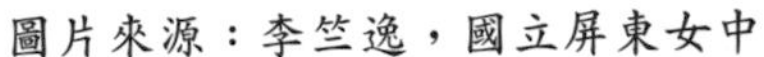
圖片來源：李竺逸，國立屏東女中

圖片來源：李芊嶧，屏東勝利國小

筆者民國六十八年，自輔仁大學食品營養系食品科學組畢業，卻遲至民國八十九年，長達近二十一年時間，才自屏東科技大學碩士研究所畢業，指導教授爲黃卓治教授，論文研究題目爲：「中鏈三酸甘油酯之抗痙攣作用」（針對癲癇患者）。

民國七十年，預官二十九期第一梯次－少尉醫官退伍，民國七十三年進入高雄市政府衛生局第七科（食品衛生科）擔任技佐、技士；民國八十二年轉至高雄榮民總醫院擔任營養室組長工作，民國九十四年奉派支援台東榮民醫院祕書室主任工作，民國九十五年七月擔任營養室主任。

民國八十二年通過考試院營養師檢覆考試，取得衛生署營養師證書，及高雄市政府衛生局衛營師執字第0001號營養師執業執照，民國八十二年營養師專門職業及技術人員高等考試及格，民國八十四年參加全國營養師薦任升等考試，獲得全國第一名。

民國九十年取得教育局講師證書，除擔任過屏東科技大學、屏東大仁技術學院及高雄市育英護理專科學校講師外，並擔任過國立高雄科學工藝博物館專題演講講師、論壇報聖經飲食嘉義、台南及高雄講座講師，並曾受邀至衛生署「國際觀光旅館健康飲食研習會」、中華民國營養師公會全國聯合會、高雄市營養師公會、高雄市政府衛生局「國民營養多吃蔬果有益健康」「快速檢測法應用於團膳自主管理教育研究會」、旗津區衛生所、高雄市廚師職業工會、餐飲職務工會、高雄縣潮寮國中、鳳山市中正國小、高雄市信望愛社區關懷協會、臺灣基督長老教會壽山中會松年部、松年大學德生分校、高雄市一葉蘭同心會、高雄市東南水泥股份有限公司、救國團高雄市團務指導委員會、高雄東北扶輪社、屏東縣新園鄉衛生所等單位擔任講座，曾接受高雄市港都新聞「認識市售瘦身食品」三十分鐘專訪、並擔任過高雄縣大樹、岡山、旗山、甲仙與六龜鄉體重控制班講師。

另外擔任過中華民國營養師公會全國聯合會會員代表、高雄市營養師公會第二、第三及第四屆理事，高雄市政府教育局學校午餐三年之考核委員、高雄市政府衛生局優良餐廳及優良餐盒業評選委員、高雄市明義國中學生營養午餐供應廠商招標評鑑委員、小港高中營養午餐民有民營供應廠商公開評選、新莊高中學生營養午餐供應廠商招標評鑑委員、中正高中營養午餐民有民營評選廠商評選委員，及嘉義榮民醫院患者膳食代辦招標採購評選委員等。

民國九十四年，率先在退輔會榮民總醫院系統依據促參法方式，辦理高雄榮民總醫院「健康生活光廊」，將員工餐廳順利轉型爲綜合商場；提供便利超商7-11、漢保王、麵包、素食、自助餐、咖啡簡餐與書店等十八個櫃位，增加了患者與訪客的用餐選擇與商品選購場所外，也提昇了整個醫院的服務品質；更增加醫院每個月一百萬元以上之收益。

「養兒方知父母心，書到用時方恨少。」在民國八十九年參加高雄榮民總醫院公務人員書籍閱讀心得寫作時，曾在二千五百名員工中獲得第一名；所以，總以爲寫書不難，但是在本書下筆時，除了高雄榮民總醫院工作與育英護專教職外，還在教會擔任長老職份，兼任聖歌隊（詩班）指揮；修稿的時候，還同時身兼高雄榮民總醫院營養室組長與台東榮民醫院秘書室主任兩邊業務與工作，並需抽空擔任講座；壓力之大，難以想像。

因此，筆者一面寫書，一面購買「波斯卡」（與柔沛成份相同，吃的，用來治療落髮）與落健（擦的，也是治療落髮）使用，否則本書還未完成，恐怕就加入「衝！衝！衝！」電火球俱樂部了；而其間多次因爲時間不夠，或事情太多，實在很想作罷！還好「認識上帝是智慧的開端」，在低潮或寫不出來的時候，禱告就成爲我惟一能做的事，而往往藉著禱告，不但工作上之壓力得以卸下，許多無法完成的事，也都一一順利獲得解決。以此同證，如果您有幸看到這裡，我內心眞正想分享的是：「這是上帝所賞識，願榮耀歸給上帝！」

而寫本書之主要原因，是由於自己已經從事食品衛生稽查工作長達十年，而在醫院擔任實際管理膳食時間也長達十多年，再加上擔任國內各學校機構之評選委員，及在各大專院校教書的經驗，總希望能將上述之經驗記錄下來，提供有興趣從事餐飲衛生工作人員，在基礎理論之外，也有實際實務方面之參考。

過去，在學校兼任講師教職時，每當要選擇參考書籍供學生使用時，總是需要大費周章，花費許多時間進行參考比較，爲的是希望能找到理論與實際均能兼顧，並且在提供知識之同時，也能不失趣味性以利於學生閱覽；爲推動此一理念，本書除了理論基礎外，特別藉助一些與本書稍有相關之網路笑話，希望能先引起學生閱讀之興趣；再由筆者本身所參與或瞭解之案例，進行基礎理論內容之衍生說明，以期課程能兼顧所謂理論與趣味、故事性，並期盼讀者能自其中獲得學習快樂，進而樂意學習。

然而實際撰寫餐飲衛生與管理時，因爲內容直接牽涉到諸多理論基礎、法令規章條文與管理方面之理論，當自己以前述標準檢視時，才發現要達到這樣的標準，還眞是不容易；寫不容易，過程中編輯更辛苦；至於本書能否眞的以輕鬆方式呈現，讓枯燥無味的衛生管理理論或法規，能像看故事書般輕鬆閱覽完畢，恐怕理想與實際總是有所差距，上述效果之達成，還需要諸多先進不吝指正，以爲改善。本書編撰過程，相當艱辛，非常感謝范維君小姐協助與不厭其煩、一次再一次的修改，使得本書能順利完成，僅此一併致謝。

李義川

目錄

第一章 概論

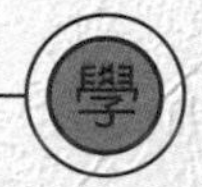

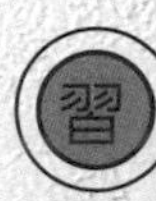

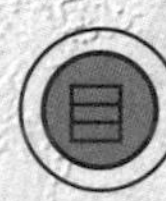

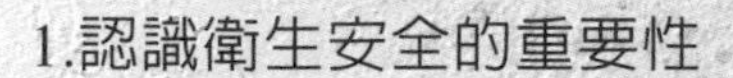

1.認識衛生安全的重要性

2.法規對於餐飲安全的保護性

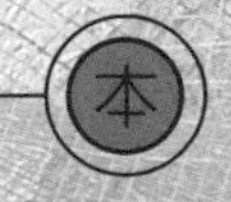

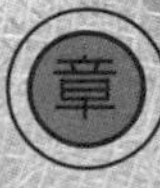

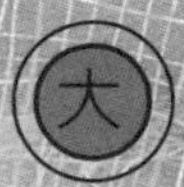

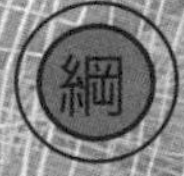

第一節　學習目的、定義與範圍

第二節　台灣人「安全」觀念之探討

第三節　法令規章與餐飲衛生

第四節　餐飲衛生與管理概論

前言

網路上流傳這麼一則故事：

有一個人問一個養豬户說：「你給豬吃什麼？」

養豬户回答：「豬當然吃餿水啊！」

那個人說：「我是『動物保護協會』的人，養豬應該用飼料，餿水多髒啊！我要告你虐待動物。」

於是可憐的養豬户莫名其妙的被罰了好幾萬元。

過了幾天，又有一個人來問他：「你給豬吃什麼？」

養豬户這一次學乖了，知道不能回答「吃餿水」，於是他回答說：「我給豬吃龍蝦、鮑魚、魚翅……」心想吃得這麼好，總該沒有虐待動物的問題了吧！

結果那個人說：「我是『世界展望會』的人，你知道現在有多少人正在挨餓嗎？你卻浪費糧食，讓豬吃這麼好，我要告你。」於此他又被罰了好幾萬元。

過了幾天，又來了一個人問他：「你給豬吃什麼？」如果你是養豬户，應該如何回答？

養豬户這次回答說：「我給它兩百塊，它愛吃什麼就吃什麼……」

這則故事的重點不是豬吃什麼，而是從事餐飲業之業者，提供給消費者吃些什麼！

「吃飽了沒？」這句話，過去一直是中國人見面時的問候語，也是中國人的大事。因為舊時代的人，由於物資匱乏，沒有足夠的食物，因此是否能夠吃的飽是件大事，所以，見面時詢問「吃飽了沒？」來互相關懷基本需求是否獲得滿足。在當時困窘的環境下，有些愛面子的人，明明飯都吃不飽，可是為了充面子，表示吃得很好，於是每天出門之前，會用豬皮將嘴唇塗亮，目的是讓人誤以為，不但有東西吃，而且吃得很好，有肥肉且數量不少，所以嘴巴能呈現出亮亮的油光。

後來隨著社會經濟狀況的改善，吃飽不再是個問題，人們的需求提昇，對於飲食方面，要求要吃的好、吃的精緻以及吃的有文化內涵；然而，假設一桌滿漢全席，在享用後需要付出上吐下瀉的慘痛代價，那恐怕也是沒有人願意嘗試的；所以吃的安全，也成了餐飲之基本要求。

在已開發國家中，肥胖、高血脂、高血壓以及心血管等疾病不斷增加；現代研究報告顯示，現代人之血糖和胰島素失衡、肥胖、血脂異常和高血壓等與動脈硬化有關之代謝症候群叢生。眼見國人十大死亡原因之中，高血壓、糖尿病、心血管性疾病與癌症等慢性疾病充斥，研究發現其中，多半與飲食內容不當有著密不可分的關係，而台灣之民眾，因為知識缺乏，或一知半解，加上對於所謂健康食品（抗氧化食品及抗癌食品……等）認識不清，經常花費了許多的金錢，但是卻購買了有害無益的東西。因此，現今對於餐飲衛生與管理的宣導，除了要吃得安全、吃得好之外，更希望能吃出健康。

第一節 學習目的、定義與範圍

一、學習目的

中餐廚師名稱之由來，各方說法不一。根據考據顯示，有說是因爲從事廚藝的場合而來；另一種說法是社會對於從事廚者褒貶而來、或是因爲廚藝的高低，也有說是因爲詞義變化而來。然而根據近期餐飲業之研究顯示，專業人士對於中餐廚師應具備之能力，主要是注重在「餐飲衛生與管理」一項，而且注重之程度，遠超過其他項目（烹飪學相關知識、食物製備能力、菜單設計分析及食物供應管理能力……等）。

因爲餐廳供應之食物，無論多麼的美味可口，如果因爲管理上之疏失，造成其中的一個小環節出了差錯，而釀成食物中毒事件發生之時，將導致餐廳多年辛苦建立之信譽毀於一旦。因此，餐飲衛生與管理工作之重要性不容置疑。

餐飲衛生與管理包括：從業人員衛生管理、場所設備衛生管理、腐敗與食品中毒、食品添加物、清潔消毒與殺菌及廚房衛生與安全管理等內容。而爲什麼要學習餐飲衛生與管理？其主要是透過基礎理論之講解，配合實務案例分析與探討方式，希望能將理論落實於實際工作之中，達到人人皆能成爲稽查人員之理念，進而保護餐飲從業人員健康，以及消費者用餐安全，符合「食品衛生管理法」以及「食品良好衛生規範」等相關法規之要求；而其中最重要的目的，當然是保護消費者以及從業人員。

二、定義與範圍

有人將檳榔定位是台灣的「口香糖」，而台灣的「檳榔西施」聲名遠播，甚至於也流傳到國外與對岸大陸，據聞檳榔最早發源地是在雙冬，早期銷售人員是以中年婦女爲主，後來卻走向清新脫俗的少女路線，之後還有走唱的卡拉OK、跳豔舞等方式，服裝上則有護士裝、水手服、性感小野貓及學生制服等。在政府經費短缺的情況下，滿街的檳榔攤林立，稅捐單位心想如果不加以課稅，豈非失職？於是，許多檳榔業者被要求申請執照與繳稅，然而檳榔業申請執照時，究竟該以什麼名目申請，要歸類到哪一種類別的行業呢？有一段時間，檳榔業者是以「食品業」名目提出申請的，爲什麼？因爲跟食品衛生管理法的定義有關；食品衛生管理法第二條明定食品是「係指供人飲食或咀嚼之物品及其原料」，而因爲檳榔是供人咀嚼的物品（台灣口香糖），所以檳榔業者才會以食品業名目提出申請。

（一）食品衛生管理法

針對「食品衛生管理法」條款中之定義與範圍說明如下所述：

1.食品：係指供人飲食或咀嚼之物品及其原料。（食品衛生管理法第二條）

2.食品添加物：係指食品之製造、加工、調配、包裝、運送、貯存等過程中用以著色、調味、防腐、漂白、乳化、增加香味、安定品質、促進發酵、增加稠度、增加營養、防止氧化或其他用途而添加或接觸於食品之物質。（食品衛生管理法第三條）

3.食品器具：「生產或運銷過程中，直接接觸於食品或食品添加物之器械、工具或器皿。」

4.食品容器、食品包裝：「與食品或食品添加物直接接觸之容器或包裹物。」（食品衛生管理法第四、五條）

5.食品用洗潔劑：「直接使用於消毒或洗滌食品、食品器具、食品容器及食品包裝之物質。」（食品衛生管理法第六條）

6.場地要求：「食品業者製造、加工、調配、包裝、運送、貯存、販賣食品或食品添加物之作業場所、設施及品保制度，應符合中央主管機關所定食品良好衛生規範，經中央主管機關公告指定之食品業別，並應符合中央主管機關所訂食品安全管制系統之規定。」（食品衛生管理法第二十條）

7.原材料：指原料及包裝材料。

8.原料：指成品可食部分之構成材料，包括：主原料、配料及食品添加物。

9.主原料：指構成成品之主要材料。

10.配料：指主原料和食品添加物以外之構成成品的次要材料。

11.包裝材料：包括內包裝及外包裝材料。

12.內包裝材料：指與食品直接接觸之食品容器，例如，瓶、罐、盒、袋等及直接包裹或覆蓋食品之包裝材料，例如，箔、膜、紙、蠟紙等，其材質應符合衛生法令規定。

13.外包裝材料：指未與食品直接接觸之包裝材料，包括：標籤、紙箱、捆包材料等。

14.產品：包括：半成品、最終半成品及成品。

15.半成品：指任何成品製造過程中所得之產品，此產品經隨後之製造過程，可製成成品者。

16.最終半成品：指經過完整的製造過程但未包裝標示完成之產品。

17.成品：指經過完整的製造過程並包裝標示完成之產品。

18.易腐敗即食性成品：指以常溫或冷藏流通，保存期間短，且不須再經任何方式之處理或僅經簡單加熱，即可直接供人食用之成品，例如，即食餐食、液態乳品、高水活性豆類加工食品、高水活性烘焙食品、高水活性麵條粉條類等。

19.廠房：指用於食品之製造、包裝、貯存等或與其有關作業之全部或部分建築或設施。

20.製造作業場所：包括原料處理、加工調理及包裝等場所。

21.原料處理場：指從事原料之整理、準備、解凍、選別、清洗、修整、分切、剝皮、去殼、去內臟、殺菁或撒鹽等處理作業之場所。

22.加工調理場：指從事切割、磨碎、混合、調配、整形、成型、烹調及成份萃取、改進食品特性或保存性（例如，提油、澱粉分離、豆沙製造、乳化、凝固或發酵、殺菌、冷凍或乾燥等）等處理作業之場所。

23.包裝室：指從事成品包裝之場所，包括：內包裝室及外包裝室。

24.內包裝室：指從事與產品內容物直接接觸之內包裝作業場所。

25.外包裝室：指從事未與產品內容物直接接觸之外包裝作業場所。

26.內包裝材料之準備室：指不必經任何清洗消毒程序即可直接使用之內包裝材料，進行拆除外包裝或成型等之作業場所。

27.緩衝室：指原材料或半成品未經過正常製造流程而直接進入管制作業區時，爲避免管制作業區直接與外界相通，於入口處所設置之緩衝場所。

28.管制作業區：指清潔度要求較高，對人員與原材料之進出及防止有害動物侵入等，須有嚴密管制之作業區域，包括：清潔作業區及準清潔作業區。

29.清潔作業區：指內包裝室等清潔度要求最高之作業區域。

30.準清潔作業區：指加工調理場等清潔度要求次於清潔作業區之作業區域。

31.一般作業區：指原料倉庫、材料倉庫、外包裝室及成品倉庫等清潔度要求次於管制作業區之作業區域。

32.非食品處理區：品管（檢驗）室、辦公室、更衣及洗手消毒室、廁所等，非直接處理食品之區域。

33.清洗：指去除塵土、殘屑、污物或其他可能污染食品之不良物質之處理作業。

34.消毒：指以符合食品衛生之化學藥劑及（或）物理方法，有效殺滅有害微生物，但不影響食品品質或其安全之適當處理作業。

35.食品級清潔劑：指直接使用於清潔食品設備、器具、容器及包裝材料，且不得危害食品之安全及衛生之物質。

36.外來雜物：指在製程中除原料之外，混入或附著於原料、半成品、成品或內包裝材料之污物或令人厭惡，甚至致使食品失去其衛生及安全性之物質。

37.有害動物：指會直接或間接污染食品或傳染疾病之小動物或昆蟲，例如，老鼠、蟑螂、蚊、蠅、臭蟲、蚤、蝨等。

38.有害微生物：指造成食品腐敗、品質劣化或危害公共衛生之微生物。

39.食品接觸面：指直接或間接與食品接觸的表面，包括：器具及與食品接觸之設備表面。間接的食品接觸面，係指在正常作業情形下，由其流出之液體會與食品或食品直接接觸面接觸之表面。

40.適當的：指在符合良好衛生作業下，爲完成預定目的或效果所必須的（措施等）。

41.安全水分基準：指在預定之製造、貯存及運銷條件下，足以防止有害微生物生存之水分基準。一種食品之最高安全水分基準係以水活性（Aw）爲依據。若有足夠數據證明在某一水活性下，不會助長有害微生物之生長，則此水活性可認爲對該食品是安全的。

42.水活性：係食品中自由水之表示法，爲該食品之水蒸汽壓除以在同溫度下純水飽和水蒸汽壓所得之商。

43.高水活性成品：指成品水活性在0.85以上者。

44.低水活性成品：指成品水活性低於0.85者。

45.批號：指表示「批」之特定文字、數字或符號等，可據以追溯每批之經歷資料者，而「批」則以批號所表示在某一特定時段或某一特定場所，所生產之特定數量之產品。

46.標示：指標示於食品、食品添加物或食品級清潔劑之容器、包裝或說明書上用以記載品名或說明之文字、圖畫或記號。

47.隔離：場所與場所之間以有形之手段予以隔開者。

48.區隔：較隔離廣義，包括：有形及無形之區隔手段。作業場所之區隔可以下列一種或一種以上之方式予以達成者，例如，場所區隔、時間區隔、控制空氣流向、採用密閉系統或其他有效方法。

49.餐飲衛生安全：

(1)世界衛生組織（World Health Organization, WHO）組織法的前言開宗明義的指出：「享受最高可獲得之健康水準乃人類之基本權利之一，此權利不分種族、宗教、政治信仰、政治或社會狀況。」

(2)清潔一詞代表可能仍含有看不見髒污之問題存在。

(3)食品衛生：「由食品種植、收成、加工到被人消費食用止，爲求每一階段，都能達成確保食品安全性、完整性與健全性等而必須採取的一切手段。」（世界衛生組織）

綜合以上各條款所述，「衛生」的定義爲：提供給消費者符合安全健康的食物，是沒有危害健康的物質，創造並維護健康與衛生的環境。而「餐飲衛生安全」的定義爲：將有益人體健康的食物材料，在採取必要的措施下，從生產、製造、前處理及製備烹調，一直到被消費者攝取爲止的所有階段，爲保持未受病媒等污染而採取的一切手段。

第二節　台灣人「安全」觀念之探討

一、過去具爭議之食品安全案例

民國九十四年六月，美國國內再度爆發疑似狂牛症案例。在台灣每年進口牛肉中，美國牛肉所佔的比例十分大宗，於是美國牛肉之安全問題，引起了台灣消費者團體的質疑。而為了消弭台灣人對於美國進口牛肉的疑慮，「美國在台協會台北辦事處」處長，當時還罕見地公開露面，並當場示範大啖「美國牛排」，並且「掛保證」說到：「雖然台灣媒體非常注意美國牛肉的安全問題，但是美國出口到台灣的牛肉，『保證百分之百安全』。」

當時消費群眾仍然心存疑慮，後來被證實美國果然再度發生狂牛症。然而證實以後，卻發生一個很有趣的現象：「有些民眾因為害怕會罹患狂牛症，而嚇得不敢碰，也不敢吃美國牛肉；有些人則擔心以後停止進口，將吃不到好吃的美國牛肉，反而衝到賣場逆向操作，大肆搜購儲存，以免日後沒有美國牛肉可以吃。」

在此種現象之中，輿論一直反覆的質問一個問題：「在未確保消費者安全的狀況之下，衛生單位到底該不該開放美國牛肉進口？」

除了狂牛症之外，在此回顧歷年來台灣曾經發生之食品衛生安全的問題：

民國七十多年，發生令國人震驚的「餿水油事件」。商人為了賺錢，竟然回收餐廳的餿水，利用油層分離技術，將油再度回收，並製成食用油，出售給路邊攤與自助餐廳牟利，被查獲判刑，此事件發生後，使得當時市面上的自助餐廳及路邊攤販，生意一落千丈，因為想起來實在令人覺得噁心。

民國九十四年六月，苗栗某公司，以低價收購麵筋工廠生產剩餘一般用來餵豬的粉漿廢棄物後，先摻入化學藥物碳酸鈉以中和其酸性，再乾燥研磨成粉，冒稱是從泰國進口的糯米粉後高價出售，供應廠商製造米苔目、水晶餃、粉粿及粉圓等民生小吃，牟取暴利，據估計經營兩年，獲得利益近上億元。

民國七十七年，國內有大宗物質進口業者，採購泰國玉米四萬九千噸，因被檢驗出黃麴毒素含量過高，被經濟部封存凍結九天之後，經過該部邀集有關機關及學界人士開會討論後，本來已經決定把這批玉米，利用與含毒性較低的美國玉米混合，來稀釋前者的毒素含量之方式處理後，專供飼料使用，不作為人類食用；但是消息經過媒體披露之後，舉國譁然。有人甚至指出，此乃「恐怖的決策」，因為飼養後的動物，日後還是供人類食用。在強大的輿論與民意壓力之下，經濟部才改變初衷，不得不收回成命，再度邀集相關單位開會研商，最後決定將這批問題玉米，移作工業澱粉之用，才疏減民眾的恐慌。

黃麴毒素是惡名昭彰的致癌劑（詳見第四章），特別是只要一點點量，就有可能會導致人體罹患肝癌。會產生黃麴毒素的黴菌，多半存在於玉米、花生及穀類等食品。綜觀國人十大死亡原因之中，癌症一直高居榜首，而國人罹患肝癌比例也一直偏高，所以黃麴毒素對國人健康威脅的陰影，事實上存在已久。所以許多人在食用花生及其製品時，均缺乏安全感，有些人甚至於因此而不敢吃花生或其製品。

民國八十六年，台灣爆發豬隻口蹄疫事件，口蹄疫是偶蹄類動物的傳染病，由致病的病毒引起，由於並不是人畜的共同疾病，人類並不會因為吃豬隻而受到感染，吃了有病的豬隻也不會生病，但是台灣地區卻因此變成疫區，所有過去主要以肉品銷往日本的上市企業公司，後來因為生意萎縮逐一倒閉關廠。

民國九十四年五月發生屏東市某知名肉粽店，因購買不知情之病死豬肉，做為肉粽內餡原料被查獲，適時正逢端午節，該店除了商譽大受損傷，營業額也比往年端午節下滑約七、八成之外，還被要求退貨，其損失金額達新台幣百萬元。

民國七十六年，刑事局抽驗蔬菜，發現蔬菜、水果中含有殘留農藥問題，結果引起一個很有趣的現象：衛生及農業單位紛紛表示其越俎代庖撈過界，而消費者卻大聲喝彩叫好。多年來消費者一直生活在蔬果農藥殘留的陰影下，尤其近年來基於健康因素，飲食多半強調要多吃蔬果，因而更令消費者擔心蔬菜及水果之殘留農藥問題。而農業單位一直說，百分之九十八蔬果無農藥殘毒，但是衛生單位卻證實，市場上只有百分之三十的蔬果安全，但卻補充說明，其檢驗方法和農業單位不同，以至於造成檢驗結果有所差異，一國兩制的檢驗結果，使得消費大眾一頭霧水。不過，眾所周知的是，種菜的農民，不敢吃自己種來銷售販賣的菜，自己要吃的，一定必須另外闢墾一區單獨耕種，特點是表面有蟲咬，因為沒有放農藥。

二、其他台灣曾發生之食品安全問題

除了狂牛症牛肉、餿水油、黃麴毒素玉米、口蹄疫豬肉及殘留農藥蔬菜以外，台灣其他的食品是否就都沒有問題了呢？其實遠在筆者民國六十幾年還就讀大學之時代，在研修「食品安全」這門學科時，當時教授請同學回憶三餐所吃的食物，然後一一進行討論分析，結果發現，竟然沒有一項食品是可以保證安全的，包括飲用水在內。

事實上，後來也陸續又有許多讓國人引起恐慌的事件發生，例如：

1.保麗龍或塑膠容器裝熱食產生毒性問題。

2.養殖鮭魚的多氯聯苯（PCB）殘留。

3.魚類含汞等重金屬殘留。

4.豬肉之抗生素殘留。

5.食物亞硝胺與致癌。

三、安全與數量之相對觀念

探討台灣人的「安全」觀念之後，對於有關食品安全與餐飲衛生，首先必須建立一個觀念，那就是在這個世界上，根本沒有所謂安全的食物！有人說：「藥即是毒！」其實食品也是「毒」！安全與否，端視食物之「量」與消費者之年齡、性別、體重、健康及營養等狀況而定。

舉個簡單的例子：鹽是烹調過程中重要的調味料，缺乏了鹽，食物難以下嚥，但是一下子如果攝取了過量的鹽，對於身體健康也會產生重大問題，若是長期過量食用，也會造成高血壓，甚至於癌症等問題。

攝取過多的「油」，會造成肥胖與高血脂，對健康有害，這是一般人都普遍知道的觀念，但是「油」卻是罹患多年糖尿病而引起糖尿病尿毒併發症患者活命的物質。因為在糖尿病尿毒症患者洗腎前，若想要活命，需要獲得足夠的熱量；然而對於患者而言，因為三大營養素中，「蛋白質」若攝取太多，將會產生含氮廢棄物——氨，而尿毒症患者之腎臟處理氨的功能，由於已經無法正常運作，氨積蓄太多，會在身體中亂竄；當積蓄於頭部時將引發肝昏迷，所以患者飲食中不能多吃蛋白質。

而其次是糖尿病患者，因為血糖控制之需要，對於「醣類」需要控制份量，以避免血糖上昇，如此一來三大營養素中，蛋白質與醣類都受到限制，惟一只剩下油脂可以攝取。那麼不吃總可以吧！不幸的是，如果熱量不足以應付每日生存所需，那麼身體組織將會自動分解，燃燒以供應足夠熱量，而身體組織分解後，除了導致身體虛弱外，又產生了含氮廢棄物——氨，而造成尿毒症狀更加嚴重；於是，不吃也不行！在蛋白質與醣類都受到控制狀況，又要求熱量足以應付每日生存所需，此時眾人觀念中都嫌棄的「油脂」，反而成為糖尿病尿毒症患者保命之營養素。

感染型病原性細菌（所謂感染型病原性細菌，是指病原菌在食品中繁殖，第一次增殖產生大量之菌體，當被人體食用後，在小腸第二次增殖至某一數量時，在腸管產生致病作用之細菌），本身雖然會引發食品中毒，但是如果其數量，沒有達到致病的閥值（發病菌數值，有點像水庫之蓄水量，當超過時就會發病），也不會發生症狀（毒素型細菌食品中毒除外——毒素型細菌係指病原菌在食品中繁殖增生，產生有毒物質「毒素」，當人體食用這種含有有毒物質的食品時，即引起毒素型食品中毒）。

再舉一例，蛋白質是建構身體組織的主要成份，因此，許多媽媽爲了自己的小孩子，能夠提早比別的小孩「長成大樹」並贏在起跑點上，經常在自己的孩子還是嬰幼兒期，自作聰明花大錢，購買所謂高蛋白質食物，添加於食物之中，希望自己的小孩，比別人多攝取一些蛋白質，可以快快長成大樹。可是不知道嬰幼兒的腎臟發育不完全，驟然給予大量蛋白質，不但不能使自己的小孩贏在起跑點上，很有可能還沒起跑，就因爲腎臟負荷過重而被搞壞（日後或許需要洗腎），將停在起跑點，甚至於被迫退出人生的競賽。

餐飲從業人員的第一項使命，就是將安全的食物送給顧客！雖然上述諸多的不安全訊息，透露出似乎我們周遭都沒有安全的食物！然而還是有許多有責任的生產者與企業，努力生產製造安全食品；在印尼有一群工作人員，養蝦完全不用人工飼料與抗生素等。在日本，有企業利用永續經營觀念，不要求密集大量養殖，而採取生態自然循環方式，大量培育魚類所需藻類，來供應魚類自然生存所需，以獲取不用添加抗生素養殖之魚類。還有因爲很多人喜歡吃魚乾，也有公司努力遵循傳統，完全不用添加物的方式製作秋刀魚、竹莢魚、沙丁魚及梭魚之魚乾。而在台灣，也有些人在蔬菜及水果方面，努力生產不用農藥、沒有污染的新鮮有機蔬菜水果（但也有不肖業者掛著有機之名，卻實際上販賣農藥處理之蔬果），雖然販賣之單價比較高，但是值得餐飲人員大量採用，以爲鼓勵，讓產製好的、安全的生產者，能生存延續下去，否則以後我們眞的沒有安全的東西可以吃了。

第三節 法令規章與餐飲衛生

一、餐飲衛生安全之保障

食品衛生法令規章，是用來保護消費者與從業人員的，食品衛生法令規章之訂定，是透過過去發生的案例與經驗，經過分析原因後找出對策，進而利用法令規章規範來予以落實，以保證從業人員切實執行時能達到上述保護之目的。

案例探討

「傷寒瑪麗」

有一名廚房工作人員，是愛爾蘭裔移民廚師，名字叫瑪麗．梅隆。在一九〇七年，紐約市衛生官員以造成公共健康危險的罪名逮捕了她，從此她永遠被稱做「傷寒．瑪麗」。逮捕他的原因，是因為她曾罹患傷寒，病癒之後替人幫傭做飯。雖然她已經痊癒，但是無論她到哪裏，哪裏就有人罹患傷寒。後來經過查明後發現，所有案例都是藉由她傳染的；儘管她本人已經沒有傷寒症狀，但調查人員發現她是傷寒帶原者；而透過其烹飪工作，她無意中將傷寒至少傳染給數十人。後來她被監禁於一個小島上，三年之後，官員決定釋放她，但條件是她不能再為別人做飯；但是在一九一五年，她被稽查發現在一家婦科醫院的廚房裏面工作，更不幸的是，在那裏又再度爆發傷寒疫情。這一次，她被送到一個島上，監禁之後的一生歲月。

爲了避免傷寒瑪麗之個案再度發生，因此在「食品良好衛生規範」第六條第二項中規定：「新進從業人員應先經衛生醫療機構檢查合格後，始得聘僱。僱用後每年應主動辦理健康檢查乙次。從業人員在A型肝炎、手部皮膚病、出疹、膿瘡、外傷、結核病或傷寒等疾病之傳染或帶菌期間，或有其他可能造成食品污染之疾病者，不得從事與食品接觸之工作。」其目的不是增加醫院體檢之收入，而是保障基本的餐飲衛生安全。此即透過法令規章，保證確實執行後，能保護消費者與從業人員之範例。

二、食品安全與餐飲衛生之基本概念

話說台灣數十年前，有一位數學資優生，我們暫且叫他阿拉丁，背負著親朋好友的期盼，遠渡重洋負笈美國深造，以期日後學成歸國光宗耀祖，抵達美國之後，經過多方打聽，發現有一位氣象學大師勞倫斯先生，頗負盛名、學有專精，因此阿拉丁打定主意，要投入勞倫斯大師門下，期盼勞倫斯大師能擔任他的指導教授；不過，大師級的教授也不是隨便的人都能投入其門下，因此，雙方見面後，大師立即出題考試：「最近襲擊台灣的瘋馬颱風，其形成原因，據觀察顯示是菲律賓群島上方，一隻蝴蝶的翅膀煽動所造成，請問你相信不相信？」

一隻蝴蝶煽動翅膀，會產生強烈瘋馬颱風，哪有可能？再笨的人都知道，這是不可能的事情。

「當然不相信！」阿拉丁斷然回答。

大師馬上說：「這裏有一扇門，你可以從此處出去！」

大師下達逐客令，爲什麼？大師心想：「你既然不相信我的理論，爲什麼還來找我當指導教授？」

此時阿拉丁手掌開始冒汗，腳底發麻，心想遠赴重洋拜師求學的目的，不能就此作罷，古時韓信能忍跨下之辱，我阿拉丁雖非大將軍，但也算是台灣數學奇葩，所謂識時務者爲俊傑，想到這裏，心中瞭然，脫口而出：「我相信！」阿拉丁說出之後如釋重負。

此時只見大師不徐不緩，接著問：「你爲什麼相信？」

「人又不是我殺的！」我怎麼會知道，爲什麼蝴蝶煽動翅膀，會產生颱風？這個教授眞不識相！難道看不出來，我只是爲了討好他，才如此回答的！

阿拉丁再三搔首，也是沒有答案，只得默然以對，希望以不變應萬變，卻不料，大師又開口講話啦：「那裏有一扇門，你可以從那裏出去！」雖然與前面不同一扇門，但是結局一樣，阿拉丁只得黯然走出去。

阿拉丁回去後，發揮台灣人不畏艱難的精神，到圖書館認眞找資料，瞭解大師的研究理論基礎與背景，理解之後，阿拉丁肯定的喊出：「我相信！」

「我眞的相信，一隻蝴蝶持續煽動翅膀，會產生強烈巨大破壞威力的瘋馬颱風！」

這就是著名的「混沌理論」，在一九七二年由美國氣象學家羅倫斯（Lorenz）提出的「蝴蝶效應」（The Butterfly Effect），指出一件表面上看來，非常微小而毫無關連的事情，在不可測的混沌中，將扮演深具影響的關鍵角色，並招引巨大的改變。

食品安全與餐飲衛生最基本的概念，簡單的說，就是透過一切必要的措施，來產生正面的蝴蝶效應，以防止任何危害的產生；換言之，也就是將所有可能會導致餐飲不安全原因的負面蝴蝶效應，透過分析彙整後，進行排除或管理監控工作，以達到預防之工作。

希望透過科學方式，如果不能去除，則進行管制可能造成的危害，以掌控衛生安全之餐飲。

第四節　餐飲衛生與管理概論

微生物有好也有壞，本書第二、三章將介紹有關基礎微生物，其中除了細菌、黴菌與酵母菌等微生物之基本介紹之外，也提及微生物對人類之貢獻，進而瞭解微生物之優點與危險，特別是細菌與黴菌食品中毒菌。食品腐敗將介紹食品腐敗之原因與過程，與防止食物腐敗之方法。希望藉由瞭解微生物之特性後，能夠將其對餐飲衛生安全之破壞性，減至最低。

在一般人的觀念當中，對於食品中毒的認知，大多以為是細菌所造成的，其實造成食品中毒的原因，除了細菌以外，尚還包括有：黴菌、酵母菌、毒菇及河魨等等，在第四、五章中，探討病原性與細菌性食物中毒，除可瞭解導致病原性與細菌性食品中毒之菌種外，也將學習如何避免病原性與細菌性食品中毒之方法。病原性與細菌以外之食物中毒，則提及天然毒素、化學物質（重金屬）、類過敏食品中毒與寄生蟲等，非病原性與細菌性所造成的食物中毒。

第六章，食品添加物，介紹合法與有害食品添加物，及食品添加物之合法使用範圍與用量標準。國人對於添加物，總以為有毒或有害健康，其實不然，違法添加物當然有害人體健康，合法添加物則在規定用量以內使用是安全的。

第七章，清潔消毒與殺菌，其中內容有有效殺菌方式，與食品清潔劑使用注意事項；所謂殺菌方式有很多種，但是重點是到底有沒有達到「有效」殺菌；而目前許多新科技的殺菌方式，包括：臭氧、光觸媒及奈米銀等，均有所介紹與說明。

第八章，對於餐飲工作流程，從菜單設計、採購、驗收到庫存管理工作，逐一介紹。

在第九章，餐具的清洗管理中，除了對於餐具清洗與管理進行說明外，更有餐具清洗效果之簡易檢查介紹，以確定餐具之清洗效果。

第十章，餐飲從業人員衛生管理，是針對餐飲從業人員個人衛生與個人衛生稽查管理方面，進行探討。除了基本規定外，日後如何進行稽查與管理，也是重點，以確保員工能遵守所制定之工作準則與衛生規定。

第十一章，食品良好衛生規範與餐飲衛生管理，是說明現行法規，其透過所制定之良好衛生規範，希望業者確實執行，而能落實餐飲衛生安全工作。

第十二章，危害分析及重要管制點，介紹危害分析及重要管制點，與在安全管理實務上如何應用及其實施步驟，並提供實務講解。

第十三章，介紹餐飲法規，希望藉由範例與案例之討論，使得餐飲業者確實瞭解法規訂定之精神，並落實配合執行，以符合法令基本要求，除保障衛生安全外，也避免日後觸法傷及長期辛苦建立之信譽。

重點摘要

一、餐飲衛生安全，是將有益人體健康的食物材料，在採取必要的措施下，從生產、製造、前處理及烹調製備，一直到被攝取爲止的所有階段，保持未受病媒污染而採取的一切手段。

二、食品安全與否與數量有關。

三、法令規章之訂定是爲了保護餐飲衛生安全。

四、餐飲衛生安全管理工作，即在於產生多一點的正面蝴蝶效應，並同時減少負面蝴蝶效應，而爲了達到此目的，需要訂定一些管制管理措施，以確保安全，防止任何危害的產生。

問題與討論

一、衛生署建議：吃香腸以後半小時內不能喝養樂多！爲什麼？

二、何謂食品？檳榔是不是食品？口香糖是不是食品？

三、含番瀉葉之減肥茶是不是食品？

四、如何預防黃麴毒素之侵害？

五、貢丸添加硼砂有何刑責？

六、爲了減少菜蟲，「過量」噴灑農藥可以嗎？

七、請問：民國九十五年某餐飲機構之新進從業人員，經過衛生醫療機構檢查結果，其中有二人被檢查出分別是A型與B型肝炎帶原者，請問此餐飲機構依照法令規定應該如何處理？是否有差別待遇？其差別在哪裏？

八、民國七十三年，有一家餐飲店，經營數十年，因爲製作的產品有其特色，口感極佳，其他的店家就是沒有辦法製作出類似產品，因此生意興隆，歷久不衰，只是有一天，這家商店被衛生單位檢查出，其所謂的特殊口感，竟然是靠著添加違法添加物「硼砂」製作出來的，由於添加違法添加物「硼砂」，係違反當時食品衛生管理法第十一條第一項第三款：「食品或食品添加物有下列情形之一者，不得製造、調配、加工、販賣、貯存、輸入、輸出、贈與或公開陳列：……三、有毒或含有害人體健康之物質或異物者。」依據同法（舊法）第三十二條第一項第一款規定：「有下列行爲之一者，處三年以下有期徒刑、拘役或科或併科一萬元以上四萬元以下罰金，並得吊銷其營業或設廠之許可證照：一、違反第十一條第一款至第八款或第十五條之規定者。……」由於罰金屬於法院才能處理之權責，因此該店負責人被移送法辦，法官（推事）審理時，負責人說：「這是我們家的祖傳秘方，是祖先傳下來的，不是我們的錯！我們應該是無罪的！我們家過去已經好幾代都如此做了啊！」請問：你覺得這家店的負責人可以無罪開釋嗎？

參考書目

熊四智（2002）。中餐廚師得名稱。中國飲食文化。8(3)，4-13。
楊昭景（2002）。新時代中餐廚師形象之塑造。中國飲食文化。8(3)，24-27。
賴進此（2004）。抗氧化物質對人體之重要性。食品工業。36(12)，1-2
食品工業發展研究所（2000）。台灣地區食品消費調查統計年鑑。2000年6月。。
陳紀樺（2004）。代謝症候群。食品工業。36(6)，3-15
德育食品科教師、匯華編輯部（2004）。營養師試題全輯。台北：匯華。
黃韶顏（2004）。新營養師精華（五）團體膳食管理。台北：匯華。
黃韶顏（2002）。團體膳食製備。台北：華香園。
黃韶顏、徐惠群（1995）。團體膳食食品品質管制。台北：華香園。

第二章

基礎微生物認識

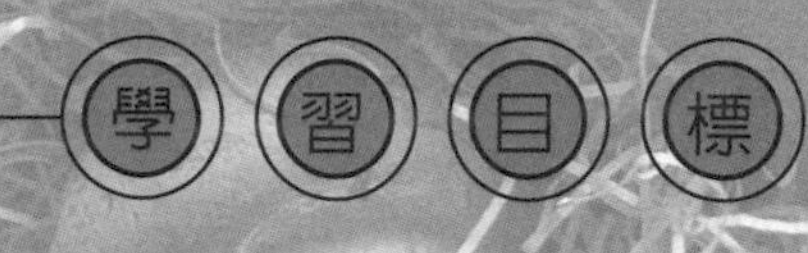

1.認識細菌、黴菌與酵母菌等微生物
2.瞭解微生物對人類之貢獻
3.瞭解微生物之危險性－細菌與黴菌食品中毒菌

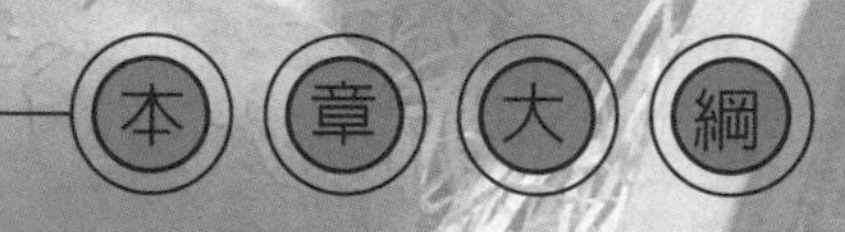

前言

微生物是指形體很小，需以寄生或腐生等方式來生存的生物。而「酵」則是人類歷史中，《聖經》記載最早的微生物。酵這種微生物，到底是好的還是不好的呢？其實酵就是酵母菌。最早用來製造麵包的微生物。

《聖經》出埃及記第十二章第八、十五與十七節中記載：「當夜要吃羔羊的肉；用火烤了，與無酵餅和苦菜同吃。」「你們要吃無酵餅七日。頭一日要把酵從你們各家中除去；因為從頭一日起，到第七日為止，凡吃有酵之餅的，必從以色列中剪除。」「你們要守無酵節，因為我正當這日把你們的軍隊，從埃及地領出來，所以，你們要守這日，作為世世代代永遠的定例。」

這幾段經文中，記載著以色列人遭受埃及人迫害為奴的歷史，上帝拯救他們，領他們走出埃及，前往上帝賞賜給他們的迦南美地；因為出發的時間很緊迫，沒有足夠時間準備食物，而只能吃無酵餅，並且在到達迦南地以後，規定日後每年均需吃無酵餅守節，以紀念出埃及之過程，這也就是以色列人逾越節的由來。

十七世紀末期，一六八〇年，荷蘭人，雷文虎克（Leewenhock）利用其自行製作的顯微鏡，觀察到細菌等微生物，並於一六八三年，公布其在顯微鏡下所看到的微生物型態，就是現今所謂之球菌、桿菌及螺旋菌等。

十九世紀，法國人巴斯德（Pasteur）找出酵母菌與酒精之間的關連，並提出殺菌及保存食物之方法，使得微生物，在經濟利用及食品腐敗之防治上，進入全新的紀元。

微生物對於食品，並非全然有害，平常在食品工業上，就經常利用微生物，來製造麵包、釀酒、產醋及製作乳酸菌飲料、醬油與酸菜醃漬食品，現代科技更利用微生物，培育靈芝及綠藻等健康食品，對於人類生活提供很多的貢獻。

微生物可以幫助人類釀酒、製醋，供應特殊風味的乾酪、優酪乳及臭豆腐，例如，醋酸菌可產醋，及生產Cellulose等成份，Cellulose可以製成健康食品、醫療或化妝品之敷料；然而當食品保存不當時，食物將因為微生物污染孳生，而導致腐敗、變味，以至不能食用，甚至於產生毒素，而造成食品中毒。

微生物在自然界中，會吸附在食品的表面，研究結果顯示，細菌對於雞肉（皮）之吸附能力，不論革蘭氏陽性菌或陰性菌、可運動或不可運動的微生物，都能迅速的吸附至食品表面，而且菌數會隨著時間之增加而增加，並呈現線性的關係（即時間越長，菌體數量增加越多）；此研究之代表意義，就是病原菌確實會吸附至食品表面，因此當食品受到病原菌污染而吸附於表面時，將會有發生食品中毒之危險。

瞭解微生物的特性，有助於控制微生物並預防食品中毒，而台灣近期隨著過去煙酒專賣條例法規的廢除，民間可以自由經營釀酒工業，透過適當設備與製程管控，只要花費幾萬元的設備，即可自行釀酒，除了可以創業維生，也能讓生活變的更多采多姿。

第一節 細菌

細菌屬於單細胞生物，構造上具有細胞膜、細胞質、莢膜等組織（圖2-1），大小則因其種類或環境而有不同。細菌與人類之生活息息相關，有些提供人類飲食所需，例如，優酪乳、乳酸菌及醋等；然而有些病原菌則會造成中毒生病，危害人體健康，甚至於威脅生命。

一、分類

（一）依據細菌的形狀區分

依據細菌的形狀，可以區分為：球菌（球狀）、桿菌（桿狀）、螺旋菌（螺旋狀）。

1.球菌：

(1)單球菌（圖2-2）：腸球菌。

(2)雙球菌（圖2-3）：肺炎雙球菌。

(3)鏈球菌（圖2-4）：化膿性鏈球菌。

(4)四聯球菌（圖2-5）。

(5)八聯球菌（圖2-6）：啤酒八聯球菌。

(6)葡萄球菌（圖2-7）：金黃色葡萄球菌。

2.桿菌：

(1)短桿菌（圖2-8）：結核桿菌。

(2)長桿菌（圖2-9）：破傷風梭形桿菌。

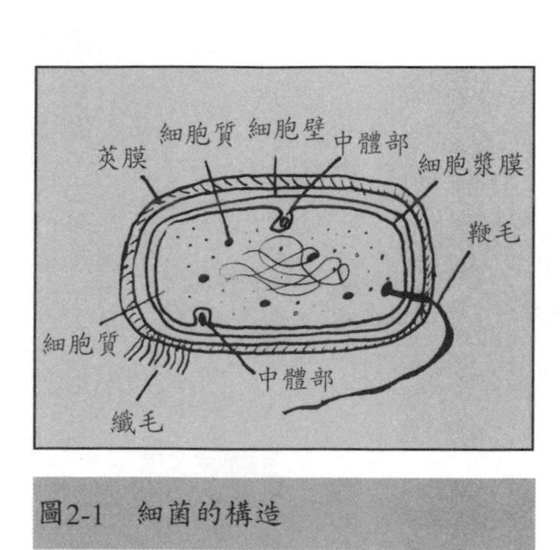

圖2-1　細菌的構造

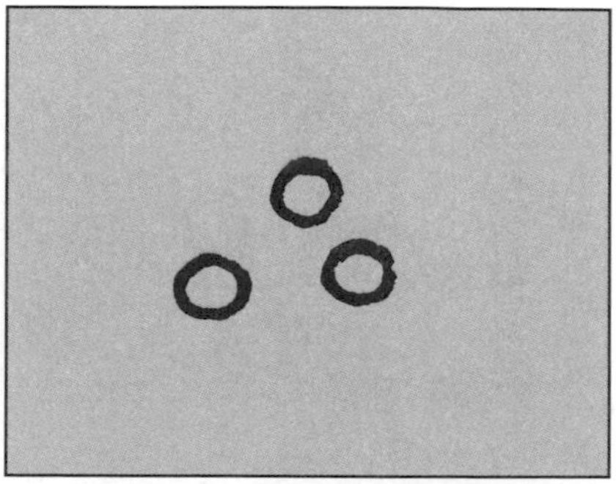

圖2-2　單球菌

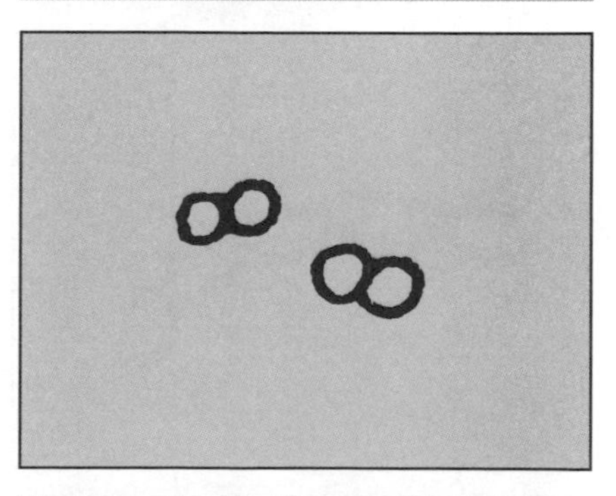

圖2-3　雙球菌

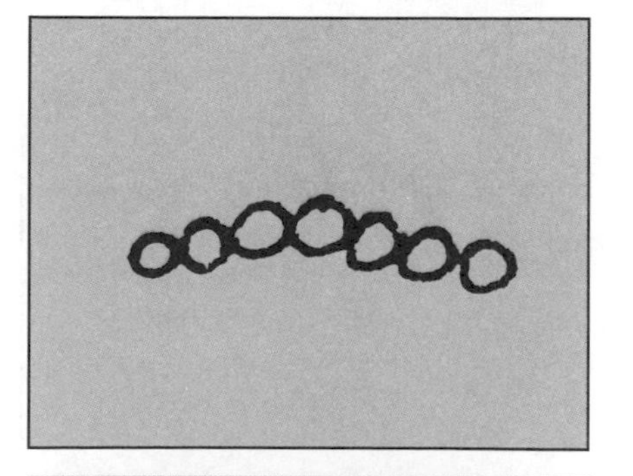

圖2-4　鏈球菌

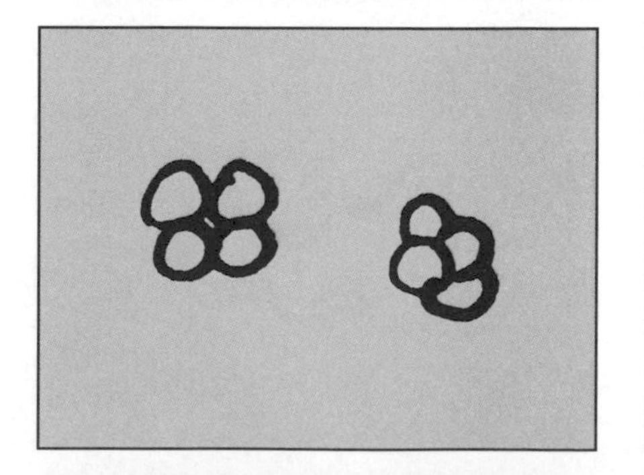

圖2-5　四聯球菌

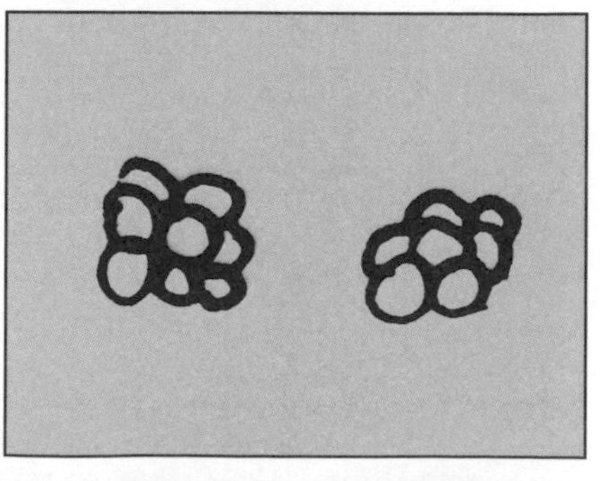

圖2-6　八聯球菌

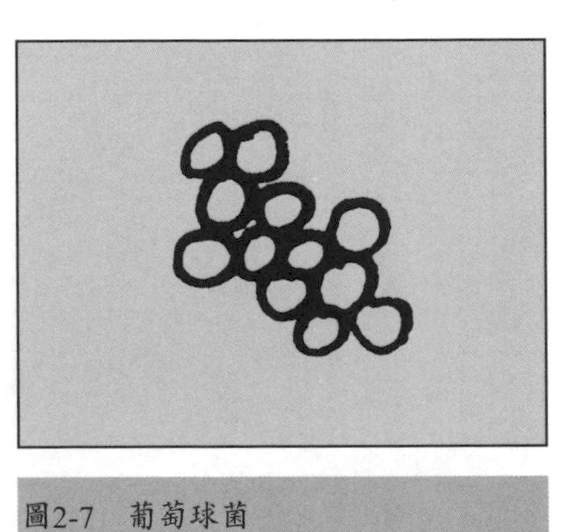

圖2-7　葡萄球菌

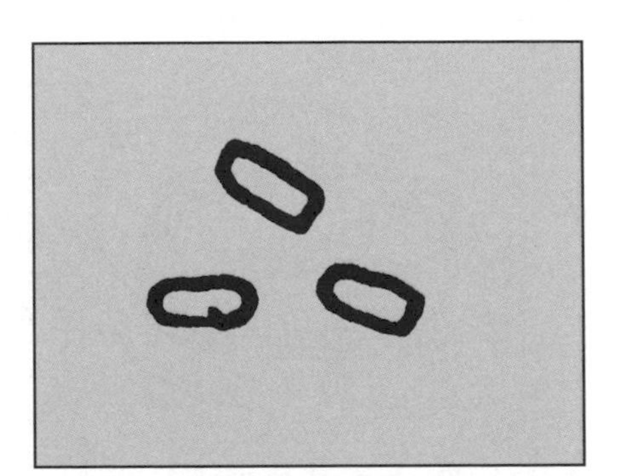

圖2-8　短桿菌

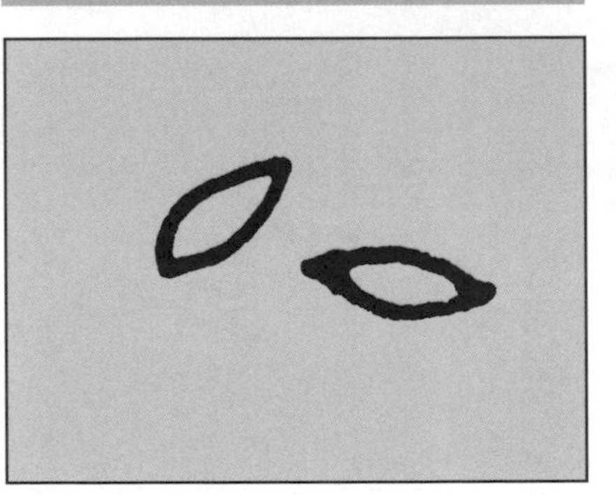

圖2-9　長桿菌

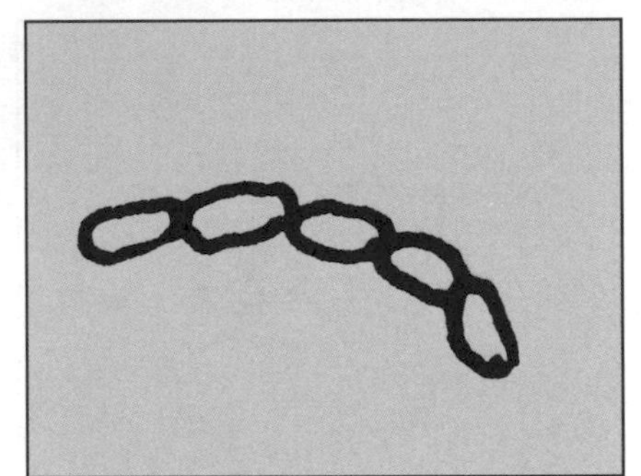

圖2-10　鏈狀桿菌

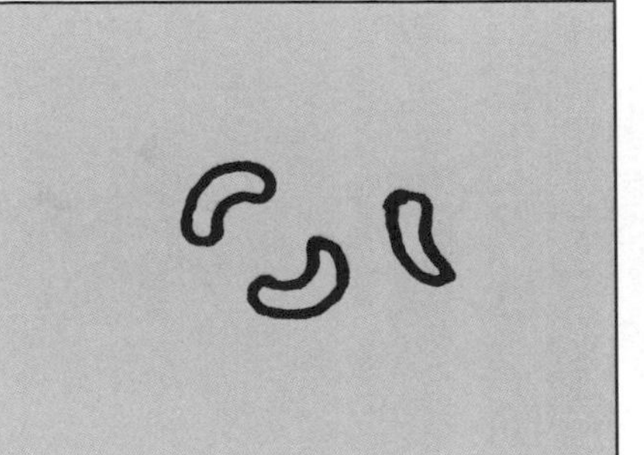

圖2-11　弧菌

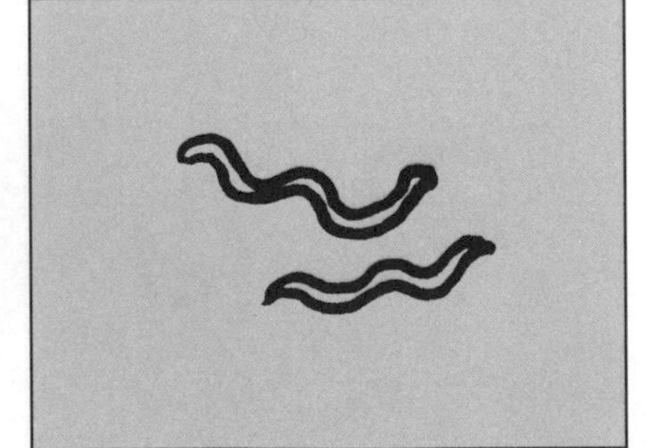

圖2-12　螺旋菌

(3)鏈狀桿菌（圖2-10）：炭疽鏈桿菌。

(4)鞘皮菌。

3.其他：其他尚有弧菌（圖2-11）（腸炎弧菌）、螺旋菌（圖2-12）（梅毒螺旋菌）等。

（二）依據細菌的功能特性區分

依據細菌功能特性，可區分為：

1.產酸菌：

(1)產生乳酸：可以將醣類轉變成乳酸。

(2)產生醋酸：將乙醇氧化成醋酸，以產製醋酸或造成酒類酸敗；釀醋工業，利用此類菌種，以類似製酒之過程，先將澱粉予以糖化（澱粉為多醣類，具有糖化能力之細菌作用，可以將澱粉分解成單糖或雙糖；單糖，例如，葡萄糖），再經具有醇化能力之細菌，再將葡萄糖轉變成酒精（乙醇），然後再轉變成醋。

(3)產生丙酸：將醣類轉化成丙酸；或由酸類轉化成丙酸（丙酸之用途十分廣泛，是一種重要的化工原料，或用於飼料保存）。

(4)產生丁酸：將醣類轉化成丁酸（丁酸的主要用途是製造丁酸纖維素，使用於防老化、耐水性及收縮性等方面。丁酸也廣泛用於製造清漆和模塑粉）。

(5)產生麩胺酸：利用醣類或碳氫化物，轉化成麩胺酸（MSG），即味素。

2.分解菌：

(1)蛋白質分解菌：分解蛋白質後之成份經常造成臭味。

(2)脂肪分解菌：將脂肪分解爲脂肪酸及甘油。

(3)醣類分解菌：將多糖及寡糖分解成單糖或雙糖。

3.腸內菌：大腸菌〔爲食品衛生之指標菌，因其存在於人類及動物之腸道中，因此一般食品檢驗，均會檢查大腸桿菌群（Coliform），主要原因是因爲病原性大腸桿菌之檢驗比較費時，大腸桿菌群檢驗時間，比病原性大腸桿菌快很多；所以檢出大腸桿菌群，即代表食品受到糞便污染，表示食品受到二次污染，因此可能同時也會含有傳染菌或食品中毒菌，因此得據以判定食品不符合規定，屬於不潔淨的食品〕。

4.產氣菌。

5.色素生成菌。

6.黏液生成菌。

7.食物中毒菌：於第四章詳述。

（三）依據細菌之可利用性區分

1.發酵菌類：

(1)釀醋：例如，Acetobacter aceti以及Acetobacter schiizenbachii。醋酸菌可產醋，以及生產Gluconate、Sorbose、Isobutyric acid、Dihydroacetone及Cellulose等產物，其中纖維素Cellulose可以進一步製成健康食品及醫療或化妝品敷料（註：細菌學名應以斜體字或正體字底下畫線；惟爲方便閱讀，仍以正體字不加底線方式呈現）。

(2)乳酸菌（優酪乳）：Lactobacillus bulgaricus以及

Streptococcus lactis以及Streptococcus cremoris以及Streptococcus thermophiles（一般市售的AB優酪乳菌種是指Lactobacillus Acidophilus及Bifidus）。乳酸菌的清楚定義並不存在，一般所指之乳酸菌，是指可利用碳水化合物進行發酵，而產生多量乳酸之細菌總稱。乳酸菌所產生的代謝物，除了乳酸、醋酸等弱酸外，尚有二氧化碳、過氧化氫及雙乙醯等具有抑菌效果之成份，在食品應用上最廣泛的抑菌成份，就是乳酸鏈球菌素（Nisin）；可使用於乳製品、肉製品及魚肉品中，例如，添加在日本的米味噌製品上，以抑制枯草桿菌之生長；也有使用乳酸鏈球菌素、EDTA及乳酸菌於德式酸菜，以抑制出血性大腸桿菌；另外也有在眞空包裝的香腸，添加乳酸鏈球菌素，來抑制污染性的乳酸菌。乳酸菌抑菌機轉如下：

◎酸鹼值及有機酸：乳酸菌發酵所產生的乳酸、醋酸等有機酸，蓄積時將導致酸鹼值下降，但是酸鹼值下降並非抑菌主因，而是屬於弱酸的有機酸，只有部分解離，而在細菌細胞膜外之未解離酸，因爲不帶電荷，可透過細胞膜進入細胞中，當進入酸鹼值較高的細胞質中時，即進行解離工作，釋放出陰離子，使細胞質酸化，而達到抑菌效果；此作用方式，類似添加防腐劑苯甲酸、已二烯酸之作用模式。

◎二氧化碳：二氧化碳蓄積於細胞膜之表層時，將造成細胞膜上通透性的機能障礙，而產生抑菌效果。

◎過氧化氫：其強烈氧化作用，會破壞細胞蛋白質基本結構，也會刺激牛乳中之乳過氧化酶，產生之氧化物可殺死革蘭氏陰性菌。

◎雙乙醯：累積時可對革蘭氏陰性菌及酵母菌，產生抑制效果。

◎抗菌物質（Bacteriocins）：是細菌所產生具生物活性的小分子蛋白質，或胜肽之物質，抑制細菌之作用及範圍，較抗生素窄，多限用於殺滅血源相近之微生物，乳酸鏈球菌素是其代表。

2.腐敗菌類：所謂的腐敗菌，其實除了致病菌以外，很多只是人們尚未發現其可利用性，而將之稱為腐敗菌；例如，丁酸菌 Clostridium acotobutylicum 屬於嫌氣菌，可將碳水化合物分解為丁酸，由於丁酸具有臭味，因此過去在食品工業上，稱其為腐敗菌，只是工業方面生產丁酸、丙酮與丁醇等有機溶劑時，卻也是利用此菌。另外還有一種叫做枯草菌的 Bacillus subtilis，也是常被食品工業當做腐敗菌，但因其可以產生很多酵素，例如，蛋白質分解酵素與澱粉液化酵素，而在工業上使用於將澱粉糖化為葡萄糖。

3.致病菌：屬於餐飲衛生安全的大敵，因為會引起食物中毒，傷害人體健康，嚴重時並會危及生命安全。細菌性食物中毒分成：

(1)感染型：沙門氏菌、腸炎弧菌。

(2)毒素型：肉毒桿菌、金黃色葡萄球菌。

(3)中間型：病原性大腸桿菌、仙人掌桿菌、魏氏梭菌（產氣莢膜桿菌）。

二、繁殖

(一) 分裂繁殖

二分裂或橫分裂，爲細菌最普遍的繁殖方式，要注意的是細菌的繁殖，是以幾何方式增加的，即1→2→4→8→16→→；而不同的細菌繁殖所需的倍增時間（即世代時間，Generation time，即細菌分裂繁殖，數目增加一倍所需要的時間）會有不同，大腸菌約十五～二十分鐘，而有些則需幾小時，當環境（例如，溫度、濕度、水份等）不同時，倍增時間也不同，而當細菌達到一定數量（致病閥值，Threshold）或產生毒素時，即造成食品中毒，而對人體健康產生危害。

分裂繁殖是以對分裂的方式（Binary fission）進行，依照細菌分類而有所不同，例如，鏈球菌分裂繁殖時，只有一個分裂面，四聯球菌則有兩個分裂面，葡萄球菌爲二～三個分裂面，八聯球菌則有多達四個分裂面。

一般在食物生長、收成、加工、儲存及調製時，被細菌或其毒素直接或間接（二次）污染而被食用時，將導致食品中毒狀況之發生。

(二) 分枝繁殖

像樹枝生長方式般，先長出分枝，再分離出去的繁殖方式，放射菌除分裂繁殖以外，也可以進行分枝繁殖。放射菌多半存在於表層土壤中，大多爲腐物寄生菌，但是其中不少菌株，能產生抗生素（例如，鏈黴素、金黴素、建大黴素等），是製造抗生素菌種的重要來源。

（三）接合繁殖

部分細菌會以兩菌接合，交換物質而更新原生質之方式進行繁殖。一般是由正、負（類似男生與女生）交配型的兩個個體發生接合，其中一個細菌的DNA，在接合過程中，會經由接合處轉移到另一個細菌體內，使接受者的遺傳物質與其發生重組，而增加菌種遺傳特性的變化，接合目的多半在於基因重組，而非增加數量。

（四）孢子繁殖

所謂孢子繁殖方式，常見於植物的蕨類，在其葉子背面，常見有褐色的斑點及條紋，其實就是一些無性生殖的孢子，可隨風發散，當遇到適當環境時就發芽成長。許多較低等的植物也會進行孢子繁殖。細菌抵抗惡劣環境時會使用孢子繁殖，與黴菌常態之孢子繁殖並不相同。因為一個細菌只能形成一個孢子，所以孢子繁殖，僅是細菌渡過難關的法子，就此而言，並不算是細菌的繁殖方法。

三、環境對於細菌之影響

科學家發現，將細菌放在不同成份的培養基，讓其生長時，例如，葡萄糖培養基、添加多種營養成份的豐富培養基（Rich medium）和基礎培養基（Minimum medium）等不同成份之環境中，結果發現細菌的生長狀況各有差異，代表生長環境之優劣，會影響到細菌的生長。

科學家把細菌放在新的環境中，觀察細菌如何及需要多久時間，來適應新環境；將含有豐富營養的培養基，加到貧乏的培養基中，觀看細菌細胞數目增加的情況，發現當營養增加時，細菌細胞的品質會馬上增加，但是細胞的數量，卻是一直到後來才有明顯增加。爲什麼細菌細胞的質與量之增加，會有差距？最簡單的解釋就是，細菌生長在貧乏的環境中，會比在營養的環境中體型較小，所以當把細菌換到營養的環境時，會先變大，所以它們一開始只有變大，而沒有進行分裂，因此導致生長速率，一開始不是以直線方式成長，而稍有遲延；這種情況有點像人變胖，是因爲兩個原因，一個是脂肪細胞變大，一個則是脂肪細胞數目增加所導致，人類變胖，一開始細胞變大，過度變大後，才會增加細胞數目；而細胞數目一經增加，即不會減少。細胞數目之增加，類似代表倉庫蓋好，所以減肥者，只能將細胞變小，不能讓倉庫消失，日後如果飲食習慣不改變，熱量再度攝取增加時，馬上就會將倉庫充滿而導致肥胖。

所以，在餐飲衛生與管理方面，想要控制細菌等微生物之發展，初期之時間掌控，是非常重要的。因爲一開始，細菌數目並不會立即大量增加，而當環境合適（營養、溫度及酸鹼值等）、時間充裕時，細菌才會大量增殖或產生毒素（毒素型），而危及到餐飲安全；所以只要在初期細菌數目還沒有大量繁殖時予以殺滅，即可避免其大量增殖產生毒素，因此，「迅速」是餐飲衛生與管理非常重要的一個觀念。

以下分別敘述影響細菌的環境因子：

（一）溫度

一般菌體的最低生長溫度是-24℃，最高爲90℃。細菌依其生長喜好溫度，分爲：

1.嗜冷菌（Psychrophiles）：0℃或0℃以下。

2.嗜中溫菌（Mesophiles）：25~45℃。

3.嗜熱菌（Thermophiles）：45~60℃。

4.通性嗜熱菌（Facultative thermophiles ）：喜好溫度範圍，在嗜中溫菌與嗜熱菌之間。

由於溫度對於細菌繁殖非常重要，在餐飲衛生與管理上，爲了避免提供細菌大量生長之危險溫度，因此，法律規定，烹調後之成品，若不是將食品保存於60℃以上高溫，就是儲藏於7℃以下低溫，其目的就是爲了，要避開細菌大量增殖的危險溫度範圍。因此，「加熱」或「冷藏」也是餐飲衛生與管理的一個重要觀念。

爲了讓食物避開危險溫度，對於冷凍、冷藏庫或熱藏等設備，除了要求要裝置溫度計，以實際掌控設備運作時之溫度外，也要求從業人員每天定期檢查，並做成溫度記錄備查，以確保食物確實被儲存於安全溫度範圍內，避免細菌在合適環境下，大量增長並產生毒素。

（二）養份

細菌的養份，分爲：能源、氮源、維生素、礦物質及相關生長因子。

（三）脂肪

脂肪對於微生物，可以提供保護作用，主要是會影響細胞之濕度，而增加其抗熱性，例如，大腸桿菌（E. coli）在肉湯加熱十分鐘之致死溫度爲61℃，而在脂肪量高的奶油中，其致死溫度則提高至73℃。

（四）水份

不同的微生物，各有其不同的水份需求；而不同的微生物，各有其最適合生長的水分需求（表2-1）；依據此法則，加工技術經常利用糖漬、鹽醃、乾燥與脫水等方法，來改變食品之水活性（水份含量），而達到抑制微生物生長之目的。一般水活性高低是以0.85做分界。

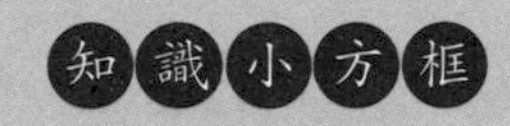

食品水活性定義：係指食品中自由水之表示法，為該食品之水蒸汽壓與在同溫度下純水飽和水蒸汽壓所得之比值。

一般以Aw（Water Activity）代表水活性。

$Aw=P/P_0$

P=溶液之水蒸氣壓

P_0=溶劑（主要是水）的水蒸氣壓

純水之水活性為1.0。水活性與相對濕度有關；兩者關連公式為：

相對濕度=水活性×100。

新鮮食品之水活性在0.99以上，多數腐敗性細菌，難以在水活性0.9以下生長，但是食品中毒病原菌金黃色葡萄球菌可在0.80以下生長，細菌最低生長水活性是0.75、耐旱性黴菌是0.60、酵母菌是0.60。

表2-1 微生物生長與Aw之關係

微生物	Aw
細菌	0.9～1.0
酵母菌	0.8～0.88
黴菌	0.75～0.80
嗜鹽性細菌	0.75
耐旱性黴菌	0.60～0.65
嗜滲透壓性酵母菌	0.60～0.65

資料來源：王進琦（1999）。食品微生物，台北：藝軒。

（五）酸鹼值

不同的菌體，各有其最適當的生長酸鹼值，一般在中性pH7.0附近（pH6.6～pH7.5），在pH4.6以下則不容易生長；因此低酸性食品即以4.6做為分界點。

微生物在其最合適的酸鹼值時，抗熱能力最大，以肉毒桿菌為例，其在pH4.6以下時不容易生長，因此，一般加工，經常利用添加有機酸等酸類，以達到降低酸鹼值，進而不用耗費太多熱能，即可達到殺死肉毒桿菌之目的。

（六）抗菌抑制劑

大自然中，蛋白具有溶菌素，小紅莓具有苯甲酸，肉桂具有肉桂醛，乳酸菌則可產生Bacteriocin 或 Pediocin等抗菌抑制劑，均具有抑菌效果。

當培養基存在有抗生素及抑菌劑（例如，防腐劑苯甲酸）等物質時，微生物之抗熱能力會降低，因此，食品工業經常利用適量添加合法食品添加物，再配合適當加熱殺菌過程，來達到保存食品之目的。

一般而言，能夠抑菌的物質很多，例如，防腐劑之己二烯酸、殺菌劑過氧化氫及漂白劑亞硫酸鈉等，而混合使用時，經常可以獲得加乘（加倍）之效果（不過請注意：有時混合使用會不合法）。

（七）氧化還原電位

新鮮的食物，其氧化還原電位較高（即處於氧化狀態），適合好氣菌生長；厭氧菌喜好低（負）氧化還原電位差（即偏向還原狀態），當添加還原性物質，例如，維生素C時，可以對氧化電位產生變化，具有較好的緩衝力，因此，香腸等肉類製品經常添加維生素C，以達到保鮮之目的。

（八）氧氣

細菌依其對於氧氣需求區分爲：好氣性細菌（對於氧氣需求量高）、嫌氣性細菌（不喜歡氧氣）和兼性細菌（介於兩者之間）。

一般在缺乏氧氣狀態，例如，二氧化碳（CO_2）含量達到10%時，即具有防腐之效果，因此，現在之食品包裝，有添加或灌充二氧化碳及其他惰性氣體，以爲防腐。

（九）微波及其他

現行各家庭，流行以微波爐進行食物加熱；微波殺菌之原理，主要是利用電流在電容器與磁感應器間不斷來回，加速電子在電路上振盪生熱所造成，而隨著電場方向，分子進行高頻率的轉換，置於電場中之物質，會因微波的吸收，而造成電位引力的差距，產生極性份子及離子的快速旋轉、移動，非極性份子則產生極化、振盪、摩擦而生熱；即微波爐之「熱效應」，係電磁波通過介質，產生離子極化及偶極摩擦作用，因為位能消耗，而產生整體加熱現象，微波加熱使食品溫度升高，導致微生物體內的蛋白質、核酸等分子結構變性，使菌體受到損害而死亡。目前微波除了使用於家庭以外，也開始被應用於食品工業中能源加熱、食品加熱、與蒸氣混合加熱、乾燥及輔助傳統能源與化學製程之加熱等用途。

四、控制與應用

一般人一聽到細菌，直覺就認為一定是與腐敗有關的壞角色，但是請注意以下的事實：人們釀醋及製造優酪乳等食品，都會利用到細菌，所以對於細菌，首先不要有先入為主的錯誤觀念，認為細菌不好，重點是如何利用與控制細菌；利用得好，例如，毒性很強的食品中毒病原菌肉毒桿菌，目前被美容整型外科運用於去除皺紋。而控制不好時，例如，製酒過程被污染，將導致腐敗或產生甲醇時，酒就不再是酒，而變成可能會危害人體的毒品。

第二節 黴菌

黴菌中之眞菌種類約有六千屬，超過六萬種，其他黴菌的種類應該超過三萬種。台灣氣候高溫多濕，非常適合黴菌的生長，因此餐飲場所中，常常因爲加熱後，水蒸氣增加，凝結水滯留，而提供黴菌容易生長之環境。

對於食品而言，黴菌是兼具有用與有害之兩面微生物。在有用方面，黴菌可以用來製酒，例如，清酒、紹興酒、高粱酒與紅酒等。發酵食品則應用於味噌、醬油及乳酪等，與我們日常生活息息相關。還可利用黴菌，在發酵工業上，製造各種酵素、抗生素與荷爾蒙等醫藥品。有害方面，黴菌會使食物腐敗，引起農作物病害，使木材與牆壁腐朽污穢，甚至於使人體感染，侵入皮膚、毛髮及指甲（香港腳）。

一、形態

1.菌絲：

(1)依據功能分爲：性菌絲與營養（或生長）性菌絲。

(2)依據構造分爲：隔膜菌絲與無隔膜菌絲。

2.菌絲體：由多數菌絲所組成。

二、生長需求

生長需求與下列因素有關：

1.水份（水活性）：多數黴菌發育必須的水活性是0.80以上，但是嗜旱性黴菌，則可以耐到0.60 。

2.溫度：發育適溫爲25～30℃左右，最低溫度可達10℃以下，通常冷藏溫度設定4℃左右的溫度，對於抑制細菌的發育非常有效；然而對於黴菌，在這個溫度下，卻仍然能夠維持遲緩發育。

3.氧氣：黴菌都屬於嗜氧性，發育上需要氧氣，當氧氣濃度降低時，其發育將受到抑制，例如，麵包在0.4%以上氧氣濃度時，黴菌能發育，而在氧濃度0.2%以下時，則不能發育。

4.酸鹼值：大多數黴菌可於中性附近發育，喜好微酸性，於pH4～8範圍內均能發育，但在此範圍外能發育的黴菌亦不少，亦有報告指出能於pH1～9以外發育。

5.食物（營養素）。

6.抑制劑。

三、生殖

以孢子生殖，又分為：

1.無性孢子：例如，分生子、分節芽孢、囊孢子與厚膜孢子。

2.有性孢子：例如，卵生孢子、接合孢子、子囊孢子與擔孢子。

四、種類

1.藻狀菌：例如，接合菌絲、卵菌族。

2.子囊菌：與餐飲業最相關的是麴菌科，又分為：麴屬、青黴屬與紅麴屬。

3.擔子菌：與餐飲關係較少。

4.不完全菌，為前三類以外之黴菌，又區分為：具分生孢子、不具有分生孢子。

五、黴菌作用

黴菌作用分為下列五種：

1.使植物腐爛。
2.酒麴、醬油麴製作。
3.乾酪、乳酪製作。
4.豆腐乳製作。
5.糖化菌（發酵工業用）。

黴菌危害農產品中，主要是對於果實類較多，一般是造成水果變質、外觀不良及黴菌毒素污染等，而導致將其廢棄，形成經濟損失。

黴菌污染食品，主要發生於糕餅，不過因為黴菌生長時，肉眼很容易識別出來，大部分業者很快能進行回收。有時則是引起下痢、腹痛及嘔吐等症狀，一般均屬於輕度；不過對於黴菌毒素之黃麴毒素，由於是目前致癌物質中最強烈的一種，因此必須小心防範。

六、黴菌污染途徑

1.由食品原料及副原料來源之污染，例如：
(1)小麥粉、甘藷粉及香辛料：污染程度高。
(2)生鮮魚介類、蔬菜、乳酪、生豆沙、草莓及甜瓜等用於糕餅時：屬於高度污染原料。
(3)使用鮮奶或油類等副原料。
(4)器械、器具及作業員手指。

(5)冷卻水。

(6)包裝材料。

2.由製造環境來源之污染，例如：

(1)牆壁和機械所附著之黴菌：因環境水蒸氣等濕氣凝結，提供黴菌生長環境。

(2)屋外黴菌藉著氣流流入：因此包裝配膳區依法令規定需爲正壓（氣流往外，以避免配膳區外之不清潔空氣，夾帶黴菌等進入配膳區而污染食品）。

3.空氣過濾網清潔不良時。

4.建築內部有突出物，上方堆積飛塵埃或粉塵。

5.輸送帶。

6.截切刀。

7.病媒：蟑螂等。

第三節　酵母菌

很多人一聽酵母菌，就聯想到酵母粉或健素糖，感覺是健康食品之類的，酵母粉確實可以提供，現代人飲食不均衡所缺乏之維生素與礦物質，只是酵母菌並不單單是酵母粉，也與許多食品腐敗有著密不可分的關連。

一、形態

可區分為：卵圓形、橢圓形、圓筒狀、菌絲狀、臘腸狀、紡錘（檸檬）狀與球形等。

二、生長需求

1.物理性因素有溫度、水份與光線。

2.營養性因子：

(1)碳源：

◎單醣：葡萄糖、半乳糖、果糖。

◎雙醣：蔗糖、麥芽糖、乳糖。

◎多醣：澱粉、糊精。

(2)氮源：

◎有機：蛋白質與其分解後之胺基酸。

◎無機：銨鹽、硝酸鹽。

(3)其他無機物：磷酸鹽、鉀、鈣、鎂、鐵。

3.化學性因子有鹽、亞硫酸、乳酸與酒精等。

三、生殖

區分為：出芽生殖、孢子生殖、分裂生殖、接合生殖與出芽以及分裂聯合生殖。

四、種類

區分為：真正酵母菌科、孢子射出酵母菌科、隱球酵母菌科。

五、酵母菌作用

1.啤酒及蒸餾酒等酒類製造。

2.紅色色素。

3.醋酸。

第四節 微生物控制方法

一、食品與微生物

人類約於西元前六〇〇〇多年，開始懂得製造食物，同時也因為保存問題，產生食物腐敗與食品中毒之問題。西元前二〇〇〇多年，以色列人在埃及時代，已懂得利用酵母菌，製造麵包菌種。西元九三四年，法國發生四千人死於麥角菌（生長於裸麥與其他穀類的眞菌）之食品中毒。一六五九年Kircher描述牛存在有細菌。

約一六八〇年，雷文虎克利用其自行製作的顯微鏡，觀察到細菌等微生物。一七六五年L. Spallanzani將牛肉湯煮一小時之後，密封保持在無菌狀態之下，發現不會變壞。

一八〇九年糖果商人Francois （Nicholas）Appert 成功的將肉品，保存於玻璃瓶中，於一八一〇年公開並申請到專利。

一八二〇年德國人Justinus Kerner 描述香腸中毒及其致死率。法國人巴斯德（L. Pasteur）於一八三七年，指出牛奶之發酵，是因爲微生物的原因，一八六〇年提出低溫殺菌方法，可殺死導致酒類變壞之菌體，並找出酵母菌與酒精間之關連，提出食物殺菌及保存之方法，使得微生物在經濟利用及食品腐敗防治上，進入全新的紀元。一八八四年，T. Denys 指出金黃色葡萄球菌，與食品中毒有關。一八九六年，Van Ermengem發現肉毒桿菌。一九六〇年發現 Aspergillus flavus 會產生黃麴毒素（Aflatoxin）。

微生物存在於自然環境之中，例如，空氣、土壤、動植物、食物、人或動物消化腸道與水等，食品中經常存在有與衛生安全無關的細菌、黴菌與酵母菌，不過當保存不當，微生物孳生繁殖時，將導致食品腐敗，若遭到病原菌或其毒素污染時，則將造成食品中毒。

二、微生物控制方法

（一）空調設計

微生物在高溫高濕的環境下，會迅速繁殖，因此在防止微生物之設計上，主要多以控制溫度及濕度，來避免微生物之污染，尤其是對於出貨前之包裝室要求最嚴格。例如，在準清潔區及清潔區，室溫需控制於20℃以下，若處理加熱殺菌且冷卻後之未包裝食品，則溫度應更嚴格的控制於10℃以下；濕度方面，應控制使得牆壁、食品接觸面或食品表面，不致於產生凝結水，因為有凝結水時就會長黴菌，日後黴菌之孢子將成為污染源。

（二）離心除菌

在飲料及乳品製造過程中，工業上經常使用離心機，來澄清液體製品，離心可以產生低菌的與高菌的原料，進而可以再進一步處理。

(三) 化學藥劑殺菌

例如，次氯酸鹽、碘化物、甲醛、過氧化氫、臭氧、環氧乙烯、氫氧化鈉及過醋酸等。

(四) 過濾除菌與空氣過濾設備

過濾的原理，是將等待過濾之液體，加壓使其通過濾材，如果液體中之粒子，大於濾材的孔徑，就會被擋住，而達到分離的目的。因此，濾材孔徑，如果比目標微生物小，就可以除去目標微生物。礦泉水或生啤酒，最常利用過濾方式來進行除菌，以避免因爲加熱而破壞其風味。一般依過濾細菌之大小，又可區分爲精密過濾或微過濾。

一般空氣過濾器分爲三個等級，分別是：

1.初級過濾網（PF）。
2.中效率過濾網（MF）。
3.高效率過濾網（HEPA）。

一般細菌之粒徑約爲0.2～5.0㎜，病毒約爲0.015～0.2㎜（細菌之1/10～1/25），眞菌約爲5.0～10㎜（細菌之2～25倍），黴菌約爲2.0～10㎜（細菌之2～10倍）；初級過濾，往往只能過濾大部分的眞菌及黴菌，中效率則可過濾部分細菌等微生物，但是不能過濾病毒，只有高效率過濾網可以過濾大多數之微生物。依照美國太空總署之規格，高效率過濾網又分爲100級、10,000級及100,000級。此級別之定義，是由大於5㎜粒徑之微生物，可通過之菌數而定，以

100級爲例，即代表大於5㎜粒徑之微生物，可通過之菌數少於100CFU/ft3。即等級越小，過濾網之孔徑越小；惟孔徑越小，設計時需特別注意其出風量，因爲孔徑越小，出風越少，如果因而導致不能維持正壓，反而將會造成污染之發生；因此實務上，多半採用10,000~100,000級。HEPA過濾，經常用於餐飲場所空氣之過濾。

（五）薄膜應用技術

利用微生物與食品成份之理化性質不同，而以薄膜過濾方式（選擇性通過薄膜）來除菌，使用時，須注意產品特性、濾材、過濾模組與加壓系統等之互相配合，以求得高過濾效率、高產品品質及延長儲存壽命；目前主要應用在釀造、乳品與飲料等方面。

（六）紫外線照射殺菌

紫外線之波長，位於100～400㎜間，日光所含最多的紫外線波長，約在350㎜左右，一般可殺菌之波長，則約在100～280㎜，而以260㎜波長之殺菌力最強。

（七）臭氧殺菌

臭氧在空氣及水中之殺菌效果不同，在水中約僅需要0.3～0.5ppm，即可殺死黴菌、酵母菌、大腸桿菌及枯草桿菌；而在空氣中，對於大腸桿菌，約需要5ppm（水中10倍之濃度），枯草桿菌則需達到10ppm（水中20倍之濃度）才能殺滅。

（八）光觸媒殺菌

原理是藉由紫外線或太陽光的照射，使觸媒表面的電子，因爲吸收足夠的能量而脫離；而在電子脫離的位置上，形成帶正電的電洞，電洞會將水份子解離出的氫氧陰離子（OH^-）氧化，即奪取其電子，而使其成為活性極大的氫氧自由基，氫氧自由基因為不穩定，一旦遇上有機物質，便會搶奪其電子，有機份子則因為其電子，被氫氧自由基所奪取，而造成鍵結斷裂分解。一般污染物或是病原體成份，多半是碳水化合物所組成，當鍵結斷裂分解後，將會轉變成無害的水及二氧化碳，因此可以達到除污及滅菌之目的。

簡單的說，光觸媒之催化反應，是利用光提供能量，以進行催化作用，進一步使觸媒周遭的氧氣或水分子，轉換成極具活性的自由基，而藉由這些自由基，來分解對人體有害的有機物質。

（九）高電場脈衝

高電場脈衝（High electric field pulses, HEFP），屬於非熱加工技術，由於電場可以瞬間分布整個食品導電系統，在幾乎不用加熱間質的狀況下，可以在極短的時間內連續處理產品，因此非常適用於蔬果榨汁與食品保存之使用，可用來取代傳統低溫殺菌，以生產高品質產品。原理是利用高電場脈衝（10-50KV/㎝，<10μs）作用，當外部電場作用於細胞膜時，會在細胞膜產生電位差，電位差升高時，會造成細胞膜變薄，當電之壓縮效應大於細胞膜黏彈力時，將造成細胞膜孔洞形成，進而導致破裂，使細胞膜的結構不穩定，或改變細胞膜結構，使其喪失細胞膜之半透膜功能，而直接造成細胞死滅。此殺菌方式符合生產清潔、節約能源與無廢棄物概念之產品。

（十）高壓

所謂高壓食品是以壓力100～1000Mpa處理千分之一秒至數分鐘之食品。高壓處理技術，又分為：高靜水壓、超高壓、冷殺菌、冷煮或Bridgmanization，以記念Bridgman在一九一四年發現雞蛋蛋白在高壓下可以使其變性的現象。高壓可使微生物的酵素失去活性，而不至於影響到食品風味及營養素，目前主要應用於冷藏的、高酸性食品的殺菌，及延長保存期限等方面之應用，若能再配合加熱處理，及脈衝式高壓技術，則其應用範圍，將可增加至無菌及儲存安定的低酸性食品上。

（十一）脈衝強光

脈衝強光（Pulsed-light）是利用強烈而閃光極短（1μs～0.1s）的強光，讓等待殺菌的物體，暴露於此強光之下，使物體表面承受一次或一次以上的脈衝照射及能量，來達到減少表面微生物污染，進而殺菌及抑制酵素活性之目的。光源波長範圍很寬（170～2600nm），介於紫外線到近紅外線間，以每秒閃光1～20次方式，瞬間將可以釋放極大的光能量（為紫外線的104～107倍），適合大量生產時之殺菌應用。日本自一九七〇年即應用此技術，並於一九八四年申請專利。優點包括有：

1.安全。
2.溫度變化小，不會對產品品質產生破壞。
3.照射處理時間短，效率佳。
4.可以依製作過程之需要應用。

（十二）無機消毒劑

例如，金屬離子、鹵族（氯、溴、碘等）、酸、鹼及溶劑等，原理是破壞菌體DNA、RNA，使細胞質鹵化；惟使用時，需注意到重金屬會有細胞毒性，氯氣有劇毒，外洩時易發生工安意外，鹵素衍生物則有致癌性等方面之問題。

（十三）有機消毒劑

例如，酚、醛與四級銨等，原理是使酵素或核蛋白失去活性，破壞細胞膜，使蛋白質變性；然而因為會有細胞毒性、氣味不好等缺點，因此都半僅使用於表面消毒或空間薰蒸。

（十四）氧化劑

例如，次氯酸鹽、過氧化氫、高錳酸鉀及過乙酸等，是靠氧化作用，或細胞質蛋白的鹵化作用來殺菌；其缺點是氣味不佳及氯之衍生物具有致癌性。

（十五）酒精

使細胞壁之脂質溶解，蛋白質變性。

（十六）芳香精油

例如，茶樹精油，因具有強烈之辛辣味道，可有效驅蟲及消毒殺菌；惟效果較遲緩，且價格較高。

（十七）負離子（遠紅外線）

例如，遠紅外線陶瓷粉末加工製品，係利用產生之負離子，以中和空氣中之灰塵及細菌等帶正電粒子；惟無立即明顯之殺菌效果。

（十八）電解酸性水

以pH2.7、氧化還原電位＞1000mv之電解酸性水處理，可抑制細菌生存；惟價格較貴，且依酸度不同，其效果也不相同。

（十九）高溫噴射蒸氣

例如，蒸氣，利用高溫強力蒸氣噴射，來殺菌及溶解污垢。惟較耗電及維護成本高，僅能去除表面污染，費時費力，並因高溫具有危險性等方面缺點。

重點摘要

一、細菌：

1.分類：依據細菌的形狀，可以區分為：球菌（球狀）、桿菌（桿狀）、螺旋菌（螺旋狀）、弧菌（腸炎弧菌）、螺旋菌（梅毒螺旋菌）等。

2.依據其特性，可以區分為：產酸菌、產氣菌、色素生成菌、黏液生成菌、分解菌、腸內菌與食物中毒菌等。

3.繁殖與生長：重點是細菌的繁殖，是以幾何方式增加的。一般在食物生長、收成、加工、儲存及調製時，被細菌或其毒素污染時，將導致食物中毒之發生。

二、環境影響：溫度、食物、濕度、酸鹼值、滲透壓、氧化還原電位、抑制劑、光線與放射線、壓力與抗菌物質。

三、控制與應用：發酵菌類與腐敗菌類。

四、細菌性食物中毒分成：感染型、毒素型與中間型。

五、黴菌作用：使植物腐爛、製酒麴、醬油麴、製乾酪、乳酪、豆腐乳與糖化菌。

六、酵母菌作用：啤酒、蒸餾酒、紅色色素與醋酸。

七、微生物控制方法計有：空調設計、離心除菌、化學藥劑殺菌、過濾除菌與空氣過濾設備、薄膜應用技術、紫外線照射殺菌、臭氧殺菌、光觸媒殺菌、高電場脈衝、高壓、脈衝強光、無機消毒劑、有機消毒劑、氧化劑、酒精、芳香精油、負離子（遠紅外線）、電解酸性水及高溫噴射蒸氣等。

問題與討論

一、細菌依據其形狀可以區分成幾類？

二、細菌之繁殖方式爲何？

三、營業用之冰箱爲什麼要裝溫度計，營業時使用家用冰箱時（沒有裝溫度計），該怎麼辦？

四、黴菌有何功用？

五、酵母菌對人類有何貢獻？

六、買賣甜酒釀應否繳稅，如果需要，應繳什麼稅？

七、法令對於低溫要求之規定出處。

八、請問各種防腐劑均可抑菌，混合使用依據前述可以獲得加乘（加倍）效果，當一次使用好幾種防腐劑於食品中被檢出時，會不會被處罰？若會被罰，罰責是輕還是重？

九、依據法規規定：冷凍食品必須維持-18℃以下，冷藏食品7℃以下，研究顯示，市場中開放式冷凍冷藏示櫃，都無法維持在規定溫度以下，尤其是立式冷凍櫃較臥式高3-5℃，立式冷藏櫃之外層溫度最高，均無法達到規定的7℃以下；如果儲存時間一長，衛生安全問題堪虞。前述爲了控制溫度，使食物避免存放於細菌大量增殖的溫度帶，因此法令規定冰箱需要附有溫度計。當稽查管理人員，查看某一家餐廳的冷凍庫的溫度計上之溫度時，發現一個特殊狀況，就是溫度計上所呈現的溫度，隨著開、關冷凍庫門多次後，一直都沒有任何變動，溫度計一直維持著標準規定溫度-18℃以下（例如，-21℃），請問爲什麼會這樣？是否屬於正常狀況？身為餐廳管理人員該如何處理？身為政府衛生稽查人員又應如何處理？管理人員查看另一家冷凍庫溫度計正常的業者，查看其保存的溫度檢查記錄表，發現該店每天檢查溫度兩次，但是一整個月的冷凍庫的檢查溫度記錄表上，都記錄著-20℃，這樣的狀況有沒有問題？

參考書目

國際聖經協會（1999）。聖經靈修版。香港：國際聖經協會。

陳麗鈴（2003）。醋酸菌菌種分類鑑定之研究。食品工業。35(7)，18-27。

黃錦城（2002）。市售動藏食品之溫度測定與品質之變化。食品工業。34(4)，25-37。

蔡鳳城（2004）。磷酸鹽對食品微生物之抑菌作用。食品工業。36(4)，51-59。

朱中亮（2003）。液態食品的除菌技術。食品工業。35(11)，3-11。

邱卓皓（2003）。脈衝強光於食品殺菌保存之應用。食品工業。35(11)，37-46。

陳仲仁（2004）。微波輔助傳統能源加熱技術。食品工業。36(11)，19-36。

陳仲仁（2003）。微波殺菌的特性、研究與在食品工業的應用。食品工業。35(1)，37-50。

陳仲仁（2004）。微波輔助傳統能源加熱技術。食品工業。36(11)，19-36。

陳仲仁（2003）。綜論食品非熱加工技術。食品工業。35(11)，1-2。

陳仲仁（2003）。高電場脈衝加工技術。食品工業。35(11)，12-24。

陳仲仁（2002）。微波與微波加熱。食品工業。34(7)，14-24。

陳仲仁（2002）。微波乾燥在食品製程之應用。食品工業。34(7)，31-46。

呂靜怡（2003）。乳酸鏈球菌素之抑菌作用及其在食品工業上之應用。食品工業。35(1)，32-45。
陳德昇（2002）。微波蒸氣混合加熱技術。食品工業。34(7)，14-24。
張平平（2004）。食品工廠之黴菌污染防止對策。食品工業。36(4)，18-30。
邱筱芝（2004）。食品工廠環境中之微生物污染控制。食品工業。36(4)，5-17。
18. 《食品工業》。2002。34(9)p23
王有忠（2001）。食品安全。台北：華香園。
陳豐村（1982）。食品微生物。台北：合記。
王進琦（1999）。食品微生物。台北：藝軒。
林耕年（1993）。食品微生物學。台南：復文。

食品腐敗與中毒

第三章

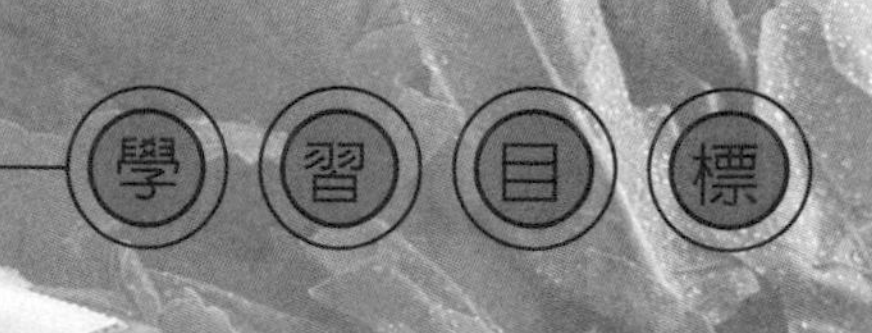

1.瞭解造成食品腐敗原因與過程
2.認識法律規定之食品中毒定義
3.防止食物腐敗之方法

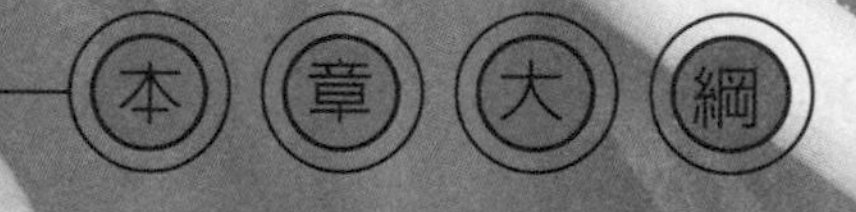

第一節　腐敗
第二節　腐敗預防方法（食品保存方法）
第三節　食品中毒定義與分類

前言

有的人覺得臭豆腐很臭、很髒、不衛生，但是卻也有許多人覺得很美味，非常喜愛！同樣，對於乳酪（特別是乾乳酪）、豆腐乳等食品也是有人喜愛、有人討厭；食品含有之糖類，雖然可以提供人體做為食物與熱量來源，但是如果有微生物存在其中，將會導致糖類分解變化，而不能再做為糖類之利用；但是分解後之產物，如果是酒精（例如，啤酒與高粱酒），那麼雖已失去一般糖類提供熱量之用途，但是卻能提供其他的功用，甚至於比原先糖類所能提供之價值更高更好；所以微生物之發酵與腐敗，往往是看產物之價值而定。

食品除了提供蛋白質、脂肪與醣類等主要營養素之外，很多少量成份，也具有健康保健功能，例如，一九二〇年發現食物中之植物固醇〔Plant sterols，為植物內生性三萜類（Triterpenes）廣泛存在於植物體中〕，具有降低心血管疾病作用，於一九五〇年開發成藥品Cytellin（用來降低人體膽固醇），近年來廠商將植物固醇添加於食用油（因為現代人高脂肪與高熱量之不當飲食習慣，是導致心血管疾病之主因）中，以降低人體血清中膽固醇，並兼顧食品之美味（因為健康低油飲食雖可降低血膽固醇，但是低油飲食之清淡口味，就不是多數人長期所能接受）。研究顯示，植物固醇之生理功效計有：一、降低人體血清膽固醇（包括降低總膽固醇與低密度脂蛋白LDL——俗稱壞的膽固醇，而不會影響高密度脂蛋白HDL——俗稱好的膽固醇）。二、提昇免疫力（抑制發炎，促進T細胞、殺手細胞，抑制內毒性單核球細胞釋放發炎激素Pro-inflammatory cytokinase)。三、癌症抑制及抗氧化：能毒殺直腸癌細胞，並抑制乳癌細胞。安全性方面，在澳洲，要求添加植物固醇時，必須加註警語，並且不建議青少年及孕婦食用。

除了植物固醇外，近期流行之保健食品中，銀杏與類黃酮化合物（Flavonoids）也是當紅炸子雞。銀杏為一種植物，又名公孫樹，生長很緩慢，往往在爺爺時代手植，卻要等到孫子出生才能成樹，中醫《本草綱目》記載：「葉似鴨掌，又名鴨腳，宋初始入貢，改名銀杏。因其形似小杏而核色白也，今名白果。」所以銀杏之淵源甚久，老祖先已知其療效。經常食用之部分為果實（白果）及葉子（銀杏葉），白果通常拿來當菜食用，或是中醫入藥使用，市售之銀杏商品（Cerenin），則多半是銀杏葉萃取物，功能主要在：抗氧化、清除游離基（自由基）、抗血小板凝集及抗發炎等用途，適用於腦循環障礙、改善周邊（四肢）循環系統、冠狀動脈疾病與腦中風患者，在台灣屬於處方用藥，需要醫師處方。類黃酮化合物是一群多酚化合物，至少包括：黃酮（Flavones，來源：蘋果皮、芹菜、綠花椰菜、葡萄及洋蔥等）、異黃酮（Isoflavones，來源：大豆）、黃烷酮（Flavanones，來源：柑橘水果、果皮及葡萄柚）、黃酮醇（Flavonols）、黃烷醇（Flavanols）、前花青素（Procyanidins）及花青素（Anthocyanins，來源：櫻桃、葡萄、紅酒、茶與果皮色素）等類似結構物質。研究顯示功用有：一、心臟保護作用：八百零五名六十五～八十四位男性，攝取黃酮製品後，研究發現能有效減少冠狀心臟病的威脅。二、抑制低密度脂蛋白LDL。三、抗血栓阻塞及保護血管。膳食中含有很多不同種類的黃酮，依照自然飲食攝取之量，並不會因為過量造成中毒。因此，自然界中，含有大量類黃酮的茶、洋蔥與蔬菜水果等天然食物，被營養專家鼓勵多多攝取食用。

工業方面經常應用微生物，來生產許多微生物代謝產物，包括：有機酸（Citric acid、Lactic acid、Fumaric acid等）、具生物活性物質（即俗稱的抗生素，例如，Penicillin、Oxytetracycline等）、酵素（Amylase——可用來將澱粉分解成糖類而進一步利用、Catalase等）、生物農藥、香氣成份與環境復育、有害物質的生物分解、農業及工業廢棄物中毒性成份的去除、或廢棄物的再利用等方面用途。

微生物發酵食品有：優酪乳、酒類、醬油、醋和麵包等，健康食品有：冬蟲夏草、靈芝、香菇綠藻與乳酸菌等，其中研究顯示菇類的藥用價值，計有：一、抗腫瘤活性：因其香菇多醣體等約含有十種左右之多醣體。二、預防心血管疾病：十種左右之三萜類（靈芝酸等）。三、抗自由基：靈芝多醣體之功效。四、降血糖作用：靈芝多醣體之功用，目前用途廣泛。

第一節 腐敗

一、定義

食品中常有許多細菌、酵母菌以及黴菌等微生物，當食品在採收、製造或儲存過程中，因受到環境變化、酵素作用及微生物繁殖等作用分解，而失去人類之「可利用」性時，稱爲腐敗。

會特別註明以失去「可利用性」方式來定義腐敗，是因爲許多微生物作用後，其成品爲人類接受時，就會具有其市場價值，例如，優酪乳、酒及醋等商品，此時就不能叫腐敗，甚至於還是暢銷的健康食品呢。

而在食品安全與餐飲衛生管理方面，失去可利用性的意思，簡單的說，就是失去可食性，內含有害物質、病菌或其有害產物，或使人噁心之食品。

而將「可利用性」或「可食性」放在「對人體健康發生危害」之前，是因爲現代人，普遍因爲飲食習慣不當，產生三高現象——高血壓、高血脂與高血糖；國人之十大死亡原因中，都半是屬於慢性病，慢性病又與飲食習慣不當有關。高蛋白質、高脂肪飲食導致高血壓；而口味（調味）過重，產生高血壓（鈉攝取太多）；糖攝取太多，則產生肥胖或高血糖；因此，嚴格講起來，高蛋白質、高脂肪及高糖類（指單糖，特別是Simple sugar，非多醣）之食物，應該是屬於會產生危害現代人健康之食物，似乎不適合食用，但事實上雖然如此，並沒有人會將這些食品稱爲腐敗，因此，食品失去其可利用或可食用性，是稱爲腐敗之主要原因。

二、腐敗現象

腐敗現象係指：產生異（臭）味、變色、失去光澤、改變原來外觀與原來味道，而不爲人們所接受。例如：

1.新鮮蔬菜水果軟腐、長灰黴或黑黴、發酸，例如：
(1)番薯黑色軟腐。
(2)梨硬質。
(3)蘋果黑腐。
(4)豆類酸腐。
(5)葡萄綠黴。
(6)橘子灰黴。
2.酸醃菜變色、變軟、凹陷。
(1)酸菜變軟腐、生黏。
(2)醬瓜凹陷、膨脹小麥、大麥的麥角病。
3.牛奶變酸、產氣、變色（變藍色、黃色或紅色等）黏稠（生黏絲狀）、生鹼（氨、尿素）及味道（產生酸味、苦味、或其他不良味道）改變。
4.麵包發黴、生黏。
5.糖漿生黏絲。
6.洋蔥灰腐。
7.萵苣根部細菌性軟朽。
8.肉類生黏、發酸或變綠。
9.魚肉變軟、流出汁液、腐敗變臭。
10.蛋生綠腐點、黑腐點。
11.小麥、大麥的麥角病 。

12.脂肪酸敗。

三、腐敗過程變化

(一) 蛋白質

蛋白質被微生物之酵素分解， 形成聚合胜肽（Poly-peptide）、簡式胜肽（Simple-peptide）及胺基酸：

1.蛋白酶：例如，保久乳放置室溫儲存，日久後，如果殺菌不完全時，將會因爲細菌繼續分解乳蛋白，而產生具有苦味的胜肽（Peptide）。

2.胜肽酶

(二) 脂肪

脂肪被分解爲脂肪酸與甘油等產物，而脂肪酸氧化時，會產生另人不快之異味或酸敗氣味。

1.脂解酶：

(1)將脂肪分解成脂肪酸與甘油：例如，乳酪（Butter）的乳脂肪，被脂解酶分解（水解）後會產生丁酸、葵酸及月桂酸等酸敗味道（油耗味）。

(2)將磷脂質分解成磷酸鹽、脂肪酸與含氮鹼基。

(3)將脂蛋白分解成蛋白質、膽固醇與磷脂類。

油脂由於容易氧化，且飲食過量時將有礙健康，因此油炸過程中，如何減低吸油量，是一個重要的課題。研究顯示，藉由下列方法能改善：

1.減少油炸油中表面活性成份濃度：例如，油炸過程中，隨時補充新油及過濾，油炸十小時以後，建議需全部更換新油。

2.控制油炸時間：因爲吸油量與時間成正比。

3.控制油炸溫度和油炸物質水份含量：當開始油炸時，水份含量越低者，經過油炸後，其吸油量也較低，因此可以先行部分乾燥後再進行油炸。

4.控制食物的理化特性：

(1)添加大豆蛋白粉、粉狀纖維素或羧甲基纖維素等成份，可以降低吸油量。

(2)馬鈴薯以3、5、7%食鹽水分別浸漬後，再以180℃油炸時，其中以3%之吸油率最低。

(3)食品表面越光滑平整，吸油量越少。

(4)食品表面積與吸油量呈正相關（即減少表面積就可以降低吸油量）。

(5)馬鈴薯添加果糖，可以降低吸油量。

(6)添加0.5%葡萄糖醇，可以降低40%吸油量。

(7)食品加工技術——殺青，可以降低吸油量。

（三）醣類

醣類依據分解程度被分解成：糊精、雙糖與單糖等糖類，然後糖類再被發酵：依產物分爲：

1.酒精發酵。

2.乳酸發酵。

3.丙酸發酵。

4.丁酸發酵。

(四) 酵素性褐變

香蕉切片後，果肉由白色變成褐色，主要是因爲酵素催化所造成；而發生酵素性褐變，需要以下三個因子

1.酵素：例如，多酚氧化酵素，可以使蘋果及馬鈴薯變黑。
2.基質：需要有酚類化合物，當作褐變反應基質。
3.氧氣：褐變反應必須之成份之一。

當含有酚類之基質，在氧氣存在狀況下，經多酚氧化酵素等酵素作用後，先產生黃色之中間物質，繼而聚合成黑色素，此過程即是所謂的酵素性褐變。

預防褐變方法有：

1.使用氧化劑來抑制多酚氧化酵素：例如，添加抗壞血酸（維生素C）。
2.浸泡酸性物質：例如，檸檬酸。
3.減少與氧氣作用：使用氮氣或低透氧膜包裝（阻隔氧氣）。
4.浸漂白劑：亞硫酸鹽替代品。
5.浸泡鹽水
6.應用柵欄技術（組合式抑菌技術）：例如，用1或2.5%檸檬酸，加上0.25%維生素C，處理後進行眞空包裝切片楊桃，並置於4.4℃以下進行保存（類似治療疾病之雞尾酒組合療法）。
7.使用遺傳工程技術。

第二節　腐敗預防方法（食品保存方法）

一八五四年，法國著名科學家巴斯德，擔任法國里爾地方科學院院長。里爾之最主要的工業是釀酒。當時的化學家雖然可以寫出將糖水發酵、醇化，變成酒精的反應方程式，卻不知道其真正原因。雖有極少數的學者，聯想到酵母菌，但在當時也僅是推論而已，後來經過巴斯德，慎密搜集材料進行分析，再加上一次又一次的培養試驗，終於在顯微鏡下，看到被分離出來的純酵母菌；證實活的酵母菌可以使糖水發酵變成酒。

此外，他發現在酒中，除了酵母菌以外，還有其他的細菌存在，而這些細菌就是造成酒會變酸變壞的原因；而透過將酒加熱到攝氏45℃到60℃之過程後，發現就可以防止酒品變濁；而此低溫加熱之處理過程，也就是後來著名的巴斯德低溫殺菌法（除酒類殺菌外，也常用於鮮奶之殺菌）。

後來巴斯德更進一步，將釀酒科學工業化；透過控制酵母菌，使酒的產量增加，也使酒的風味，變的更加醇美；後來的法國就是依靠酒類的收入，才得以清償巨額的戰爭欠債。

一般預防食品腐敗的方法，有加熱或低溫處理；除此之外，水份控制、煙燻、空氣調節、鹽醃、pH值調整、輻射、使用化學物質、加壓或包裝等等，都是現代科技，用來預防食品腐敗或增加食品可利用性之常用方法：

一、加熱密封

加熱可以殺菌，密封可以除去空氣，抑制微生物生長，減少酵素性褐變機會，及防止脂肪酸敗。

二、低溫處理

冷藏或冷凍，可以製造出不適合微生物生存之環境。

三、水份控制

降低水活性，以抑制微生物的生長。近期研究，使用酸性電解水，發現可以抑制金黃色葡萄球菌與黃麴毒素活性，並可應用於雞蛋及家禽肉之清洗與消毒。使用「保濕劑」，可以降低水活性，增加食品柔軟性，研究顯示，將添加物「山梨醇」加至重組豬肉乾中，與未添加者比較起來，儲存期間品質較穩定，結果顯示與微生物水份的利用有關。

四、煙燻處理

用煙燻過或用火烤過的食物，可以產生特殊的化合物（醛類、酮類及酚類等）。而這些化合物具有殺菌，減緩脂肪的氧化及防止食物變質的功效，而且吃起來會有特殊的風味。不過，食物在燻烤的過程中，往往也會分解釋出致癌的物質，尤其是烤焦的部分；因此烤肉聚餐時，絕對不要攝取烤焦之食物。

五、儲存環境之空氣調節

當細菌存在之環境中沒有空氣時，對於大部分好氧的細菌，因爲缺乏生存所需的空氣，將難以生存；所以利用此原理，將食品包裝容器內的空氣全部抽掉，這種方法就叫做眞空包裝，可以達到抑制細菌生長之目的，是現在應用很廣泛的食物保存方法。另外類似應用方法，包括有打入氮氣或其他鈍氣等氣體，也同樣可以達到抑制微生物生長之目的。

六、鹽醃或糖漬

在食物中添加大量的鹽，可以讓細菌脫水而死亡。這類食物包括：鹹魚、鹹肉、火腿及香腸等。不過鹽如果攝取太多，容易導致高血壓，也會增加心臟與腎臟的負擔。同樣的道理，在食物中藉由添加大量糖等方式，也是保存食物的方法之一。

七、pH值調整

pH值調整，一般以pH值4.6爲分界點，因爲肉毒桿菌在pH值＜4.6時不易生存；也因此對於低酸性（pH值＞4.6）食品，法令會要求比高酸性食品（pH值＜4.6）較高之殺菌條件。因此食品加工時，常以人爲方式降低pH值，以避免需要使用高溫殺菌環境，導致破壞原有食品質地或風味，例如，醋漬、泡菜及醋薑等。

八、照射技術

「照射技術」最早是由德國及法國科學家，在一八九五年首先嘗試，經過約一百年的研究，終於在一九六八年，獲得國際原子能總署、國際農糧組織及世界衛生組織的正面認同其應用可能性，並於一九八〇年宣布以10kGy（千格雷）爲可靠安全值。美國藥物食品管理局（FDA）在一九八六年，通過照射保存法，批准對於某些食品可以做有限度之使用，目前已有三十個國家（包括：台灣），針對數十種產品（表3-1），採用此一食品加工保存技術，品項包括有：麵粉、穀類、馬鈴薯、洋蔥、大蒜、水果、香辛調味料、肉類和魚貝類等，幾乎涵蓋了我們日常的食物。食品照射輻射線，以利用鈷

表3-1　美國藥物食品管理局核准使用的照射食品及其應用

產品	劑量（kGy）	用途	核准日期
小麥、馬鈴薯	0.2～0.5	殺蟲	1963
馬鈴薯	0.05～0.15	抑制發芽	1964
豬肉	0.3～1	旋毛蟲防治	1985
酵素（脫水）	10max.（<10）	微生物防治	1986
水果	1max.	殺蟲、延緩成熟	1986
蔬菜（新鮮）	1 max.	殺蟲	1986
藥草	30 max.	微生物防治	1986
香料	30 max.	微生物防治	1986
蔬菜調味料	30 max.	微生物防治	1986
禽肉（新鮮或冷凍）	3 max.	微生物防治	1995
動物飼料和寵物食品	2-25	沙門氏菌防治	1997
肉類（冷藏）	4.5 max.	微生物防治	1997
肉類（冷凍）	7 max.	微生物防治	1997

資料來源：陳美瑩（2003）。照射技術及其在食品中之應用。食品工業。35(11)，47-60。

60 產生的加馬射線（γ -ray）最普遍。加馬射線在光譜上比較接近X光，但波長較短，穿透力則更強，進入食品後會破壞細胞的染色體，使得細胞無法繼續分裂，因而達成滅菌、殺蟲、抑制芽點發育和延緩細胞成熟等目的。

照射放射線功用如下：

1.抑制馬鈴薯、洋蔥及大蒜等根莖菜類在貯藏期間發芽：根莖菜類一但發芽，就沒有商品價值，而如果使用化學薰蒸，將會影響到食物風味；而高劑量的輻射照射，正好可以解決這問題。
2.延緩水果的後熟：木瓜、香蕉、芒果及草莓這類水果上市以後，很容易腐敗。草莓通常只能保存三、五天，經輻射照射後，則可以延長保存期限到三週。外銷水果由於運輸時間長，通常要在未熟時，就提早採收，以致於風味不佳，使用輻射照射，也可以克服這問題。
3.穀類的殺蟲：穀類通常需要儲存較長的時間，因此蟲害問題也比較嚴重，目前使用的化學藥劑薰蒸方式，並無法完全殺死蟲卵，所以必須每隔一段時間重複使用；而使用輻射照射，則可一次就將害蟲和蟲卵全部殺死。
4.香辛料的殺蟲滅菌：胡椒、荳蔻等香辛料，是許多熱帶國家的大宗產物，但在外銷檢疫上，病蟲害污染問題相當嚴重。
5.肉類和魚貝類的保鮮：肉類和魚貝類的細菌污染，是導致食物中毒的最主要原因。所以，美國從一九九〇年代，就開始加強這方面的研究與應用；而輻射照射除了可處理新鮮產品之外，也可用來處理已經包裝好的冷凍產品。

九、化學物質

指添加食品添加物，例如，防腐劑等。研究指出，中式香腸添加3.5%或7.0%之乳酸鈉，在10℃及25℃能有效抑制金黃色葡萄球菌、乳酸菌、總生菌數及沙門氏菌之生長。

十、加壓

一般加壓可以殺死許多不產孢子類細菌，而以先加高壓，再突然解除高壓之方式，可以增加殺菌效果；若先灌入氣體進入容器再進行加壓，則保存效果將較好。

十一、包裝

包裝除了具有傳統裝填內容物、保護及輸送儲存功能外，其他方面功用還有增加方便性、作業性、展示性、防盜換性、防僞性、及環保性等功能；而隨著科技之發展，包裝已由過去傳統金屬罐頭材質，轉變爲軟包裝塑膠鋁箔積層，及塑膠金屬積層等複合材質；塑膠與金屬雖然是兩種完全不相容、不相黏的材料，無法直接黏合，但是透過中間積層材料並使用接著劑，就能將塑膠與金屬黏合在一起，而接著劑之性能，需具有耐高溫殺菌（120℃，六十分鐘），無毒，無異味，符合衛生安全，及貼合強度在經過高溫殺菌後，仍然能達到規定需求以上（1.0kg/15㎜）之性能。

市售塑膠金屬複合容器，依據金屬種類的不同，可以簡單的分爲：含鋁錫箔容器及含鐵皮塑膠容器，塑膠鋁錫箔容器市售商品，有德國Alcan 公司的Alicon鋁罐、日本昭和鋁製容器Alumi Pack F罐及Almic罐兩種、東海金屬株式會社的Retoseal容器、昭和電工與大洋魚業公司的NP罐、味之素公司的FK罐，與瑞典Lund的Letpak容器及積層殺菌軟袋。

塑膠鐵皮容器商品，有日本東洋hi-RETOFLEX容器、TULC罐、烤箱用Toast Flex容器、直火加熱Supa Flex容器、Ferrolite容器（英國CMB、加拿大Dofasco、法國Sollac、美國LTV Steel），提供外觀精美，方便可微波，高阻隔性耐腐蝕，保持食品的品質與風味，可做爲餐具直接使用，並符合環保及衛生安全的要求。

第三節　食品中毒定義與分類

一個人到餐廳用餐之後，發生嘔吐或拉肚子症狀，於是向衛生單位報案指稱，他發生了食品中毒，這樣子是不會被衛生單位受理的！但是假如一個人因爲原來要添加鹽巴、卻誤拿其他化學物質，而導致發生急性化學性中毒；或者一個人至餐廳用餐，卻發生肉毒桿菌中毒時，衛生單位卻會以食品中毒方式辦理，同樣是中毒，爲什麼有差別待遇？原因是因爲與食品中毒之定義有關。

過去經常發生消費者到衛生單位檢舉：某某餐廳或飲食店不衛生、不乾淨，因爲消費者消費後，發生拉肚子等疑似食品中毒症狀，而要求衛生單位依照食品中毒方式受理，並嚴懲業者；結果因爲不符合食品中毒定義，無法受理，而衛生單位必須向消費者解釋半天，以免被誤以爲是圖利廠商；最後最經常處理的方式，是改爲稽查業者衛生環境等其他方式，爲消費者進行伸冤。

消費者於餐廳用餐後，發生嘔吐或拉肚子等狀況時，衛生單位是否以食物中毒案件方式處理，由於其處理方式與嚴重性，差別很大；如果不是食品中毒，被稽查衛生環境不合格時，業者頂多罰鍰（錢）改善即可了事；但是如果是以食品中毒方式處理，最後也證明餐飲業所供應之食品，含有與食品中毒有關聯的病原菌等時，則餐飲業負責人最重可判處三年以下有期徒刑的（在監獄關三年），並得併科罰金；兩種下場有如天壤之別，因此，有意從事餐飲業的人，不可不深入瞭解。

一、食品中毒的定義

依據流行病學及美國疾病防治中心採用之定義，二人或二以上，攝取相同的食物，而發生相似的症狀，並且自可疑的食餘檢體及患者糞便、嘔吐物及血液等人體檢體，或者其它有關環境檢體（例如，空氣、水、土壤等）中分離出相同類型（例如，血清型、噬菌體型）的致病原因，則稱爲一件「食品中毒」。但是，如果因爲攝食肉毒桿菌，或急性化學性中毒時，雖只有一人，也可視爲一件「食品中毒」。

二、分類

（一）感染型食品中毒

因爲食用含有致病菌的食物所導致；即病原菌在食品中繁殖，第一次增殖產生大量之菌體，被人體食用後，在人體小腸第二次增殖至某一數量時，所產生之致病作用。此型之病原菌，例如：

1.腸炎弧菌。

2.沙門氏桿菌。

(二) 毒素型食品中毒

食用的食物中，有細菌或其他來源所產生的毒素或化學物質；即病原菌在食品中繁殖增生，產生有毒物質（毒素），當人體食用這種含有有毒物質（毒素）食品時，即引發毒素型食品中毒，例如：

1.肉毒桿菌。

2.金黃色葡萄球菌。

(三) 中間型食品中毒

食用的食物中，含有會在人體體內產生毒素的有害細菌；即病原菌在食品中繁殖，以及在腸管有某種程度的增殖狀況（與感染型相同），最後在腸管內產生毒素而引發致病作用（與毒素型相同）。例如：

1.病原性大腸桿菌。

2.仙人掌桿菌。

3.魏氏梭菌（產氣莢膜桿菌）。

(四) 黴菌性食物中毒

人體食用的食物中，含有黴菌所產生的毒素，所引發的食品中毒。黴菌毒素（Mycotoxin）引起食物中毒的原因，與毒素型細菌性食物中毒類似，兩者均由毒素引起，但中毒的症狀有所不同，前者爲急性腸胃炎，後者則是對於肝臟等器官產生機能的障害，主要代表爲黃麴毒素。

重點摘要

一、腐敗定義在餐飲方面，失去可利用性的意思，簡單的說，就是失去可食性。

二、腐敗菌作用：

1.麵包發黴、生黏。

2.小麥、大麥的麥角病。

3.肉類生黏、發酸或變綠。

4.新鮮蔬菜水果軟腐、長灰黴或黑黴、發酸。

5.糖漿生黏絲。

6.洋蔥灰腐。

7.萵苣根部細菌性軟朽。

8.酸醃菜變色、變軟、凹陷。

9.魚肉變軟、流出汁液、腐敗變臭。

10.蛋生綠腐點、黑腐點。

11.牛奶變酸、產氣、變色（變藍色、黃色或紅色等）、黏綢（生黏絲狀）、生鹼（氨、尿素）及味道（產生酸味、苦味、或其他不良味道）改變。

12.脂肪酸敗。

三、過程變化：

1.蛋白質：蛋白質被微生物之酵素分解形成多胜肽、簡易胜肽及胺基酸。

2.脂肪：脂解酶。

3.醣類：醣類依據分解程度被分解成糊精、雙糖與單糖。

4.酵素性褐變：香蕉切片後，果肉由白色變成褐色，主要原因是因爲酵素催化所造成。

四、腐敗預防：

1.加熱密封。

2.低溫處理。

3.水份控制。

4.煙燻處理。

5.儲存之空氣調節。

6.鹽醃。

7.pH值調整。

8.輻射線。

9.化學物質。

10.加壓。

11.包裝。

五、食品中毒定義與分類 ：

1.定義：依據流行病學及美國疾病防治中心採用之定義，二人或二人以上攝取相同食物而發生相似症狀，且自可疑的食餘檢體及患者糞便、嘔吐物、血液等人體檢體，或者其它有關環境檢體（如空氣、水、土壤等）中分離出相同類型（如血清型、噬菌體型）的致病原因，則稱爲一件「食品中毒」。但如因肉毒桿菌或急性化學性中毒時，雖只有一人，也可視爲一件「食品中毒」。

2.分類：計分成感染型食品中毒、毒素型食品中毒、中間型食品中毒與黴菌性食物中毒

問題與討論

一、試說明腐敗的定義。

二、說明牛奶腐敗現象。

三、脂肪腐敗之過程變化。

四、舉出五種食品保存方法。

五、照射放射線有何用處？

六、請問臭豆腐是豆腐製造出來的，其味道許多人無法接受，算不算腐敗？乾酪是由牛奶製造出來的，算不算腐敗？豆腐乳是豆腐製造出來的，其味道許多人無法接受，算不算腐敗？豬肉長蟲，算不算腐敗？有些地區的人喜好食用「肉筍（腐肉生蛆）」，此時肉長蟲，對此地區的人而言，算不算腐敗？

參考書目

羅國仁、余立文（2004）。固態發酵製程的開發與應用。食品工業。36(10)，2-9。

郭智宏（2002）。類黃酮與腸道菌叢。食品工業。34(9)，40-53。

黃錦城（2004）。食品微生物之控制。食品工業。36(4)，1-4。

黃錦城（2005）。截切蔬果之酵素對褐變質地和風味之影響。食品工業。37(4)，25-29。

黃惠君（2004）。食藥用菇的營養與藥用價值。食品工業。36(5)，25-31。

黃志宏（2004）。植物固醇及其生理活性介紹。食品工業。36(7)，3-9。

楊宗熙（2000）。植物固醇與降低膽固醇之作用。食品工業。32(3)，7-11。

謝俊傑（2000）。硒對人體健康與疾病之影響。食品工業。32(3)，48-55。

任莉國（2005）。銀杏吃得？吃不得？。消費者報導。7，13。

林福文（2005）。飲食中類黃酮與冠狀心臟病危險率之關係。食品工業。37(8)，19-27。

黃鈺茹等（2005）。酸性電解水於食品工業上之應用。食品工業。37(4)，51-54。

陳美瑩（2003）。降低油炸食品吸油量之製程技術。食品工業。35(9)，47-57。

陳美瑩（2003）。照射技術及其在食品中之應用。食品工業。

35(11)，47-60。
尤英妃（1998）。放射線照射對食品塑膠包裝材料之影響。食品工業。30(11)，12-18。
楊筱姿、葉鴻欽（1998）。常溫食品用塑膠金屬複合容器之發展。食品工業。30(11)，1-11。
德育食品科教師、匯華編輯部（2000）。營養師試題全輯。台北：匯華。
邱健人（2000）。食品品質衛生安全管理學。台北：藝軒。
續光清（1996）。食品工業。台北：徐氏基金會。
陳豐村（1982）。食品微生物。台北：合記。
王進琦（1998）。食品微生物。台北：藝軒。
王有忠（1987）。食品安全。台北：華香園。
林耕年（1993）。食品微生物學。台南：復文。

第四章

食品中毒：病原性與細菌性食品中毒

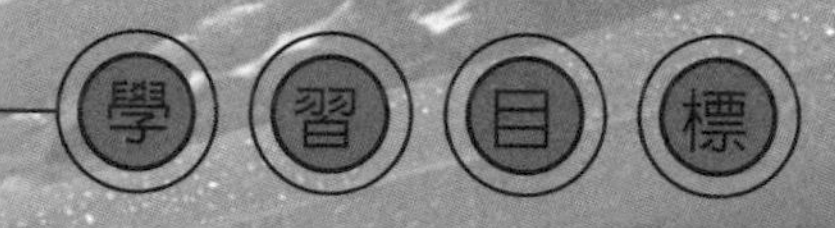

1.認識導致病原性與細菌性食品中毒之菌種
2.瞭解細菌產毒之機轉
3.學習如何避免病原性與細菌性食品中毒

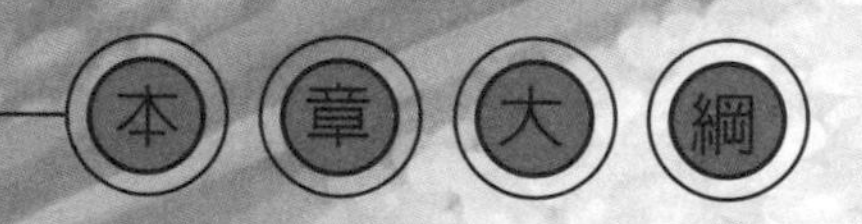

第一節　感染型食品中毒
第二節　毒素型食品中毒
第三節　中間型食品中毒
第四節　黴菌性食品中毒

前言

五十多年前，Wakaman等人，從美國新澤西州沼澤地之土壤中，發現了放射菌素及鏈黴素，即一般人俗稱的抗生素。之後微生物學家就一直將土壤等環境微生物，當作篩選天然化合物之寶庫，據估計目前有超過40%被使用的藥物，是來自於微生物，顯示出微生物對於人類健康之貢獻。

但是，微生物之病原菌，如果因為污染食品，而產生黴菌毒素等毒素時，將引發食品中毒。因此，瞭解微生物並善加利用，除了可以避免發生食品中毒外，也可以發掘有益人體健康的健康食品或藥品。

污染食品之病原菌中，屬於革蘭氏陰性菌的有大腸桿菌O157、沙門氏菌與腸炎弧菌等，其中大腸桿菌原本屬於食品衛生指標菌，並不屬於病原菌，但是其中少數特殊的菌種，還是會使人致病。例如，大腸桿菌O157：H7，就曾在日本造成多人死亡。

革蘭氏陰性菌，由於不會產生內孢子，所以不耐熱，主要的污染原因，是因為生鮮食品遭受污染、生熟食交互污染、個人衛生習慣不良或冷藏保存不當。

屬於革蘭氏陽性菌的則有，仙人掌桿菌、肉毒桿菌、產氣莢膜桿菌及金黃色葡萄球菌等，其中前三者會產生內孢子，以一般之烹調加熱溫度條件並不能殺死內孢子。

人體腸道內有許多細菌，依其對於人體影響，可以分為：有益菌、有害菌及共生菌。有益菌，例如，雙叉菌及乳酸菌等。有害菌，例如，沙門氏桿菌以及志賀桿菌。共生菌，例如，大腸桿菌及魏式梭菌等。

食品中毒會發生死亡案件，主要是好發於年老者、嬰幼兒或免疫力差者身上。

一般觀念上認為比較安全的酸性果汁食品，過去也曾經發生，因為原料果樹旁之土壤，遭帶菌動物踐踏，而導致生鮮果汁被大腸桿菌污染，而造成食品中毒事件。所以，餐飲管理人員要體認隨時都有發生食品中毒之危機存在。

第一節　感染型食品中毒

病原菌在食品中大量繁殖後，隨著食品被攝取進入人體，且在小腸內繼續增殖到某一程度，進而引發食品中毒症狀者，稱爲感染型食品中毒。此型代表有腸炎弧菌與沙門氏桿菌。

一九九五年瀧川等人從導致中毒之食品及患者的糞便中，分離出腸炎弧菌，原命名爲「病原性好鹽菌」；顧名思義，腸炎弧菌喜歡在有鹽分（0.5～6%）的環境下生長。腸炎弧菌在毫無鹽分的培養基裡，是無法生長發育的。

一、腸炎弧菌

腸炎弧菌（Vibrio Parahaemolyticus）屬於革蘭氏陰性弧菌，對於氧氣需求，屬於通氣嫌氣性，不能生成孢子，具有單極鞭毛，活動性強，屬好鹽性，在環境適宜的食品中，每十～十二分鐘即可增殖一倍。

腸炎弧菌是台灣與日本最流行的食品中毒菌種，夏天時繁殖盛行，發病也最多，是一種生長繁殖能力非常迅速的微生物，即使在低溫之下，因爲其具有較其他病原菌，迅速生長繁殖的能力，而仍然具有潛在性的危險。在英美等國家，因其飲食習慣與國人不同，由於大部分人並不生食海鮮，所以發生腸炎弧菌食物中毒的機率，較亞洲人少。而在東南亞地區，例如，日本、台灣、泰國、馬來西亞等國發生腸炎弧菌中毒的案例就很多。

另外有一種腸炎弧菌近親的細菌，曾有報載一名海產店員工因處理龍蝦時，因為不慎遭螯傷手腕，導致下肢出現紅腫熱痛及大腿兩側產生水泡等症狀，雖經緊急開刀處理後，最後仍因敗血性休克而死亡，經查肇禍原兇為創傷弧菌。而什麼是創傷弧菌？創傷弧菌又名海洋弧菌，大多生長在熱帶及亞熱帶的河海交界處，為全球重要的海洋致病細菌之一，與霍亂弧菌、腸炎弧菌並列為造成人類感染疾病之三大弧菌。由於創傷弧菌喜好生長於溫暖的海域，因此在氣候較暖和的六月至十月，海水中此菌的濃度較高。

感染創傷弧菌的途徑有兩種，一是經由生食含有創傷弧菌的海鮮，例如，生蠔及生魚片等，其潛伏期大約是十二小時至四天左右。另外，則是從皮膚直接感染，例如，傷口接觸到受污染的海水或海鮮等，潛伏期小於十二小時。一般健康民眾受到創傷弧菌感染時，可能出現噁心、嘔吐、腹瀉及腹痛等症狀；但若是肝功能不全、肝硬化、肝癌、免疫力較差者，及糖尿病患等高風險群，感染了創傷弧菌，其產生嚴重症狀的機會比正常人高八十倍。當菌體進入血液中，會造成發燒及寒顫，手足部產生明顯水泡，以及表皮壞死等現象，而致傷口潰爛蔓延，甚至造成嚴重的敗血性休克，一旦遭到感染，致死率可高達50%；如果因而休克，其死亡率更在90%以上。

（一）分布與污染途徑

腸炎弧菌主要分布於近海河口及海底泥沙中，因此，魚類、甲殼類及生鮮貝類等海產食物，最容易受到此菌之污染。所以，自然界中的海產食物，經常帶有這種細菌，國人在食用的過程中，如未加以留意防範，往往導致發生食品中毒。因此，國內每年發生的食物中毒案件中，此菌經常排名第一。

值得一提的是，因此菌而引起的食品中毒，其發病時間如果愈短，則症狀往往愈嚴重。其潛伏期（所謂潛伏期就是當一個人吃了被污染的食物後到發生食品中毒的第一個症狀所需要的時間，影響潛伏期的因素包括：年齡、健康狀態、體重及攝取被污染的食物中菌體含量多寡等）爲二～四十八小時，平均爲十～十八小時。多發生於五～十一月，大部分八～九月發生，冬季較少見。主要症狀有：下痢、激烈腹痛、噁心、嘔吐、頭痛、發燒、寒顫；短期中激烈下痢易致脫水死亡；發燒以37℃～39℃較多。

非海產類食品，若染有此菌，經常是因爲間接污染所引起，也就是受到帶原的海鮮類，或其他處理過海鮮類的器具容器污染所致；所以在食物調理過程中，要特別留意防範食品遭受其污染。

（二）案例討論與預防方法之建議

1.中毒案例（由於案例屬於刑事案件之追訴，因此，敘述用詞較艱深）：某航業股份有限公司高雄分公司所屬輪船，船上餐廳，於民國八十九年六月二十九、三十日製售午餐供遊客食用，發生部分遊客（六月二十九日發病者計有：二十三人；六月三十日發病者計有：四十二人）分別於民國八十九年六月二十九日、三十日晚上約十一時起，陸續出現噁心、嘔吐、腹痛、腹瀉、輕微發燒等症狀，送醫門診治療或住院治療。經澎湖縣衛生局，採得病情較嚴重尚住院治療患者（病情較輕者經治療後即離去）肛門檢體十八件，送衛生署疾病管制局第四分局檢驗。結果，其中十二件檢出腸炎弧菌K6型，陽性比率高達66.7%。

2.預防方法：

(1)徹底清洗：本菌爲好鹽性，在淡水中不易存活，故可利用自來水，充分清洗，以除去該菌。

(2)充分加熱：本菌不耐熱，在60℃沸水中經十五分鐘即可輕易殺滅，故在食用前，充分加熱煮熟，是最好的預防方法。

(3)低溫冷藏：本菌對於低溫極爲敏感，在10℃以下，不但不生長且易致死，故可用冷藏方法，來加以防止。

(4)避免生食、區隔生熟：海鮮類須煮熟後再吃，絕對避免生食。

(5)避免二次污染：已處理過海鮮類食物之器具，應充分清洗乾淨。已烹調的海鮮食品，應與生食品區隔，以免二次污染。

(6)避免生、熟食交互感染：用於處理水產品的砧板、刀具及容器，除應確實清洗外，應區別生食或熟食用，以避免生、熟食之交互感染。

預防腸炎弧菌之食品中毒，只要遵守清潔、加熱、冷藏三個大原則，幾乎可以完全防止。海鮮食品雖然鮮美、營養，人人喜愛食用，但仍應注意其處理方法。

而要避免吃到前述的創傷弧菌不二法門是，海產類食物絕對要充分煮熟後再食用，因爲高溫可以殺死創傷弧菌，例如，牡蠣類煮開三至五分鐘就可殺死之。接觸及料理海產時，應以夾子或戴厚質手套方式處理，以避免被螫傷而導致感染。肝功能不好或免疫力較差的民眾，到海邊戲水或海釣時，應當預防受傷；而當身體有傷口，更不要隨意浸泡在海水裡。若身體出現的紅腫面積擴散快速，且有危險接觸史時，要儘速就醫。

二、 沙門氏桿菌

沙門氏桿菌（Salmonella）普遍存在於雞隻的體內及體外，特別是在其腸道中，由於雞下蛋時，一定得通過腸道，因此含菌量高的雞所產的蛋，或是破了殼的蛋接觸雞隻排泄物時，將導致大量沙門氏桿菌污染並繁殖，所以雞蛋屬於常見沙門氏桿菌的污染來源。

由於生的蛋或其蛋殼上面，佈滿了數以千萬計的沙門氏桿菌，所以衛生單位一直宣導，雞蛋不要生吃（因爲民間很多偏方是鼓勵生吃雞蛋的）；沙門氏桿菌除了可以污染蛋殼，更可以穿過蛋殼，直接污染蛋體，因此，使用生蛋或沒煮熟的蛋製品，也是食品污染沙門氏桿菌的主要來源。

(一) 分布與污染途徑

沙門氏桿菌爲革蘭氏陰性桿菌，特性爲無芽孢，背有鞭毛，善於運動，好氣性或兼性嫌氣性，抗熱力弱，當在酸性環境下時，其發育會被抑制。

除了雞與雞蛋以外，沙門氏桿菌也廣泛存於動物界，可經由人、貓、狗、蟑螂、老鼠、家畜、家禽，以及蛇等爬蟲類腸道污染途徑，而污染食品，食品中主要是以肉類及蛋，最容易受到污染。中毒主要原因食品有：受污染的畜肉、禽肉、鮮蛋、乳品、蛋布丁及魚肉煉製品等動物性食品，或豆餡、豆製品等蛋白質含量較高的食品。潛伏期爲六～七十二小時，平均爲十八～三十六小時。

主要中毒症狀有：下痢、腹痛、寒顫、發燒、噁心、嘔吐，死亡率爲1%以下。

（二）案例討論與預防方法之建議

1.中毒案例：民國九十四年四月衛生署公布疑遭沙門氏菌汙染的法國Celia公司製造的嬰幼兒奶粉名單，包括三家公司、四十八種品名的嬰幼兒奶粉都上榜，衛生署呼籲，家長暫時不要讓嬰幼兒吃安全有疑慮的奶粉。衛生署食品衛生處處長表示，三月二十四日從世界衛生組織網站，得知法國Celia公司Picot廠生產的嬰兒奶粉遭汙染，立刻要求暫停販售，但業者表示，遭汙染的產品仍在貨櫃裡，尚未在市面上販售，因此才未立刻告知民眾。食品衛生處副處長說，衛生署一開始沒有很強勢，是因為法國來的資訊只有Celia的Picot分廠出問題，後來法國的通報資料，擴及所有Celia生產線，在去年十二月十日到今年三月二十二日生產的產品（因爲擔心原料遭污染），而依據法國的通報資料，衛生署隨即要求業者暫停銷售。

2.預防方法：

(1)加熱：本菌於60℃加熱二十分鐘即被殺滅，故食品應加熱後始供應食用。

(2)避免交互污染。

(3)保持手部清潔，依規定步驟清洗手部。烹調食品前，應先以清潔劑或肥皂充分洗滌手指及手掌，再以自來水沖淨以後，然後以烘手器或擦手紙巾擦乾（不可用毛巾或手帕擦拭），方可調理食品。

(4) 萵苣使用Chlorine（氯）可以除去本菌。

(5)防止病媒侵入：應撲滅或防止鼠、蠅、蟑螂等病媒侵入調理場所，並不得將狗、貓、鳥等動物，帶進調理場所。

第二節　毒素型食品中毒

細菌污染到食品之後，如果環境合適，將在食品中，大量繁殖並產生毒素（Toxin），當人體誤食到所產生的毒素時（請注意與前述感染型不同的是，此型食品中毒並不需要食入活菌體，當然也與菌體污染數目無關），所引發之食品中毒者稱爲毒素型食品中毒。

造成毒素型食品中毒之菌種包括有：金黃色葡萄球菌及肉毒桿菌等。

一、金黃色葡萄球菌

金黃色葡萄球菌（Staphylococcus aureus）爲很常見之病原菌，可經由染色看見其球形或串狀形態；由其經凝固酶試驗可形成凝膠狀之特性，很容易鑑別出來。此菌本身並不會引起疾病，而其所產生之腸毒素（A、B、C、D、E五型），才是致病原因所在。毒素非常耐熱，人體的手、鼻及皮膚均有金黃色葡萄球菌存在，因此餐飲業常因其從業人員的操作疏忽，例如，員工手部受傷後，只經過簡單包紮後，仍繼續從事與食物接觸之工作，而將毒素污染到食品導致發生食品中毒；過去日本就曾有便當公司發生此狀況，而導致數千人食物中毒之案例。

(一) 分布與污染途徑

金黃色葡萄球菌爲革蘭氏陽性，兼性嫌氣菌，最適生長溫度爲37℃，但於15℃～40℃亦能繁殖，其產生的外腸毒素耐熱，在免疫學上又區分為：A、B、C_α、C_β、D及E等六型。與肉毒桿菌均屬於細菌性毒素型食品中毒菌，會產生腸毒素使人致病。其潛伏期為一～八小時，平均為二～四小時。主要中毒症狀為：嘔吐、腹瀉、下痢、虛脫，死亡率幾乎為零。下痢是屬於水樣腹瀉，偶有血液與黏液混合者。重症者會發生激烈嘔吐與下痢，以致於導致脫水與身體衰弱。

葡萄球菌分成：病原性金黃色葡萄球菌，以及非病原性表皮性葡萄球菌。屬於動物中化膿性病症最重要的病原菌。金黃色葡萄球菌由於常存於人體手指、皮膚、毛髮及鼻腔或咽喉等黏膜，是導致身體受傷化膿的原因菌，因此，也大量存在於化膿的傷口與感染瘡疤。其中主要致病的原因，幾乎都是由人類傷口，與食品直接接觸污染而來。

造成中毒原因食品，有受污染的火腿及其他肉製品、乳品與乳製品、魚貝類、布丁、便當、馬鈴薯、沙拉、奶油餡點心及其他高蛋白食物等。

(二) 案例討論與預防方法之建議

1.中毒案例：台中縣大安鄉某小吃店，於民國八十九年七月二日十二時三十分左右，在小吃店內承攬吳先生午宴二桌、王先生午宴一桌，原本應該注意其所烹調料理之食物避免染有病原菌，卻因為疏忽，導致感染致病菌腸炎弧菌及金黃色葡萄球菌。至民國八十九年七月三日零時三十分左右，吳先生及王先生之親友，共十人陸續發生嘔吐、腹瀉、腹痛等症狀，經分別送往台中縣大甲鎮李綜合醫院診治，台中縣衛生局接獲通報後，立即請大安衛生所稽查員，及大甲衛生所檢驗師等前往李綜合醫院、小吃店及消費者家中，製作訪問紀要，並採取住院患者八人及小吃店廚師五人之人體檢體，送衛生署疾病管制局第三分局檢驗，另採取環境檢體八件，送衛生署藥物食品檢驗局中部檢驗站檢驗。上述檢驗結果，患者檢體有七人被檢出致病菌腸炎弧菌陽性，其中並有二人檢出金黃色葡萄球菌陽性，廚師二人檢出致病菌金黃色葡萄球菌陽性，小吃店一件養殖水檢出腸炎弧菌陽性。

2.預防方法：

(1)員工身體有化膿、傷口、咽喉炎、濕疹者，不得從事食品製造或調理工作。

(2)調理食品時，應戴帽子及口罩，並注意手部的清潔及消毒。

(3)注意避免從業人員手部感染。

(4)執行從業人員建立良好個人衛生習慣，與稽查檢查制度。

(5)食品如不立即供食時，應保存於5℃以下（冷藏，可以抑制細菌之繁殖，而不至於產生腸毒素）。

二、肉毒桿菌

約遠在十八世紀，便有肉毒桿菌中毒病徵的記載，一八五四年德國南部發生臘腸中毒事件，受害人數超過二百三十人，而歷經十五年的研究，才對此菌作出詳盡的記述。肉毒桿菌中毒，係由於肉毒桿菌在低酸性食品中增殖，並分泌毒素而產生之一種疾病，於一八九七年，科學家Van Ermengen，首次分離細菌成功，故該菌被命名爲肉毒桿菌或臘腸毒桿菌。

肉毒桿菌是一種極厭氧的細菌，普遍存在於土壤、海、湖川之泥沙中，在惡劣環境下，會產生耐受性較高的孢子。此菌喜歡無氧的狀態，且於pH值4.6以上之低酸性環境下生長最好，並會產生毒素，只要一公克的肉毒桿菌毒素就可以殺死許多人，毒性非常強。

一般使用肉毒桿菌毒素進行美容除皺，是使用A型肉毒桿菌毒素，分子量約十五萬，利用毒素附著於神經末梢，會抑制肌肉收縮元素乙醯膽鹼（Acety choline）之正常釋放，阻止肌肉收縮，使肌肉暫時性力量減弱，而達到除皺之功效。

一般自費除去魚尾紋時，須打臉部兩邊各三個部位，每部位四單位，因此，約需打二十～三十單位。

普通常用於治療用肉毒桿菌毒素BOTOX，一瓶爲一百單位，健保給付於眼瞼痙攣或半面痙攣之患者。由於依據文獻記載，約要三千單位才會造成人發生呼吸衰弱之危險，相當於三十瓶之BOTOX劑量，所以，業者表示十分安全。

（一）分布與污染途徑

肉毒桿菌（Clostridium botulinum）是革蘭氏陽性的孢子形菌，形狀爲兩端圓形桿狀。該細菌是屬嫌氧性的中溫菌，周邊有鞭毛，具運動性，多分布於土壤、海及湖川之沙泥中，在缺氧狀態下，易培育且產生毒素。

依據其對血清反應之不同，可將目前已知的肉毒桿菌毒素分成七型，各型的特徵如下（表4-1）：

1.A型：能液化蛋白（Proteolytic ），通常其毒性要比B型強。
2.B型：僅有些能液化蛋白。但對人類的毒性則較弱。
3.C型：不能液化蛋白（Non-proteolytic），且不能對人引起中毒，但能引起家禽、家畜、貂類和其他動物的肉毒中毒。

表4-1 各型肉毒桿菌毒素中毒情形

型	罹患動物	中毒媒體	發生最多地帶	備註
A	人、雞	加工不良之罐頭魚類、肉類	北美西部、蘇俄	
B	牛、馬、人	肉類加工品，（尤其是豬肉類）	法國、挪威、北美東部	
C（Cα、Cβ）	家禽	蛆	北美西部、加拿大、南美洲、南非、澳洲	
	牛、馬、食肉類	腐肉、豬肝、鯨肉	澳洲、南非、歐洲、北美日本	
D	牛	腐肉	南非、澳洲	
E	人	魚類、燻製品水產、哺乳類	日本、加拿大、北美、阿拉斯加、蘇俄、瑞典、丹麥	
F	人	自製肝醬及香腸	丹麥、北美西部	病例較少
G	人（？）	不明	阿根廷、瑞士	由人類屍體中分離出此菌

資料來源：行政院衛生署食品資訊網。網址：food.doh.gov.tw

4.D型：不能液化蛋白，在南非常在飼料內造成家畜發生肉毒中毒。

5.E型：六〇年代日本人純化出E型的毒素，主要是海產食物的污染。

6.F型：一九五八年發現於丹麥，其毒素與A及B型相似。於海產品中發現。

7.G型：通常不引起人類中毒。

其中E型菌的最低生長溫度約為3.3℃，而A型為10℃，但其最適的生長溫度是 30℃～ 37℃。此菌有些菌株可以分解蛋白質而造成腐臭味，故又稱為腐敗性嫌氣菌。發病期為三～七天。A、B型多於四～八日內死亡，E型多於二日內死亡，但如能生存十日以上，且未引發併發症者，應不會有生命危險。儘早發現時，注射抗毒素血清可以治療。一般肉毒素被攝食後發生中毒症狀，須視攝取毒素量之多寡而定。可造成肌肉麻痺，通常自眼睛及面部開始，向喉及胸發展，蔓延至手腳，若食入多量，將造成胸膜肌肉麻痺，一～八天窒息而死。過去之死亡率約為60%，現已降至25%以下，主要原因係因為醫院懂得使用抗毒血清治療，使患者能迅速復原所致。肉毒中毒的初期徵象為疲倦，軟弱無力及頭暈，通常隨即發生視覺模糊或重疊，進而使說話及吞食困難，肌肉軟弱，呼吸困難，腹部不適及膨脹以及便秘等一般症候。病期數週甚至數月。

肉毒桿菌中毒症狀，發作的時間及嚴重程度，與肉毒桿菌毒素的量多寡有關。潛伏期越短通常症狀越嚴重，而多於中毒後十二～三十小時開始出現症狀。主要症狀為：神經麻痺，包括：視力減退、複視、瞳孔放大、眼皮下垂等眼部症狀，以及言語障礙、吞嚥困難、唾液分泌障礙、口渴等。若未即時給予適當治療，嚴重者會因呼吸肌肉麻痺，導致窒息而死亡。目前臨床上的治療，是給予抗毒素血清及支持性的療法。一般而言，肉毒桿菌中毒的患者，均須長期的治療與照護，在重症照護上須數週至數月，到完全復原，則須約一年左右的時間。

與金黃色葡萄球菌均屬於細菌性毒素型食品中毒菌，而肉毒桿菌之毒素是細菌毒素中最厲害者，精製毒素只要0.001μg即可殺死老鼠。其芽孢對於熱、化學劑或放射線之抵抗力極強，而營養細胞則極易破壞，在有氧存在下不能生長，僅在無氧狀態下發育。因此，假定有一種食品被此菌污染；而其條件又適於其生長的話，將產生大量細胞和神經毒素物質，當食用此種含有毒素的食品後，則神經毒素經由小腸之吸收進入循環系統，而發生食品中毒。

為什麼會造成肉毒桿菌食品中毒？是因為吃到含有肉毒桿菌毒素的食物所引起的。由於此類毒素不耐熱，以100℃持續煮沸十分鐘即可破壞它。大部分肉毒桿菌食品中毒案件，發生於家庭式之醃製蔬菜、水果、魚、肉類、香腸及海產品，主要是因為食品處理、裝罐或保存期間殺菌不完全，肉毒桿菌的孢子，會在無氧且低酸性的環境中，發芽增殖並產生毒素而造成。然而食品工廠製罐過程，若有瑕疵，遭受污染或殺菌不完全，也可能會發生肉毒桿菌中毒。由於肉毒桿菌孢子，會存在於食品及灰塵中，蜂蜜偶而亦會含有此孢子。當嬰幼兒攝食了含此菌孢子的蜂蜜時，其會在腸道內繁殖，並釋放出毒素，而引起中毒。

肉毒桿菌毒素主要分布於土壤或動物糞便中。其污染途徑為攝食污染該類毒素之食品而引起。下列情況均可能產生肉毒桿菌毒素。

1.食品加工過程中，混入菌體或芽孢，且殺菌條件不足。
2.在低酸嫌氣狀態有利該菌生長的條件下，且放置足夠的時間。通常以低酸性罐頭（含鐵罐、玻璃罐）食品或香腸等加工品為主要原因食品。
3.經常發生在醃漬、罐頭食品及乳兒蜂蜜攝取（因此，衛生署宣導嬰幼兒不得餵食蜂蜜，因爲嬰幼兒之抵抗力弱，容易發生肉毒桿菌中毒，且死亡率高，因此做父母者，需要特別注意，不可用蜂蜜取代葡萄糖餵食嬰幼兒，以免發生肉毒桿菌中毒）。

（二）案例討論與預防方法之建議

1.中毒案例：民國七十五年十月份，有一家生產醬菜之工廠，本身缺乏封蓋機及高壓殺菌釜等殺菌設備，原僅獲核准生產醬菜，結果其僅靠著調味蒸煮之雙層鍋，進行製造需要具有封蓋機及高壓殺菌釜等殺菌設備，才能產製之「蔭花生」，結果所產製之「蔭花生」瓶裝罐頭，因爲殺菌條件不足，導致多人發生肉毒桿菌毒素食品中毒，並造成二人死亡（筆者當年在發生中毒案件之初期，在高雄市立即透過電視、廣播與報紙等媒體，發佈新聞提醒民眾注意，切勿再購買該公司之「蔭花生」，並與同仁在市面全面進行沒收封存工作；但是卻有民眾因爲住在偏遠區域，不看電視、不聽廣播，也不看報紙，而不知情購買食用，而發生中毒）。

2.預防方法：食品製造業者，要避免肉毒桿菌毒素的產生，在加工過程中應注意：

(1)所用的食品原料應充分經過洗淨及除菌。

(2)香腸及火腿等肉製品，應注意添加物亞硝酸鹽的添加是否均勻。

(3)低酸性罐頭食品，應充分殺菌。

(4)避免食用家庭式自製罐頭。

(5)消費者則應注意，食品在食用前「應充分加熱」（至少應在

100℃，加熱十分鐘)。

肉毒桿菌雖可怕，但消費者只要嚴守下列預防原則，就可有效防止中毒的發生。

1. 勿購買或食用明顯膨脹、生鏽、凹陷或有異味的罐頭。
2. 選購罐頭食品，要注意有效期限，與罐頭外觀的完整性。
3. 食用煙燻或眞空包裝的食品，在食用前應依製造商指示充分加熱。
4. 由於孢子分布於自然界很廣，一歲以下的嬰兒應避免餵食蜂蜜。

第三節　中間型食品中毒

中間型食物中毒介於感染型與毒素型中間，又叫做細菌性食品中毒。主要是病原菌進入人體後，就在人體之腸管內增殖，並且在同一時候形成芽孢，產生腸毒素，而導致中毒症狀之發生，代表性之食品中毒原因菌爲病原性大腸桿菌、仙人掌桿菌及產氣莢膜桿菌。

一、病原性大腸桿菌

一九四五年布雷伊（Bray），在調查當時死亡率極高的嬰兒下痢時，找出一種會導致下痢的原因菌種，屬於大腸菌，後來發現就是病原性大腸桿菌。

大腸桿菌爲兼性厭氧性細菌，大部分大腸桿菌，是屬於無害且生長在健康人的腸道中，可製造並提供人體所需的維生素B_{12}和維生素K，亦能抑制其他病菌之生長。該菌在自然界分布相當廣泛，一般棲息在人和溫血動物腸道中，故同時可做爲食品安全性之指標（因爲存在於腸道，因此當檢出時，代表被污染）。大腸桿菌通常不致病，但有些菌株則會引起食品中毒，這些會致病之菌株，統稱爲病原性大腸桿菌。

（一）分布與污染途徑

病原性大腸桿菌（Enteropathogenic E. coli）爲革蘭氏陰性菌，於有氧或無氧狀態下皆可生長，其最適生長的pH值爲6～7。大腸桿菌在自然界中分布非常廣泛，具有病原性之大腸桿菌，在一般土壤、寵物、家畜及人體中都存在。因此由病原性大腸桿菌，引發之食物中毒，並無特定之原因食品，甚至可經由飲用水而中毒，同時亦可和其他細菌性食物中毒原因菌混合感染。

病原性大腸桿菌分布於人體或動物體腸管內，藉由已受感染者，或動物糞便，而污染食品或水源。引起本菌中毒之食品種類很多（例如，生食未煮熟牛、羊、豬肉，未經高溫殺菌牛奶及漢堡等），一般常見者爲水質不清潔而引發疾病。潛伏期平均爲五～四十八小時；中毒症狀爲：下痢、腹痛、噁心、嘔吐及發燒等。

大腸桿菌這一群菌種中，以大腸桿菌O157：H7，研究最多，大腸桿菌O157：H7，首度是在出血性痢疾檢體中被發現，直至一九八二年開始，陸續在世界各地，包括：日本、美國、加拿大、英國、蘇格蘭及威爾斯、西非東安哥拉及南非史瓦濟蘭等國，都傳出類似病例。日本於一九九六年五月至十一月，在一都二府三十七縣，發生由大腸桿菌O157 造成之中毒，人數約一萬人，死亡人數達十三人，目前推論大部分是因為食物污染所造成，但尚未鑑定出是何種食物所引起。此案堪稱歷年來世界上，發生與大腸桿菌O157 有關之最大宗突發食品中毒案件。二〇〇六年九月，美國發生波菜遭到此菌污染，導致死亡及腎衰竭，台灣由於也有多家超市販售，遭到衛生署要求立即下架。由於大腸桿菌 O157：H7， 對熱敏感，只要加熱即可殺死，且大部分市售消毒劑，均可輕易殺死該菌，故若能採取適當之預防措施，應可使感染減至最低。

病原性大腸桿菌，由於原本即為人及動物腸道內之細菌，因此如果從業人員之衛生習慣不良，容易透過從業人員之手部，而二次污染到食品。

（二）案例討論與預防方法之建議

1.案例討論：民國九十四年六月十六日台灣土城市某食品有限公司，供應桶餐（學校午餐）發生食品中毒事件，經衛生局送檢四所學校及該食品公司留樣之食品檢體；另外再採集食品公司之環境用水、砧板及刀具等環境檢體，送請行政院衛生署藥物食品檢驗局進行檢驗結果，分別在學校留樣盒餐及盒餐工廠留樣餐盒中，由檢體通心麵檢出含有添加物「過氧化氫」殘留；另外送檢食品公司留樣食物檢體中，檢驗出含有仙人掌桿菌，與病原性大腸桿菌陽性反應；而自病患檢體中，有乙名學童肛門被檢驗出仙人掌桿菌陽性。

2.預防方法：

(1)飲用水及食品，應經適當加熱處理。

(2)使用安全水源，並定期實施水質檢查。

(3)被感染人員，勿從事接觸食品之調理工作。

(4)從業人員養成良好個人衛生習慣，特別是手部應經常保持清潔，並應於進入食品作業場所前、如廁後或手部受污染時，依規定步驟正確洗手或（及）消毒。當工作中發生有吐痰、擤鼻涕或有其他可能污染手部之行為後，應立即洗淨後再工作。

(5)食品器具及容器，應徹底消毒及清洗。

(6)肉類食品必須要煮熟。

二、仙人掌桿菌

仙人掌桿菌（Bcillus cereus）因菌體周圍佈滿短鞭毛，形狀有如仙人掌而得名。引發食物中毒的原因食品，大多與米飯或澱粉類製品有關，而濃湯、果醬、沙拉及乳肉製品亦經常傳出被污染。這些食物被仙人掌桿菌污染後，大多有腐敗變質的現象。但是除了米飯有時稍微發黏，口味不爽口之外，大多數食品的外觀都還正常。

（一）分布與污染途徑

仙人掌桿菌為有芽孢桿菌，最適合生長之溫度為30℃，但於10～45℃亦可繁殖，其芽孢呈卵圓形，可耐熱（於100℃下經一至七點五分鐘，僅可殺滅90%）。廣泛分布於自然界，其分布很廣，特別是土壤中，因此農產品，特別是帶有土壤之農產品，很容易檢出此菌，可由細菌本身或其產生之毒素致病；東方人由於以米飯為主食，常因穀類等農產品污染，而發生此菌所引起之食品中毒，一般污染的原因是食品遭受污染或煮熟食物在室溫下儲存超過一定期限（例如，大量煮熟米飯置室溫貯放）所致。主要中毒原因食品，為受污染之米飯等穀類食品、香腸、調味料、醬料、肉汁等肉類製品、蔬菜及布丁等。

本菌引起之食品中毒症狀可分爲嘔吐型及下痢型兩類。中毒症狀有：噁心、嘔吐、腹痛及腹瀉等。引起食品中毒之潛伏期爲：

1.嘔吐型：一～五小時。 中毒症狀與金黃色葡萄球菌類似。
2.下痢型：八～十六小時。中毒症狀與魏氏梭菌類似。

（二）案例討論與預防方法之建議

1.案例討論：

(1)台北縣貢寮鄉某餐廳，於民國九十年六月二十六日中午，供應某果菜市場會員旅遊宴席，其中有旅遊成員二人餐後因身體不適就醫診治，經宜蘭縣衛生局人員，採集病患肛門檢體，送請衛生署疾病管制局檢驗，檢出腸炎弧菌。台北縣政府衛生局，乃於同年六月二十八日派員至該餐廳採集刀具、砧板及器皿三種塗抹物，送經衛生署藥物食品檢驗局檢驗，結果砧板塗抹物檢出仙人掌桿菌陽性。

(2)民國八十九年七月六日日本厚生省宣布，日本西部有一萬一千三百七十六人，因爲喝了遭受金黃色葡萄球菌污染的奶粉，造成自一九七五年以來最嚴重的食品中毒案件，其中有一百六十五人須住院治療，大部分感染中毒的人，是免疫能力較差的老人或小孩。後來，該奶粉公司實驗室調查結果，在低脂及高鈣奶粉中，檢出有仙人掌桿菌毒素（嘔吐型及腸毒素）污染該產品而造成中毒。

2.預防方法：

(1)避免食物受到污染。

(2)食物烹調後儘速食用，避免長期保存，尤其不可長時間放置於室溫下貯存，食品如果不立即供食，應快速冷卻後冷藏，或以保溫60℃以上等方式保存，剩菜則需加熱至75℃以上。

三、產氣莢膜桿菌

（一）分布與污染途徑

產氣莢膜桿菌（Clostridium perfringens），也有人稱之爲魏氏梭菌（Clostridium welchii）。屬於有芽孢嫌氣菌。分爲：A～F型；其中A及F型屬於人類食品中毒菌。此菌能產生耐熱芽孢，雖經加熱也不易殺滅，值得注意的是，因爲普通烹調方式，並不能殺滅此菌，因此，如果食物遭到污染，又放置其適當生長之溫度時，將導致大量繁殖而使人罹病。此菌廣泛分布於在自然界，主要以腐生菌方式，廣存於土壤、塵埃、水、人體及動物腸道及下水道之中，也是人體體內之正常菌叢。在人體有20%存在口腔、腋下，主要是存在於腸道。由於屬於人類、家禽及家畜腸道常住之細菌，連土壤及海泥均有其分布，因此容易污染蔬菜、肉及魚貝類，而經由細菌本身大力繁殖而引起致病。

發生食物中毒的過程，是因受污染的生肉，經過烹煮，產生內孢子（即耐熱芽孢）；而在食品慢慢冷卻過程中，孢子因爲環境適合（提供水分、養分及適當溫度）而開始發芽，菌體生長，經人食用後，在人體的內臟發生產孢作用，釋放出腸毒素，而引發腹部絞痛、下痢、腸胃脹氣，少見發燒、發冷、頭痛及脫水，極少造成喪命。

一般產氣莢膜桿菌產生孢子時，會伴隨毒素的合成，尤其在培養基中，惟有在形成孢子時，才可能合成大量毒素，而不產孢子之營養細胞，卻只會產生少量的腸毒素。腸毒素作用，將導致液體堆積於細胞腔中，而過多液體堆積則造成下痢。

中毒原因食品有長時間慢煮，或慢慢冷卻的湯、魚貝類與肉類。其潛伏期約爲十二～七十二小時。中毒症狀主要是：下痢（帶血腹瀉）與腹痛，偶爾伴隨噁心、嘔吐與發燒。

（二）預防方法之建議

1.避免污染。

2.低溫儲藏。

3.小心控制肉類之冷卻及再加熱之溫度與時間。

第四節　黴菌性食品中毒

一九六〇年，英國農場有十萬隻火雞，由於不明原因死亡，特別稱其爲「Turkey X Disease」，後來追查發現，自巴西進口的花生（殼）餅飼料中，含有黃麴黴菌（學名Aspergillus flavus 通常簡寫爲A. flavus）；再經進一步分析，終於分離出致病的毒素，屬於黃麴黴菌的一群二級代謝物質，因此便命名爲 「黃麴毒素」。黃麴毒素之英文名稱爲Aflatoxins，便是取黃麴黴菌之A（Aspergillus）再加上fla（flavus）再加 toxin「毒素」而得。黃麴黴菌與黃麴毒素的研究，便從那時起，成爲全世界的重要課題。

會產生黃麴毒素（Aflatoxin）爲Asperigillus 菌屬，約有二十種左右，以Asperigillus flavus及Asperigillus paracitius最具代表性，毒素分爲：B_1、B_2、G_1、G_2、M_1、B_{29}、G_{29}等多種型式，影響其產生毒素之因素，計有：水份、溫度、空氣、pH值與儲存時之管理等。

現在一般常見的黃麴毒素有：B_1，B_2，G_1，G_2四種，如此命名是因爲，在螢光下面以色層圖析法（Chromatography）檢驗黃麴毒素時，可將毒素分離成藍色（Blue=B）與綠色（Green=G），其右下角的阿拉伯數字1與2，則是用來代表，它們在層析板上不同的移動速度，黃麴毒素B_2與G_2分別爲B_1與 G_1的衍生物，毒性較B_1與G_1小，水溶性與熔點則較高。這四種毒素對熱都相當穩定，即使經過炒、煮或烘焙等烹調過程，亦很難將之完全破壞。

另外，在一九六三年又有學者以含有黃麴毒素的飼料，飼養乳牛進行試驗，結果從這些乳牛所分泌的乳汁中，也分離出黃麴毒素，特稱爲M群黃麴毒素（M=milk牛奶）。由於養牛及以牛奶產業的國家很多，加上黃麴毒素毒性太強，此發現終於使得各國的衛生主管部門，都開始注意黃麴毒素，並如火如荼地展開對於黃麴毒素的毒性原理，與其在各種食品中的分布狀況，進行瞭解及防制之道的研究。

衛生署藥物食品檢驗局曾在各地傳統市場、超級市場或食品商行，共抽驗花生製品一百零八件，包括：花生糖（含花生酥、花生角）、花生醬、花生粉及粒狀花生，多數產品的黃麴毒素檢驗結果，均符合我國衛生標準限量15ppb的規定（ppb，μg /kg，亦即十億分之一），但仍有十二件花生糖（含花生酥、花生角）發現含有超量的黃麴毒素。經過深入追查後發現，雖然這些檢體來自不同縣市，但皆由越南進口，其中黃麴毒素最高者更達240.4ppb，比規定限量多出十六倍。

一、分布與污染途徑

黃麴毒素乃目前所知，毒性最強且又具高度穩定性的致癌物質，微溶於水、氯仿及酒精等極性溶劑中，而不溶於油脂等非極性溶劑。

在台灣黃麴毒素，廣泛存在於花生製品及黴米中。污染途徑爲黃麴毒素，存在於黴菌孢子或絲狀體內，也可能分泌至黴菌生長的基質之中，例如，黃豆與花生等，而當上述食品收成之後，如果儲存不當，溫度與濕度過高，而有利於黴菌生長時，將產生二級代謝物質——黃麴毒素。動物或人類攝取之後，將對其肝臟等器官，產生嚴重之傷害。其中毒原因食品有：黃豆、蕃薯、大麥、玉米、稻米、花生等。

根據研究顯示，黃麴毒素是黃麴黴菌所產生的二級代謝產物，經常污染花生、棉子、玉米、米、麥及堅果類等作物。台灣濕熱的氣候，剛好適合這種黴菌的生長條件（在攝氏24℃～28℃、水活性達0.93～0.98時），黃麴黴菌大量孳生時，就會產生黃麴毒素。由於黃麴毒素具有耐高溫的特性，即使以高溫烹煮，仍然無法去除。

黃麴毒素主要有B_1、B_2、G_1與G_2等4四種，代謝後會產生黃麴毒素M_1與M^2，此六種黃麴毒素中，以黃麴毒素B_1的毒性最大。黃麴毒素不但具肝毒性也是種致癌物質，大劑量食入會引起肝毒性發炎、肝出血及肝細胞壞死；長期低劑量食用，則易導致肝細胞突變，造成肝癌的發生，尤其會使B型、C型肝炎患者及帶原者罹癌的風險增高。此外長久飲酒的人，也都是黃麴毒素誘發肝癌的高危險群。

其毒性很強，對體重五十公克一日大的小鴨，黃麴毒素的口服「半數致死量」（也就是使受試動物之半數死亡的最低劑量）分別是B_1：18.2微克（一微克等於百萬分之一公克，18.2微克即0.0000182克，也就是說小鴨平均攝取0.0000182克黃麴毒素時，會導致其中半數鴨子全部死亡）；G_1：39.2微克；B_2：84.8微克；G_2：172.5微克。而新生老鼠的黃麴毒素B_1口服半數致死量爲9.5毫克／每公斤體重（一毫克等於千分之一公克）。鱒魚與鴨子對於黃麴毒素最爲敏感。現在一般相信，黃麴毒素之所以具有如此世所罕匹的毒性與致癌能力，可能是肇因於，其在細胞進行新合成「核酸」（Nucleic acid，基本生命物質）過程時，它們能與此一製程中的某些酵素結合，或直接與去氧核糖核酸分子結合，而抑制或誤導核酸的合成，造成細胞失去正常的基本生命物質，而導致死亡或致癌。

並非一旦遭受黃麴黴菌污染，就必定含有黃麴毒素。但爲了安全起見，由於毒性太過強烈，原料一旦發現受黃麴黴菌污染，一般均建議予以剔除，以策安全。

台灣地處熱帶與亞熱帶，屬海島型的氣候，常年高溫多濕，極利於黴菌的繁衍，因此當農作物的貯存環境不良時，常會有發霉的現象；其中，以花生、玉米、米、高粱、豆類、麥類、胡椒等農作物最易爲黃麴黴菌所污染；當環境溫度在攝氏25℃～30℃時，黃麴黴菌會大量孳生，並產生黃麴毒素。

一般應注意選購食材時，應多審愼挑選，觀察其外觀是否長黴，選取新鮮、包裝完整、標示清楚的產品，同時，應將食材貯放於乾燥、陰涼通風處，並於有效期限內食用完畢。由於家禽食用的飼料，若未能保存於良好環境下時，也極易受黃麴毒素的污染，因此，動物內臟不宜多吃，尤其是肝臟的部分。假如發現所存放的食品已發霉了，應立即丟棄，切勿食用，以避免遭受黃麴毒素的毒害。

美國「花生管理委員會」（PAC，由種植花生之農民及脫殼業者代表所組成）的措施：規定所有脫殼業者所採購的花生莢，必須由聯邦的州檢驗中心檢驗分級。分級時，先自裝載車輛的不同部位取出一千八百公克的檢體，再自其中取五百公克由完整花生莢脫殼所得的花生仁，檢查其外部是否長黴或變色，然後將生的二片子葉，扯開以檢查內部。可疑的花生，均用立體顯微鏡，放大二十或四十倍，檢查是否有黴菌生長，並由黴菌的色澤，與某些黴形特徵鑑定是否為黃麴黴菌。如經證實為黃麴黴菌，則該批花生仁便須判定為三級品，不能做為各種花生製品，例如，花生醬、炒焙花生及花生糖等的原料，只能供為壓榨油使用（因為粗油經過精製過程後，可以除去黃麴毒素），而其花生粕亦不得供做食品或飼料，或經安全解毒作業後，才可以供做飼料。

二、預防方法

1.注意通風，使黴菌無法增殖。
2.收成後將水份迅速降低並保持乾燥。
3.避免農產品受損。
4.利用輻射線照射。

主要是預防黴菌生長，尤其是作物採收後，必須快速去除水份，保存穀物時，理論上需要將其相對濕度降至60%以下。

由於黃麴毒素，對熱相當穩定，即使經炒、煮或烘焙都難以破壞，且致癌性又強，因此民眾在家裏，一但發現食品長黴建議立即丟棄，千萬不要捨不得或心存僥倖冒險。尤其年節時候，民眾家中採購大量年糕與發糕等，很容易因爲放置時間一久而發霉，過去常見主婦們因爲節儉，用水將黴洗去，或用刀子切除表面後，就再處理上桌供全家吃，這樣並不能破壞黃麴毒素，而且具有很大的危險性（很可能國人肝癌罹患率這麼高，說不定與此有很大關連性）！因此各種食品，只要長黴，建議最好立即全數丟棄，聰明一點的作法，是一開始就不要買太多。

世界衛生組織所屬的國際癌症研究中心，在一九八七年確認黃麴毒素爲一級致癌物。因此針對落後地區（例如，越南）輸入的花生及其製品，應小心選購，以保障自身的健康。

另外，奉勸國內愛吃花生的朋友們，在無法確定採購的花生仁是安全的前提下，最好改爲購買帶殼花生，或是買新鮮花生莢，回去自己炒。但是要注意一點，如果有破損的花生莢千萬要丟掉，千萬不要爲了節省一粒花生仁，而吃進了黃麴毒素，所謂一粒屎會壞了一鍋粥；由於黃麴毒素毒性實在太可怕，小心一點，對於身體健康與安全總是值得的。

重點摘要

一、導致細菌性食品中毒原因：

1.環境污染：食品中毒的微生物，有些是天然存在於環境中，例如，肉毒桿菌、仙人掌桿菌等。但是更多的是從人類腸道感染大量繁殖後，因爲處理不當，排放到環境裡去，例如，大腸桿菌及肝炎病毒等。而環境的污染，特別是人畜的污染，更是食品中毒菌的大好溫床。

2.食品調理與保存失當：無論是人爲或環境的污染，在新鮮食品中的致病菌大多數量不是很高，因此，假如在保存與調理時，注意到微生物生長時，就不容易發生中毒。致病性的微生物，無論在食品中產毒，或進到身體中感染，都是需要若干劑量（菌數，各種的致病菌的致病數目不一樣）的，在調理與保存時不讓微生物有生長的機會便可防止。

3.個人衛生不良：食品中毒之途徑，基本上是糞便至嘴巴的循環，個人良好的衛生，會減少個人的中毒機會，也減少給他人帶來致病的可能：

(1)注意本身帶原的問題（傷寒瑪莉）。

(2)避免傷口對食品的污染。

(3)常清洗消毒雙手避免糞便與環境菌的污染。

(4)注意食物的選擇。

4.貯存方式不當與其他：

(1)冷藏或保溫的溫度不足或貯存太久。

(2)未充分煮熟。

(3)生、熱食交互感染。

(4)刀具、砧板及使用器具不潔。

(5)食用已被污染的食物。

(6)使用添加物不當。

二、預防食品中毒四大原則：

1.清潔：原料、器具、人員只要保持清潔，那麼就不會發生食品中毒事件。

2.迅速：時間是關鍵，只要不讓細菌或病原性增殖產毒，即使污染也不會對人體產生危害。

3.加熱或冷藏：避開細菌或病原性中毒菌之增殖溫度。

4.避免疏忽：只要凡事按照標準步驟操作，不要心存僥倖。

問題與討論

一、請敘述金黃色葡萄球菌與腸炎弧菌兩種細菌之差異性、中毒原因及中毒症狀，應如何防範？

二、請就細菌性與黴菌性食品中毒加以分別與說明。

三、金黃色葡萄球菌食品中毒主要症狀、致病因子及其預防方法爲何？

四、舉出三種肉毒桿菌致病型？致病原因爲何？

五、如何處理遭受黴菌污染之農產品？

參考書目

王憶鎧（2005）。截切蔬果微生物安全性及清洗技術。食品工業。37(4)，16。

Philip. A. Myers（2005）。病原菌快速檢測方法及其在HACCP之應用。食品工業。37(1)，45-49。

劉祖君（2005）。環境遺傳資源中天然化合物開發之相關研究。食品工業。37(7)，35-39

黃錦城（2004）。食品微生物之控制。食品工業。36(4)，1-4。

德育食品科教師與匯華編輯部（2000）。營養師試題全輯。台北：匯華。

邱健人（2000）。食品品質衛生安全管理學。台北：藝軒。

陳豐村（1982）。食品微生物。台北：合記。

王進琦（1998）。食品微生物。台北：藝軒。

王有忠（1987）。食品安全。台北：華香園。

林耕年（1993）。食品微生物學。台南：復文。

疾病管制局（2001）。可能的生物戰劑處理綱要。

行政院衛生署食品資訊網。http://food.doh.gov.tw

鄭啓清（2004）。營養與免疫。台北：藝軒。

食品中毒：病原性與細菌以外之食品中毒

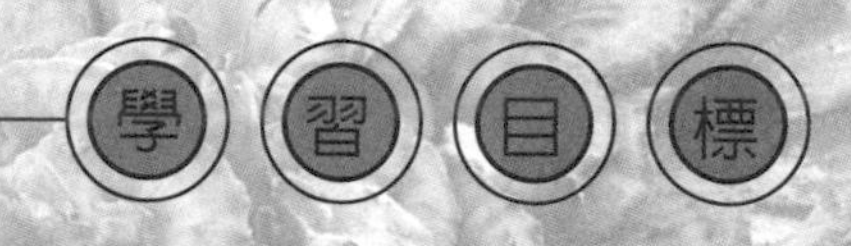

1. 認識導致食品中毒之原因（細菌性除外）
2. 學習如何避免非病原性與細菌性食品中毒

第五章

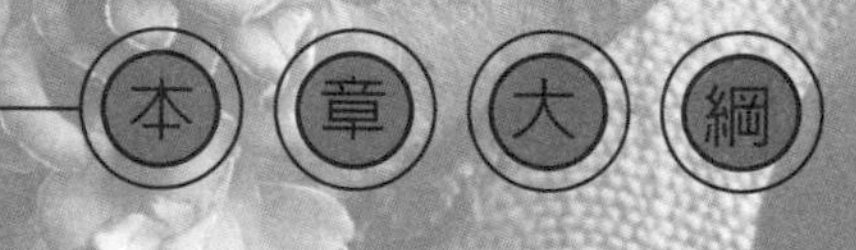

第一節　天然毒素

第二節　化學毒素與其他

第三節　預防食品中毒之防範措施

第四節　食物中毒案件處理要點

前言

「不乾不淨，吃了沒病」是早期民眾因為物質缺乏，為了節省食物，對於已經變質的食物，捨不得丟棄，而自我安慰之言詞。然而，近年以來，國人對於飲食之要求，除了吃得營養健康之外，部分甚至已經提昇到要求「吃得補」的階段，尤其是消費者對於醫食同源、預防重於治療的觀念逐漸重視，使得藥膳與自然健康食品受到重視！由市售營業額逐漸增加可以獲得證明。但是坊間仍然存在著許多道聽塗說，錯誤的飲食觀念，而這些觀念，卻往往也是造成食品中毒的原因！國內就曾經發生，著名醬油公司董事長及其家人，因誤信偏方，為求得身體健康而生吃蝸牛，結果導致家族中九人感染廣東住血線蟲，引發嗜酸性腦膜炎疾病，後來不幸有二人死亡。

依據中醫理論，人體的體質與所生的病，主要可區分成：寒性體質、熱性體質與實性體質，其中寒性體質者，依據陰陽調合之理論，適合採用溫熱性食品互補（例如，五穀雜糧類的糯米、高粱、紅豆、炒花生；蔬菜之韭菜、香菜、蔥、薑、蒜與辣椒；水果之木瓜、龍眼、荔枝、榴槤、山楂、石榴、桃、杏與櫻桃；及羊肉、蝦、鱔魚、鰱魚、鱸魚、醋、酒、栗子、核桃、飴糖、咖啡、巧克力、花生由與麻油等）。熱性與實性體質者，則適合食用寒涼性食品（例如，五穀雜糧類的大麥、蕎麥、小麥、小米、薏仁、綠豆；蔬菜之海帶、紫菜、荸薺、油菜、波菜、芹菜、大白菜、金針、香菇、苦瓜、筊白筍、竹筍、番茄、茄子、白蘿蔔、蓮藕、菱角與萵苣；水果之西瓜、香瓜、香蕉、柿子、檸檬、椰子與梨；及鴨肉、蛤蚌、蜆仔、田螺、螃蟹、豆豉、豆腐、綠茶與紅茶等)。即寒性體質用熱性食物以熱之，熱性體質，用寒性食物以寒之，以達到中和的養生之道。

也就是說，藥膳食補是有其規定的，寒性體質如果再攝取過多寒涼性食品時，將預期因為不對症，而引發腹瀉等症狀；除此之外，所謂之藥膳，仍需考量食物之四性（寒、涼、溫、熱）及五味（辛、酸、甘、苦、鹹；辛散、酸收、甘緩、苦堅、鹹軟；即辛味提昇大腸功用、酸味活絡膽的功能、甘味促進胃的功能、苦味加強小腸功能、鹹味促進膀胱的功能)。有報告指出豬肉應避免與百合；蔥應避免與蜜配在一起；不過，如果是依照衛生署均衡飲食的觀念，食物只要不偏食，採取多樣化選擇與攝取即可；雖然食物搭配之禁忌缺乏實驗證明，但是一般對於生病患者，還是建議能避免則避免，以免增加身體負擔。

曾有報導，現代人有人為了愛美，而吃少量「砒霜」以求美白，有時劑量控制不好攝取過多，就會發生中毒！在日本有人吃海產，吃到罹患原因不明的腦部症狀疾病，最後發現是，魚貝類遭到化學工廠廢水污染，含有甲基汞所導致。以前的「不乾不淨，吃了沒病」這句話，現代的解釋則是「不乾不淨，吃了保證生病」。

日本研究發現，味噌含有的脂肪酸能抑制癌細胞增殖，效果高達93%。這是日本頭一遭，以科學方法，證實味噌有抑制癌症功能。主要是味噌含有的亞麻酸（Linolenic acid）等脂肪酸，具有抗氧化作用，另加上從大豆抽取的卵磷脂（Lecithin），對抗人體的胃癌與肺癌細胞，結果發現抑制胃癌細胞的效果達72%，抑制肺癌細胞則達93%。此外，日本厚生省的研究報告指出：「每日喝三杯味噌湯者，與每日喝一杯者相較，其罹患乳癌的機率下降42%；另外，幾乎每天都會吃大豆、豆腐、油豆腐或納豆的人，與很少吃該類食品的人互相比較，前者乳癌的罹患率也下降了19%。」（資料來源：2003年5月29日日本經濟新聞及2003年7月15日Yomiuri On-Line／醫療新聞）

除了藥膳食補之外，當攝取自然界中糙米等全穀類時，由於其營養與機能性成份中含有：（1）膳食纖維；（2）果寡糖；（3）植物固醇及其衍生物；（4）肌醇及其衍生物；（5）豐富的維生素與礦物質，因此，多加攝取將有益身體健康與免疫力之提昇，對於增強免疫力與預防食品中毒，或許是預防食品中毒之另外一種選擇。

第一節　天然毒素

許多人在下雨過後，到野外時，發現許多菇類，誤以爲是經常食用的市售洋菇，摘回家食用之後中毒送醫，輕者瞳孔縮小、血壓下降或視力模糊；重者危及生命。另者，有人到郊外野餐忘記帶筷子，四周觀看，發現莢竹桃的樹枝細細長長，很適合拿來當筷子，結果使用後吃飯吃到一半，就開始發生嘔吐、暈眩、昏睡、腹瀉及抽筋等症狀，而再也吃不下去。

許多人喜歡吃芋頭，到郊外踏青時，誤將姑婆芋當做是芋頭，還心想運氣眞好，鄉下人怎麼都不喜歡吃芋頭，結果採收食用後，發生說話不清、吞嚥困難及腹痛等症狀，這才發現，鄉下人不是不喜歡吃芋頭，而是姑婆芋根本不是芋頭；每年總是會發生這種事好幾回，要避免這類狀況，跟避免被詐騙一樣，不要貪心是最高指導原則；因爲天下沒有白吃的午餐，被騙事小，食品中毒有時會鬧出人命才是大。

一、植物性天然毒素食品中毒

(一) 菇類毒素

台灣野外毒菇種類繁多，一般中毒常見的是腸胃炎型（最常見）、神經致幻型、肝損害型、與溶血型，症狀有：噁心、嘔吐、腹瀉及嚴重腹痛等情形。嚴重的毒菇類中毒，常會導致肝腎衰竭，病患常須換肝或腎臟移植才能存活。

1.含Amatoxin：存在於死亡菇與摧魂天使等菇類，佔致死個案95%，屬於對肝腎具毒性之毒素。

2.含Gyromitrin：存在於Gyromitra esculenta。

3.含Orelline：結構類似農藥，可造成腎衰竭。

4.含Muscarine：在絲蓋菇屬和杯傘屬含量高。

5.含Coprine：以墨色帽為主，喝酒時會惡化中毒症狀。

6.含Ibotenic acid：毒性類似殺蟲劑。

7.含Psilocybin與Psilocin：以裸蓋菇屬為主。

（二）姑婆芋中毒

姑婆芋（圖5-1）中毒，主要是民眾將姑婆芋，當成芋頭食用所造成，一般認為與姑婆芋中之草酸鈣有關。其中毒症狀以喉嚨疼痛

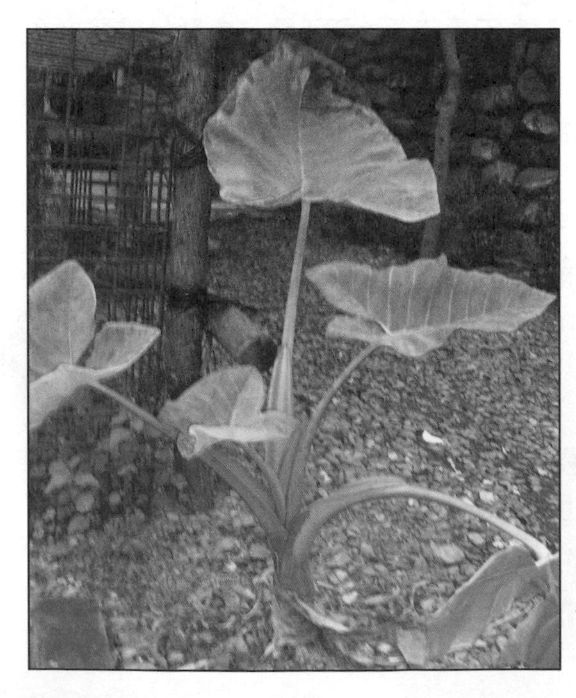

圖5-1
姑婆芋（拍攝：李義川）

最多，口腔麻木其次，有些人會伴隨著流涎、說話不清、吞嚥困難及腹痛等症狀，大量食用時，可能會造成抽筋及腎衰竭。

姑婆芋在三十年前沒有塑膠袋的年代，它的葉子是當時最佳的包裝材料，常常被賣魚或賣肉的，拿來包裹魚肉，不過由於姑婆芋的汁液與塊莖（即長的很像芋頭的部分）具有毒性，千萬不能碰觸誤食。由於其塊莖長的很像芋頭（請參考圖5-1），又廣泛存在於野外區域，特別是山上，所以爬山時，看到姑婆芋絕對不要以爲那裏的人不識貨，有芋頭這麼好吃的東西竟然不吃，請注意上述描述的中毒症狀，不吃白不吃，筆者保證您吃了以後絕對變「白癡」（因爲錯把姑婆芋當成芋頭還認爲人家笨）！

另一則日本的案例，日本厚生省曾要求日本麒麟公司，全面自主性的回收，該公司出售的四種巴西磨菇製造的食品，經衛生署查證證實國內並未進口該項產品，不過市售巴西磨菇產品種類十分眾多。近年來健康食品風行，研究報告顯示：巴西蘑菇，因爲富含可提昇免疫力的多醣體，而竄紅於保健食品市場。

日本人將其稱爲「姬松茸」，味道鮮美，亦可入菜煮湯。據國內菇農表示，國內種植之巴西蘑菇除供鮮食外，亦有烘乾供保健食品業者加工爲膠囊販賣。日本厚生省是鑒於巴西蘑菇相關製品，廣泛地流通於日本市面，且由學術雜誌獲知該類製品，有引發肝功能障礙的疑慮，故委託日本國立醫藥品食品衛生研究所對於銷售量多，而製造方式不同的三家日本廠商產品，進行毒性試驗。結果在對老鼠進行的毒性試驗結果發現，老鼠吃下五～十倍正常劑量的待測產品後，僅「麒麟細胞壁破碎巴西蘑菇顆粒（Kirin Well-Foods販售）」，具有誘發致癌之促進作用。雖然不表示其對人體也會立即產生相同的反應，但爲愼重起見，仍決定請業者全面自主性的回收，其出售的四種含巴西蘑菇的食品。而另二家產品將待評估完成後，再行公布結果。

台灣國內追查結果，得知台灣麒麟製酒公司係日本麒麟公司之國內總代理，而該公司並未進口該項問題產品，且國內其他廠商亦未進口；但是如爲親友餽贈、透過網路、郵購或自行前往日本購買該等產品，則衛生署呼籲民眾暫時停止食用。目前正食用巴西蘑菇相關產品者，也建議不要過量攝取。

(三) 發芽馬鈴薯

馬鈴薯發芽的成份爲茄靈（Solanine），屬茄屬生物鹼（Solanum Alkaloid）。帶有苦味。一般中毒的症狀以心、肺、肝功能障礙及神經失調爲主，症狀輕者像感冒，重者會有神經麻痺及呼吸困難的症狀，主要中毒機制是茄靈會干擾人體內乙醯膽鹼的神經傳導功能。馬鈴薯的皮，一般茄靈含量約爲10毫克／100公克，發芽的芽眼處，卻可高達10倍，即100毫克／100公克，而人類中毒的量爲20毫克／100公克。由於茄靈耐熱，即使加熱也不容易去除。所以預防方法是去皮，挖除芽眼，但如果儲存過久發芽，最好還是丟棄，以減少中毒機會。

(四) 夾竹桃

夾竹桃（圖5-2）屬於木本的觀賞植物，一般做爲庭園美化、綠籬、防風及都市、工業區綠化之用。但是兒童出入場所及水源地則不宜種植，以免發生中毒。其莖與皮之纖維可供做紡織用途。種子則可用來提取潤滑油。

想要栽培夾竹桃，只要剪下一小段進行扦插即可，除了低溫時

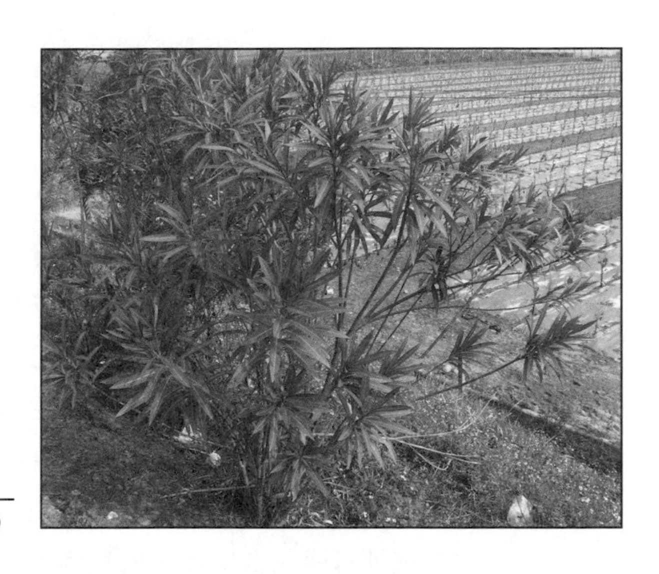

圖5-2
夾竹桃（拍攝：李義川）

期扦插不易存活外，全年都可行扦插，而且存活率非常高。一般插植存活之後，次年就可以開花。修剪時因其汁液有毒，應特別注意提防。

夾竹桃因含有配醣體，誤食時會導致嘔吐、暈眩、昏睡、心跳不規則腹瀉、抽筋、嘴角麻木及視力障礙等症狀。由於夾竹桃之根、莖、葉及花皆含有毒素，誤食一片夾竹桃的葉子即可致死，所以曾經有死亡之報告。過去曾有學生在郊外野餐，找不到筷子，又不瞭解夾竹桃毒性，就折下夾竹桃之細莖當作筷子使用，結果折下以後，有毒汁液慢慢滲出，而發生中毒。夾竹桃又有別名叫做啞巴花，大概是指吃了以後，可能就變成啞巴，也代表其毒性不小。

台灣過去三十年以前很普遍，種植數量很多，但是後來或許是因爲有毒，所以雖然開花漂亮，現在已經不容易看到。

二、動物性天然毒素食品中毒

(一) 貝類

1.麻痺性貝毒，原始之來源，可能為藍綠藻、紅藻或有毒渦鞭毛藻，例如，微小亞歷山大藻等，而藻類是海洋生物，初級生產者的食物來源，濾食性貝類（例如，西施舌貝、牡蠣、文蛤、海瓜子及淡菜等）都以藻類為主食，而因為濾食性貝類，在攝食毒藻之後，其毒素並不會排出，卻蓄積在體內，結果經由食物鏈作用，毒素被逐漸濃縮蓄積在魚貝體內，而當魚貝類被捕獲經人食用後，依每個人體質對此毒素之耐受性不同，不能耐受的人即會發病。

◎案例：民國七十五年，高屏地區養殖之西施舌貝（圖5-3），由於含有蓄積痲痺性貝毒，導致高屏地區計有二十餘人，在東港地區，吃完西施舌等海鮮後發生中毒，其中有二人暴斃；後來學術單位追查，造成毒素之主要來源時發現，中毒者食用的西施舌中，含有毒渦鞭毛藻分泌的毒素；再追查附近的其他魚塭時，發現有毒渦鞭毛藻形成的赤潮，存在附近水域中。而造成發生赤潮的主要原因，發現是東港溪太過肥美，助長水中生物的大量繁殖；而東港溪的肥美之原因，據說是來自於上游的七十多萬頭豬隻，及六十多萬隻養在河床上的鴨。

在自然的環境之中，西施舌貝食用有毒之浮游生物或微生物，雖然浮游生物或微生物之毒性很微少，但是因為蓄積性作用，會逐漸累積，而導致具有蓄積痲痺性貝毒。其實

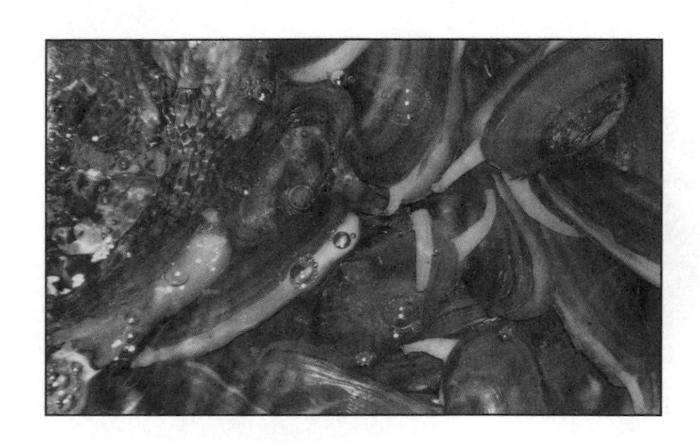

圖5-3 西施舌（拍攝：李義川）

大多數淡、海產貝類，均有可能蓄積痲痺性貝毒，特別是存在貝類的中腸腺等器官。而相同的狀況，民國八十二年二月，在嘉義地區又發生一次。痲痺性貝毒的毒性及症狀與河魨毒很相似，毒性甚至於比化學物質氰化鈉毒性還強很多。症狀包括：噁心、嘔吐、唇舌麻木感、肢端麻木，及漸進性麻痺、頭痛、眩暈、運動失調、身體漂浮感、吞嚥困難、言語困難及暫時性失明等症狀，但與河豚中毒不同的是，痲痺性貝類中毒不會有低血壓。嚴重者可能會因呼吸困難或呼吸衰竭而致死（圖5-3）。

（二）毒魚

1.河魨：河魨（圖5-4）的卵、卵巢和肝臟中含有劇毒。如果處理不慎，污染魚肉，則攝取具有損害神經的劇毒，只要少量即足以致死。症狀有：四肢、口唇、舌端知覺麻痺、說話吞嚥及呼吸困難，最後多半因為呼吸停止而死。

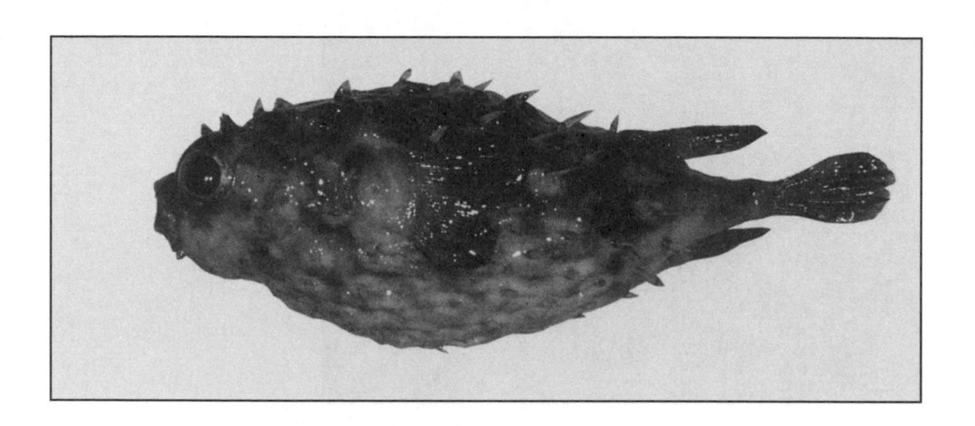

圖5-4　河魨

在日本每年都會發生河魨毒中毒事件，主因日本人喜歡食用河魨，而中毒都半發生在民眾自己家裏，因未能妥適處理河魨內臟器官而造成中毒。

而與日本不同，在台灣河魨中毒原因，卻是與香魚片有關。所謂的香魚片是商品名，並不是用香魚做的，而是以魚肉做原料，再經烘烤（或乾燥）、壓扁的乾燥魚製品。早期香魚片原料，都是使用安康魚和剝皮魚，但後來基於成本考量，改採低價河魨做爲原料。河魨因爲含有毒性，過去一直都被禁止販售。後來政府放寬河魨禁令，可用無毒的克氏兔頭魨（俗稱黑鯖河魨，其實其腸道和肝臟仍有微毒）做爲香魚片的原料。但是由於黑鯖河魨數量，不足以供應市場需求，有些業者就將其他河魨拿來做原料，而這些其他河魨的魚肉，則往往是有毒的。當業者對河魨魚種辨識能力不足，再加上對於河魨臟器處理，技術不夠周延時，就會造成許多因爲食用香魚片，引起河魨中毒的事件發生。

◎案例：民國八十九年元旦，家住彰化縣線西鄉的鄉民，在近海捕獲了好幾尾彰化沿海特多的河魨，與往常一樣，他把河魨宰殺處理乾淨後烹食，吃的時後覺得肉質十分鮮美，也沒什麼異狀，隔天將剩餘河魨肉，分送給鄰居享用，結果卻有五個人吃了沒多久，就出現嘴角發麻，吞嚥困難，呼吸不順和意識不清等症狀，經送醫後被診斷為河魨中毒，急救之後其中四人無大礙，但是有一人，卻因食用較多量的河魨內臟，到院時已無法自行呼吸，血壓微弱，瞳孔放大，醫師並發出病危通知，而在經過深度昏迷三十六小時之後，竟然奇蹟似地甦醒存活過來，視力及血壓也恢復正常，並可自行呼吸。

2.熱帶魚：珊瑚礁魚毒或熱帶魚毒為常見熱帶魚類，但毒魚也可能存於某些非熱帶魚類。症狀為產生腸胃症狀，其後產生嘔吐、腹瀉、肌肉酸痛、嘴麻、手麻或冷熱感覺異常，其中某些症狀可能持續達數月或數年之久。

◎案例：屏東縣新埤鄉鄉民潘姓等四家，於民國八十九年八月七日下午分別購買，已經清洗、去掉魚肚內臟及魚鱗並切片（段）之梭魚，有二家於民國八十九年八月七日當晚即煮食該魚，一家於民國八十九年八月八日中午煮食（二人中毒）、另外一家則在民國八十九年八月十二日中午煮食，食用後四家共九人產生頭昏、四肢、顏面及嘴麻痺等神經中毒現象，分別送醫住院治療。屏東縣衛生局經調查後，判斷係熱帶海魚毒所引起，乃將可能造成食物中毒之梭魚四件，及其他魚類三件共七件檢體，送請衛生署藥物食品檢驗局檢驗。檢驗結果，四件梭魚檢體中，均被檢出含有「熱帶珊瑚礁魚毒」。

第二節 化學毒素與其他

有人到野外採集野菜食用後，結果半夜被緊急送到醫院並且住進加護病房，因爲發生農藥中毒。俗語說得好：「路邊的野花不要採」！而路邊的野菜，除非是你自己種的，或清楚瞭解其生長過程，否則建議絕不要亂碰，因爲農藥中毒，可不是鬧著玩的！

網路上有一則消息：在中國大陸有一位果農，買了種子回去播種，到了收成時，發現果樹都沒有結果，因爲他買到了假的種子。果農由於心血付諸流水十分難過傷心，於是買了農藥飲下自殺，家人發現緊急就醫後，結果果農平安無事，因爲果農買到假的農藥。全家爲了慶祝果農喜獲重生，買了好酒慶祝，結果全家都死了，因爲他們買到的酒也是假的（假酒內含甲醇會致命）。

有害性重金屬，都半發生在海洋魚類，過去是污染近海魚類，但近期因爲工廠與環境之污染嚴重，海洋污染日益嚴重，深海大型魚類重金屬污染的問題，也逐漸浮出檯面，特別是脂肪含量高的魚種，過去營養學者專家，經常鼓勵食用魚類，現在則是持保留態度，甚至於保守人士建議，一週最好不要超過一次，以免因爲重金屬積蓄而危及健康。

一、有害性重金屬

(一) 汞

日本於一九五八及一九六五年，分別在水俣灣及新瀉縣阿賀野河流域曾發生過汞污染，經由海底微生物代謝成甲基汞，當地居民由於長期食用含有甲基汞的魚貝類，致使腦神經受損，稱爲水俣症。當初以爲是中樞神經系統方面疾病，但由於後來人數持續增加，至一九七五年三月確認，患者計有四百三十四人，其中有十八人不幸死亡，經過持續的調查才發現，原來是民眾攝食，遭到附近區域之化學工廠廢水污染的魚貝類，而其中含有甲基汞所導致。中毒症狀主要是：視覺狹窄、運動失去調節（包括：語言障礙、步行障礙等）、聽覺困難或知覺障礙等。甲基汞可經由人體腸胃吸收，當在人體內蓄積至一定程度時（高於50ppm），就可能產生神經方面的問題，例如，小腦失調、視野障礙、運動失調及喪失聽力等，造成可能無法回復的傷害。

媒體曾報導國人頭髮中汞平均含量，爲每公斤2.4毫克（2.4 ppm），吃越多大型魚者的含汞量值，高於不吃魚者。而引發吃魚到底好不好的討論。汞又稱水銀，自然界中存在的汞，依其型態可分爲金屬汞、無機汞及有機汞等三類；金屬汞用於溫度計及血壓計，而日光燈及水銀燈中，也塡充汞化合物來增加亮度；補牙所用的補粉及中藥用來安神鎭靜的硃砂，則是無機汞；經由飲食吸收的主要是有機汞，特別是甲基汞。有機汞的毒性最大，而金屬汞與無機汞，則都可被微生物作用轉變成有機汞。

國人體內累積的汞，主要因素來自於食物。甲基汞會隨著生物鏈及食物鏈，而累積在人體中，大型「掠食性」海魚類，例如，旗魚、鮪魚、鯊魚及鮭魚等，因爲食物鏈的關係，會吃下過多的小魚，因此魚體內，會囤積較高濃度的有機汞，尤其是內臟。導致經常食用大型海魚的人，體內汞含量相對也會偏高。

魚是營養價值高的食物，可提供高品質蛋白質，且富含重要的維生素和礦物質，例如，維生素D、碘和ω-3脂肪酸，有助於維護心血管系統的健康。因此，是否要因重金屬問題而不吃魚，是營養與安全之相對問題，雖然保守人士建議少吃，不過基本上除非是懷孕婦女外（少量重金屬對於胎兒，極可能產生危害），只要勿攝取過量的大型海魚，尤其是其內臟，就不用擔心，會增加體內的汞含量。

（二）鎘

一九五〇年於日本本州發生的鎘中毒「痛痛病」，起因於礦山採礦及堆置的礦渣，排出含鎘的廢水，長期流入周圍環境，造成水田土壤及河川底泥鎘的沉澱堆積，居民由於長期食用受污染的水、食米及魚貝類，產生骨質軟化及產生蛋白尿症，引起全身多處骨折疼痛不已，最後死亡。因爲疼痛而每天哀號呻吟，特別稱其爲「痛痛病」，調查結果，患者計有二百二十七人，後來其中一半不幸死亡，調查發現，原來民眾攝食，遭到附近礦山廢水污染的稻米及魚貝類，而其中含有重金屬鎘所導致。

當人體長期微量攝取鎘時，將因爲損傷泌尿系統，妨害鈣質之吸收，造成鈣質因爲缺乏，自骨骼中析出，而引起骨質疏鬆等症狀，在經過十～三十年以後，因全身骨折，造成身體激烈疼痛而死。

美國嬰兒食品嘉寶公司所生產的胡蘿蔔泥罐頭，在以色列曾被檢出含鎘金屬，經以色列衛生部要求回收，因而引起國內消費者的疑慮。如果大家不健忘的話，台灣地區也曾因工廠排放金屬污水，發生過鎘米事件。

鎘容易被農作物吸收，其中以米的吸收較多，蔬果類次之。鎘是地球表面中自然存在的一種重金屬元素，在工業上的用途，主要是用來製造鎳鎘電池和染料，並可作爲電鍍金屬和塑膠製造的穩定劑等。鎘能藉由燃燒家庭廢棄物和煤、採礦，以及冶煉過程，而進入空氣中，也會因排放家庭或工業廢水時進入水裡。施用肥料及有害物棄置場所之溢出或滲出，也會導致土壤或水的鎘污染。台灣曾發生鎘米事件，乃是塑膠穩定劑工廠，排放廢水至灌溉渠道污染農田所致。鎘在環境中不會分解，因此，會停留很長的時間，經動、植物吸收後，轉移至生物體內。鎘可經由食物、水或者吸入的微粒而進入人體，值得注意的是，菸品也是非特定職場工作人員的鎘暴露來源。吸收後的鎘會停留在肝和腎，並慢慢從尿液和糞便排出體外，在人體內的半衰期爲三十年。

人吃到含高劑量鎘的食物或飲水時，會嚴重刺激胃，引起嘔吐和腹瀉。長期吃入低劑量的鎘，會在腎臟中累積，使近端腎小管損傷，妨礙鈣的再吸收，導致骨中鈣質流失，因此，骨骼變脆及容易斷裂。依據國際癌症研究署研究報告，已於二〇〇〇年將鎘列屬爲人類致癌物質。至目前爲止，由於鎘中毒沒有解毒劑，因此，需要嚴禁鎘中毒事件發生。

(三) 砷

一九五五年，在日本西部一帶，發現日本各地有許多民眾，出現食慾不振、貧血、皮膚發疹、色素沉澱、下痢、嘔吐、發燒、腹部疼痛或肝臟肥大等病症，調查結果，岡山縣計有三人，因爲毒性病變而不幸死亡，解剖結果確定是砷中毒所導致，後來發現，係攝食森永MF印德島產製的奶粉，其中添加之Na_2HPO_3、$5H_2O$中，含有重金屬砷所致；至一九五六年六月累計有一萬二千一百三十一人中毒，其中一百三十人死亡。

砷即國人熟知的「砒霜」，本身無毒，但是其化合物AsO_4^{+3}、AsO_3^{+3}有劇毒，因爲常常使用於農藥及殺菌劑之中，因此民眾會間接攝取遭到污染的食品而中毒。

另外，自古以來，流行「一白遮百醜」，傳聞有些婦女爲了美白，不惜甘冒中毒的危險，每日攝取少量的砒霜以求美白，而當控制不當，身體積蓄一定量時，即會發生不幸的中毒後果。

（四）鉛

塗料、農藥與汽油均含有鉛，過量將導致神經麻痺、便秘與血壓上升等症狀。食品中的鉛主要來自於土壤、食品輸送管道與包裝材料等。食品容器中，陶磁器，琺瑯製品因使用著色的金屬染料，都半含有鉛與鎘，而容易產生衛生安全問題，通常可能溶出鉛與鎘的，多半屬於紅、黃、綠色的彩色製品，而其溶出量，則隨浸漬時間而增多。

二、有害性化學物質

（一）多氯聯苯

一九七九年，彰化油脂工廠，在米糠油加工除色、除臭的過程中，因爲使用多氯聯苯（PCBs）做爲熱媒，而其加熱管線，因持續之熱脹冷縮而產生裂縫孔隙，導致多氯聯苯從管線中滲漏出來，而污染到米糠油。結果造成彰化及台中地區，包括惠明學校師生在內，二千多位食用該廠米糠油的民眾，受到多氯聯苯污染毒害，身心皆受到極大創傷。由於惠明學校是一所提供盲生免費教育的寄宿學校，全校師生二百多人，三餐幾乎都由校方供應，在此事件中，成為多氯聯苯污染事件的最大受害團體。

而在之前一九六八年，日本九州也曾經爆發過「油症事件」。一九七九年十月，經台灣衛生單位送請日本檢驗結果，確定彰化米糠油內，含有多氯聯苯引起中毒，政府隨即查封彰化油脂工廠及其經銷商。但這時，已總計有二千零二十五人遭受多氯聯苯污染，在後來的治療過程，身心皆受到重創。

國立成功大學醫學院工業衛生學科暨環境醫學研究所，調查結果顯示，米糠油案多氯聯苯受害者在事件發生十四年之後，其血液檢測結果，多氯聯苯含量仍約為正常值的三十倍。估計第二個十四年之後，濃度可能還殘留有七～八倍，可見多氯聯苯對人體危害的持久性。

多氯聯苯是工業上使用廣泛的物質，當人體吸入過量中毒後，會生下畸形兒，也會傷害肝臟。目前還沒有解毒劑，只能依靠飲食有限的排毒。多氯聯苯若進入孕婦體內時，會通過胎盤或乳汁，將造成早期流產、畸胎或嬰兒中毒。

（二）丙烯醯胺

自從二〇〇二年四月，瑞典政府發表馬鈴薯等澱粉含量豐富的食品，在經高溫加熱之後，會產生有毒致癌的丙烯醯胺以來，丙烯醯胺開始引起世界的注意，其原本是工業原料之一，主要用在增強紙張拉力、合成樹脂、合成纖維、土壤改良劑、黏著劑及塗料等方面使用，毒性相當強，而食物會產生丙烯醯胺之機轉，主要是食物中的天門多醯胺（胺基酸的一種）與葡萄糖，在高溫下經聚合作用所產生，所以營養學家一直建議，養生需要多多生食蔬果，或者低溫烹調，避免油炸，以維護身體健康；而含有丙烯醯胺的食品，包括有：炸馬鈴薯條、早餐用穀製食品、炸洋芋片、小西餅、咖啡粉、巧克力粉、烤土司、派及糕餅等。因爲實際上廣泛存在於各類食品中，若想要完全不攝取似乎有困難，於是專家建議：多攝取水果與蔬菜以求營養均衡，而對於燒烤或油炸碳水化合物含量高的食物時，建議不做不必要長時間高溫加熱過程。

丙烯醯胺是一種易溶於水及酒精的化學物質，主要以聚合丙烯醯胺的型態，使用於飲用水的淨化、處理工業廢水、製紙助劑、土壤調節劑、礦石加工等，其凝膠則常爲生物科技實驗室所使用，例如，電泳片。

雖然動物試驗結果顯示，丙烯醯胺會影響雄性動物的生殖能力，但是到目前爲止，並沒有任何有關於丙烯醯胺對人類生殖系統影響的報告。國際癌症研究中心根據各項研究報告，將丙烯醯胺列爲「可能會造成人類癌症的物質」。當人類直接暴露在丙烯醯胺的工作環境中，會因爲吸入或皮膚接觸，而造成神經系統的損壞，例如，末梢神經病變。但是就目前食品中丙烯醯胺的含量，糧農組織／世界衛生組織認爲，尙不致對人體造成任何神經毒性的危害。且目前爲止，世界各國對於丙烯醯胺，亦無相關之衛生管理標準。

食物在高溫加熱的條件下，會生成丙烯醯胺，尤其是高澱粉含量的食品，例如，馬鈴薯等。FAO／WHO於二〇〇五年所召開的聯合專家會議中指出，可在七千種以上的食品中，發現丙烯醯胺的存在，尤其是薯條、洋芋片及咖啡等食品最多。

由於截至目前爲止，國際上仍無實際有效的方法，可以完全來避免食品於加熱過程中產生丙烯醯胺。因此，建議消費者還是平日宜多注意飲食均衡，攝食豐富且充足的蔬果，並限制油炸及高脂食品的攝取，才能預防許多文明病的發生。

(三) 殘留農藥

民國九十四年二月十三日，台灣消基會檢測市售玫瑰花殘留農藥狀況，發現竟然有四種農藥同時殘留，而且檢出率高達50%；消基會建議在農業單位，尚未建立花卉農藥殘留管理機制前，花卉最好純欣賞就好，不宜拿來吃（因爲有一陣子國內流行吃花果大餐）。

民國九十三年九月十一～十五日，消基會檢測市售九件市售茶葉發現，其中有三件，被檢出含有不得檢出的殘留農藥——蟎殺劑「新殺蟎」。有二件檢出殘留農藥，但未超量。

民國九十三年二月下旬，消基會檢測市售標示「有機」的蔬菜，發現十七件樣品，其中竟有四種檢出殘留農藥，而且其中一件樣品的農藥殘留，竟然超過食品衛生標準的安全容許量，而不合格產品中更有三件樣品，是貼有通過政府認證的有機農產品標章（TOPA），因而造成民眾，對於政府認證的信心大打折扣。

報紙曾刊載蘋果因爲噴灑某種氣體後，可在收成後的二至三季再販賣，這一則新聞，後來曾引起消費者恐慌。而此種氣體，實際上是一種含有1－甲基環丙烯的氣體，可以抑制植物荷爾蒙乙烯。果實在發育的後期，是由植物荷爾蒙乙烯來控制生理變化，使果實外觀變得更具有吸引力，而內部則更爲可口、多汁、甜度增加等。在這個時期，如能有效控制或減少乙烯的作用，則可以延緩果實的老化，延長果實可供食用的時間。利用此一原理，以含有1－甲基環丙烯的氣體阻斷乙烯之作用，可以有效延長蘋果等水果之新鮮度。

1－甲基環丙烯在一九九九年，在美國登記作爲「採收後處理藥劑」，原使用於延長切花之瓶插壽命。二○○二年美國環境保護署於進行其對人體與環境之風險評估後，判定其對於人體及環境安全無虞，因此核准可使用於蔬果之採收後處理，且不必訂定容許量。消費者最好能將蘋果充分清洗，削皮後再食用，就能吃得更安心。

而當冬天冷氣團來襲吃火鍋的時候，針對火鍋的要角茼蒿，消基會於台北市傳統市場及超級市場曾抽驗十九件茼蒿，結果有五件檢出農藥殘留超過容許量（1.5倍至9倍），其中四件爲貝芬替。

貝芬替也是殺菌劑，被廣泛用作爲蔬菜及水果之病害防治。動物實驗發現，貝芬替經由攝取所引發的毒性較低，其每日安全攝取量爲0～0.3 毫克／公斤體重；另衛生署公告「殘留農藥安全容許量」中貝芬替廣泛的合法使用於十六種作物類別，其中「小葉菜類」農藥殘留規定值爲1ppm。由於訂定「衛生標準」值的時候，已納入了寬廣的安全空間，所以，某一類作物的農藥殘留過高，並不會導致超過每日安全攝取量。且因貝芬替是水溶性，民眾若有疑慮，只要以水徹底清洗，將可能殘留農藥洗出，便可安心烹煮食用。

爲減少攝入蔬菜之可能農藥殘留，建議民眾除應去除外葉外，徹底清洗是減少農藥殘留的最佳方法。清洗時，先以水沖洗蔬菜根部，將泥沙清除，並將根部摘除；再用水浸泡十至二十分鐘，並沖洗二至三遍，即可將殘留農藥洗出。此外，加熱烹煮可使農藥分解；炒菜時，將鍋蓋打開，亦可促使農藥隨蒸氣而揮散。

（四）亞硝酸鹽

硝酸鹽與亞硝酸鹽存在於自然界，蔬菜與水果都有其存在，不過因為微生物的代謝，會將硝酸鹽還原成亞硝酸鹽。硝酸鹽與亞硝酸鹽本身若過量是有毒性的，不過比較讓人擔心的是，亞硝酸鹽會與二級胺（Secondary amines）結合成亞硝胺（Nitrosamines），是一種致癌物。

亞硝胺是一種相當普遍，強烈毒性的致癌物質，廣泛存在於食物、煙、酒、及檳榔中，其中又以香煙中的濃度特別高。在動物實驗中，亞硝胺具有強烈肝毒性，會引起肝炎及肝硬化，且會引起口腔癌、食道癌、鼻癌、氣管癌、肺癌、肝癌及胰臟癌等。

而因為乳酸菌（養樂多及優格等）可以將硝酸鹽還原成亞硝酸鹽，再進一步形成亞硝胺，因此，如果香腸等含硝酸鹽物質（硝酸鹽是添加物之一種，屬於著色劑，可以讓香腸及火腿產生美麗的紅色），與養樂多混合食用時，將可能導致罹患癌症。因此，衛生單位建議兩者食用時，至少應該相隔三十分鐘以上，以策安全。

（五）氫氧化鈉

氫氧化鈉屬於強鹼，一般被使用於水管疏通、馬桶清潔、餐具自動洗滌、地板清潔、電鍍、肥料、肥皂製造及其他工業等，日常生活中接觸之機會甚多。

會破壞血管、細胞及皮下組織，導致深層的組織破壞。一般只要少量的強鹼，即可在短時間內，造成嚴重的腸胃道傷害，其中又以食道較為嚴重。一般誤食固態強鹼時，可造成口腔疼痛，但較少傷及下端食道或胃部。至於誤食液態強鹼，則因為其無色無味、較容易因為誤食，而導致嚴重的傷害，例如，口腔潰瘍、腫脹、吞嚥困難、吐血、胸部疼痛、嘔吐、腹痛、腸胃道出血、呼吸困難、皮膚灼傷、角膜或結膜發炎、潰瘍及發燒等。

（六）戴奧辛

戴奧辛為世紀之毒的形象，每每使得戴奧辛污染新聞造成轟動。民國九十四年彰化縣鴨蛋，及年初荷蘭進口豬肉及豬內臟疑遭戴奧辛污染的消息，都引起消費大眾關切，鴨蛋價格也一落千丈。為此衛生署民國九十四年即邀請專家、學者及業界代表為制訂「食品中戴奧辛處理規範」進行研商及討論，並於民國九十五年四月十八日正式發布實施食品中戴奧辛處理規範。日後查獲食品戴奧辛含量超過限值時，將認定其為食品衛生管理法第十一條第三款所稱有毒或有害人體健康之物質。

此後，凡查獲食品戴奧辛含量超出限值，有遭受污染之虞，同一來源之產品及食品原料除封存管制外，並依循由衛生署、環保署及農委會共同研訂的「環境保護與食品安全通報及應變處理流程」標準作業程序，進行食品業者作業衛生及相關記錄之調查，於必要時抽驗及查扣記錄，同時要求產品下架。另通報農政及環保主管機關，以針對農畜原料飼養戶及週遭環境進行清查監測，並做必要之應變措施。透過清查污染源並隔絕之，降低戴奧辛排放量，是目前減少國人由食物攝入戴奧辛的重要作法。不過因為戴奧辛是油溶性化學物質，人體極易透過高脂肪食物而攝入戴奧辛。因此民眾只要均衡飲食，及避免攝取過多動物性油脂的飲食原則下，即可大大降低戴奧辛的風險。

（七）DDT（滴滴涕）

民國九十四年九月彰化縣，抽驗到中國大陸進口的大閘蟹，檢出含有DDT殘留0.04ppm，經過衛生署專家審查，認定大閘蟹中DDT含量低，對人體健康不致產生危害，但由於大閘蟹檢出DDT情形普遍，因此提醒民眾多加留心，提供作為飲食選擇的參考。

DDT是屬於有機氯類殺蟲劑，曾被廣泛性地使用於控制農作物上的昆蟲及傳播瘧疾和斑疹傷寒的昆蟲。由於在環境中不易分解，可透過食物鏈累積，產生生物濃縮效應，因而對人類健康與環境會造成危害。目前被國際癌症研究機構，界定為人類可能致癌物質，許多國家紛紛立法禁止使用，而我國早已於民國六十三年公告禁用，但是目前開發中國家仍使用於防治瘧疾。

DDT一旦進入環境，可在土壤中存在很長一段時間。而土壤中的DDT，會被生長中的植物，以及食用這些農作物的動物和人類吸收。人類食用受污染的食物後，在人體內會分解形成DDE或DDD。DDE和DDD接著分解成為其他代謝物後排出人體。這些化合物主要儲存在脂肪組織內，並以非常緩慢的速度排出體外。DDT代謝物主要藉由尿液排出人體，但也可在母奶中發現。

動物研究顯示，短時間內食用含有大量DDT的食物時，主要會影響到其神經系統，有興奮和發抖的現象發生。一旦停止暴露，這些對神經系統的影響立刻消失。也會損害其生殖能力。動物長時間食用DDT會造成肝癌。研究也發現，長時間暴露在少量DDT的人，例如，製造DDT的工人，會造成肝臟中酵素含量可逆的變化，但是到目前為止，還沒有發現顯示DDT會造成永久性的傷害。

由於DDT特性不易分解，會持續存在環境中，因此，國內外對此殘存於環境中無法避免的農藥，大都依據環境長期殘留累積情形下，食品DDT含量背景値，訂有食品中的殘留容許量，例如，針對畜肉（以脂肪計）之殘留容許量，澳洲、日本及我國皆訂定爲5 ppm；美國及加拿大對魚類亦訂定爲5ppm。此次大陸大閘蟹中DDT檢出量0.04ppm，與前述相關容許量規定相較，並無偏高。

此外，依據國際組織的評估，DDT的暫定每日容許攝取量爲每公斤體重10 μg，若以成人60公斤體重換算，即每人每天可容許攝取量上限爲600 μg。以大閘蟹可食部位平均重90 g而本次事件被檢測出含有DDT殘留0.04ppm 來估算，若食用量爲一隻，則DDT之攝取量爲90 g × 0.04 ppm＝3.6 g，僅約每日容許攝取量値之0.6%，故無安全顧慮。由於DDT是脂溶性，容易累積在內臟與脂肪組織等，民眾在食用時，應先徹底清除大閘蟹的內臟，且避免進食過量含高膽固醇的蟹黃或蟹膏。由於大閘蟹容易含有寄生蟲，因此要徹底煮熟後才可進食。此外，保持飲食均衡，進食多樣不同種類的食物，以確保身體的健康。

三、其他

曾經有一家位於台灣南部百貨公司的員工餐廳，其廚師在將鯖魚解凍時，因爲沒有注意到時間的控制（可能是疏忽，或者是工作人員聊天聊的太愉快以致忘記解凍時間），最後造成鯖魚調理烹煮給員工食用後，多人發生顏面潮紅、胸悶及頭痛等過敏反應症狀，經檢驗後發現，鯖魚中含有過高的組織胺殘留，屬於過敏性食品中毒；本案例如在解凍過程能夠「迅速」，就可以避免發生組織胺過高。根據報告，類似過敏反應，除了有上述症狀之外，還有噁心、風疹塊、呼吸困難、喉嚨燒熱感、口唇漲麻、皮膚潮紅、血壓下降及腹瀉腹痛等，也是屬於食品中毒的一種；所以處理食物時，「迅速」是重要的原則。

（一）過敏性食品中毒

組織胺所造成的過敏症狀，主要是因爲食用保存不當、腐敗而孳生細菌的魚肉，所造成的中毒。常見可能造成過敏性中毒之魚類，包括有：鮪魚、鮭魚及鯖魚等。臨床上有嘔吐、腹瀉、皮膚紅疹等類似食物過敏的症狀，嚴重時可導致休克。

由於幼年學童，似乎對於組織胺之抵抗力較弱，過去曾經發生多起學校午餐，因爲供應鯖魚等魚類，所造成之食品中毒，因此，從事供應學校午餐之業者，需要在菜單設計時，儘量避免使用類似食材，以爲預防。

（二）油脂酸敗

二〇〇三年大陸重慶某小學之學生，食用學校慶祝兒童節發放的糖果，結果陸續發生多名學生出現了頭痛、噁心、腹痛和發燒等症狀。調查結果爲學生因爲食用過期變質、油脂酸敗的糖果所導致。

（三）抗生素殘留

1. 香港一九九九年二月底，發生一名婦女離奇死亡之案件，經檢查結果，發現其體內檢出有抗藥性細菌VRSA，所謂的VRSA，是一種可以抵抗最後一線抗生素「萬古黴素」的金黃色葡萄球菌。
2. 一九九九年四月，日本發生一位五十餘歲男性，因肺炎而死亡，結果也檢驗出VRSA。

3.二○○一年台大醫院，連續有四名皮膚長膿瘡的感染病童，原本只需要使用普通抗生素即可治療，卻因爲普通抗生素治療無效，最後不得不使用最後一線用藥「萬古黴素」抗生素來治療，病情始獲得好轉。

4.二○○二年五月本北九州小倉津醫院，發生院內感染抗萬古黴素腸球菌，導致十八人死亡。

動物之所以使用抗生素，主要的目在於預防、治療及促進成長，由於現行家禽與家畜之密集養殖方式，在有限狹窄空間大量飼養，爲了預防發生感染，及促進營養素的吸收，因此，飼料中多半添加有抗生素等物質；而抗生素的使用氾濫，衍生出具有對抗生素能力的病原菌，使得抗生素在治療時失去效果，日本就曾警告：「早則二年，慢則十年，抗萬古黴素金黃色葡萄球菌將蔓延至全世界」。

而解決之道，則是禁止畜牧業將醫療用途的抗生物，添加於家畜飼料中使用。

（四）寄生蟲

民國七十四年七月，國內某著名醬油公司董事長及其家人，因誤信偏方生吃蝸牛能有益身體健康，導致家族中計有九人，罹患廣東住血線蟲並引發嗜酸性腦膜炎，最後計有二人死亡。民國九十三年十一月，宜蘭縣也有四名泰勞，在農田撿拾非洲大蝸牛食用，結果被寄生在蝸牛體內的廣東住血線蟲所感染，引發致命的腦膜炎。

第三節 預防食品中毒之防範措施

食品中毒案件之發生，每年雖然層出不窮，但是其實只要掌握幾個重要原則，就可以避免90%以上，其中主要的就是四大原則：清潔、迅速、加熱或冷藏及避免疏忽。

清潔、迅速、加熱或冷藏及避免疏忽，是預防食品中毒四大原則，但是其他尚包括有：預防食品中毒三關卡及七要點；而其實預防食品中毒沒有捷徑，只要凡事用心去做，就可以避免。

另外，中國人喜好所謂「食補藥膳」，其實人體對於營養之需求，只要多樣化及均衡攝取即可，而對於具有藥理藥性之食材，千萬不要道聽塗說，冒然自行調配進食，否則往往是身體未蒙其利，卻先受其害。

而餐飲業對於病原菌之預防，宜先瞭解各種食品製程上黴菌污染原因（表5-1）後，針對自家調理過程與病原菌相關食品，注意因應防範，如果能採取適當預防措施，就可以將食品中毒發生率降至最低。

一、預防食品中毒之四大原則

預防食品中毒的四大原則如下：

1.清潔：食品要保持清潔，因此材料要清洗徹底；而調理及儲存場所、器具及容器，均應保持清潔。
2.迅速：迅速處理生鮮食物及調理，調理後之食品，亦應迅速食用；剩餘食物則應迅速處理，調理後之食品，以不超過二

表5-1 食品與污染黴菌之原因

加熱方式	食品名稱	各種食品製程上黴菌污染原因
有加熱	乳酪蛋糕	落菌
	煮豆	落菌、作業員手指、副原料
	煎茶	調配時之落菌、容器
	蛋糕	落菌、作業台
	熱狗	落菌、作業台
	麵包	作業員手指、切刀片
	煮物	器具、作業員手指
	燙麵	冷卻用盤、稱量盤
	水果砂糖煮	製造器具
	奶油蛋糕	奶油之污染
	冷凍炒飯	作業員手指、製造機器
未加熱	麵粉	原料
	冷凍漢堡	原料
	冷凍馬鈴薯塊	原料
	冷凍披薩	乳酪

資料來源：張平平（2004）。食品工廠之黴菌污染防止對策。食品工業。36，(4)18-30。

小時內食用完畢爲原則。

3.加熱或冷藏：一般會引起食品中毒之細菌，其最適合生存繁殖之溫度，在攝氏4℃～攝氏65℃之間，而台灣由於一年四季，從早到晚之溫度都在此範圍內，故必須執行加熱或冷藏，以將食品保持在，細菌不適生存的溫度範圍，即調理食品後，在還未供食前，應將食品放入冰箱冷藏或冷凍，或食用前加熱煮沸，以避免食品中毒。

4.避免疏忽：餐飲調理工作，應依照制定之標準作業程序（SOP）謹慎行之，遵守衛生原則，注意安全維護，切忌疏忽忙亂，以免發生將有毒物質，誤當做調味料添加，而造成不可挽回之不幸事件。

二、預防食品中毒之三關卡與七要點

1.食品中毒預防三關卡：

(1)避免食品中毒菌之污染。

(2)防止食品中毒菌增殖。

(3)殺菌或滅菌。

2.食品中毒預防七要點：

(1)要點一，原料採購：

◎肉、魚貝及蔬果要新鮮。

◎有標示的罐頭包裝食品，不能有凸罐、破損及逾保存期限。

◎乾燥原料不能受潮。

◎販售中之冷凍、冷藏食品，確定保存在規定溫度以下之冷凍或冷藏狀態。

(2)要點二，原料儲存：

◎須冷凍或冷藏之食品，到達餐飲店後，即刻予以冷凍或冷藏。

◎冷凍冷藏庫儲存空間，不可以塞太滿，宜至少留下30%至40%之空間。

◎冷凍庫溫度，維持在攝氏零下18℃以下，冷藏庫溫度，則應維持在攝氏7℃以下。

◎肉魚貝等生鮮食品，須裝在塑膠袋或容器內分類妥適儲存。

◎生原料與熟食的冷藏庫最好分開，否則生原料與熟食應分區置放，或將熟食置放於上架，生原料置於下架之方式儲存。

◎儲存之原料使用時，採先進先出爲原則。

(3)要點三，前處理：

◎處理生鮮原料，特別是處理魚肉蛋等食材之前後，均要洗手。

◎如有接觸動物、上廁所或擦鼻涕等情形，均要洗手。

◎生魚及生肉，勿碰觸到水果、沙拉或已烹調完成之食品。

◎分別準備魚肉蔬果的菜刀及砧板，並以顏色或標示明顯標示以利區別。

◎解凍時，可以利用冷藏庫或微波爐進行慢速解凍，並以一次解凍所須烹調量爲佳。

◎與生鮮原料，特別是動物性來源原料接觸之抹布、菜刀、砧板、鍋刷、海棉及其他容器、器具設備等，均須清洗及消毒。

(4)要點四，烹調：

◎不須再加熱之生冷食品，例如，沙拉、豆干、泡菜、滷蛋等，於食用前不應放置室溫下，調理後則要立即冷藏。

◎食品加熱要充分煮熟，食品中心溫度須達攝氏75℃一分鐘以上。

◎中途停止烹調之食品需冷藏，當再烹調時，則要充分加熱。

◎使用微波爐時，食品容器要蓋好，並注意烹調時間。

(5)要點五，熟食處理：

◎防範烹煮後食物，因爲切、剁或不潔手部、容器等，導致再度發生污染之狀況。

◎不能用手直接觸摸熟食。

◎不要將熟食，置於室溫半小時以上，否則應加熱儲存或迅速冷卻，加熱儲存之溫度需達到攝氏60℃以上。

◎熟食冷卻時，宜使用淺而寬之盤子，容器及食物之高度，不宜超過十公分，冷卻時不要將容器堆積在一起，上下左右應留有五公分之間隔，以利降溫。

(6)要點六，剩餘食品：

◎收拾剩餘食品前要洗手，並以乾淨的器皿冷藏儲存。

◎剩餘食品復熱時，須充分加熱，食品中心溫度須達攝氏75℃以上。

◎剩餘食品感覺有異味時，應立即丟棄切勿再食用。

(7)要點七，烹調人員要健康：下痢、感冒或皮膚外傷感染之人員，宜休息並不得從事與食物接觸之工作。

第四節　食物中毒案件處理要點

沒有人願意發生食品中毒，只是每年還是會發生許多的食品中毒事件，以日本爲例，即使已經知道河魨的危險性，也已採取許多必要的措施（例如，需要領有執照者調理，才能供應，及持續的教育宣導等），但是每年還是會發生，因攝食河魨致死之案件發生；因此，經營餐飲業，除應隨時注意預防食品中毒外，也要有最壞的打算，投保公共意外責任保險，是現代餐飲業者負責任的作法之一；除此之外，也需瞭解發生食物中毒案件後之處理要點，以免發生中毒時，因檢體沒有適當保存，導致日後難以追查眞正食品中毒原因等狀況發生。

一、食品中毒狀況之處理

萬一發生食品中毒，宜採取下列措施，以便有效處理（圖5-5）（表5-2）（表5-3）：

1.迅速將患者送醫急救。
2.保留剩餘價值食品及患者之嘔吐物或排瀉物留存冰箱內（冷藏，不可冷凍），並儘速通知衛生單位檢驗。
3.醫療院所發現食品中毒病患，應在二十四小時內通知衛生單位。

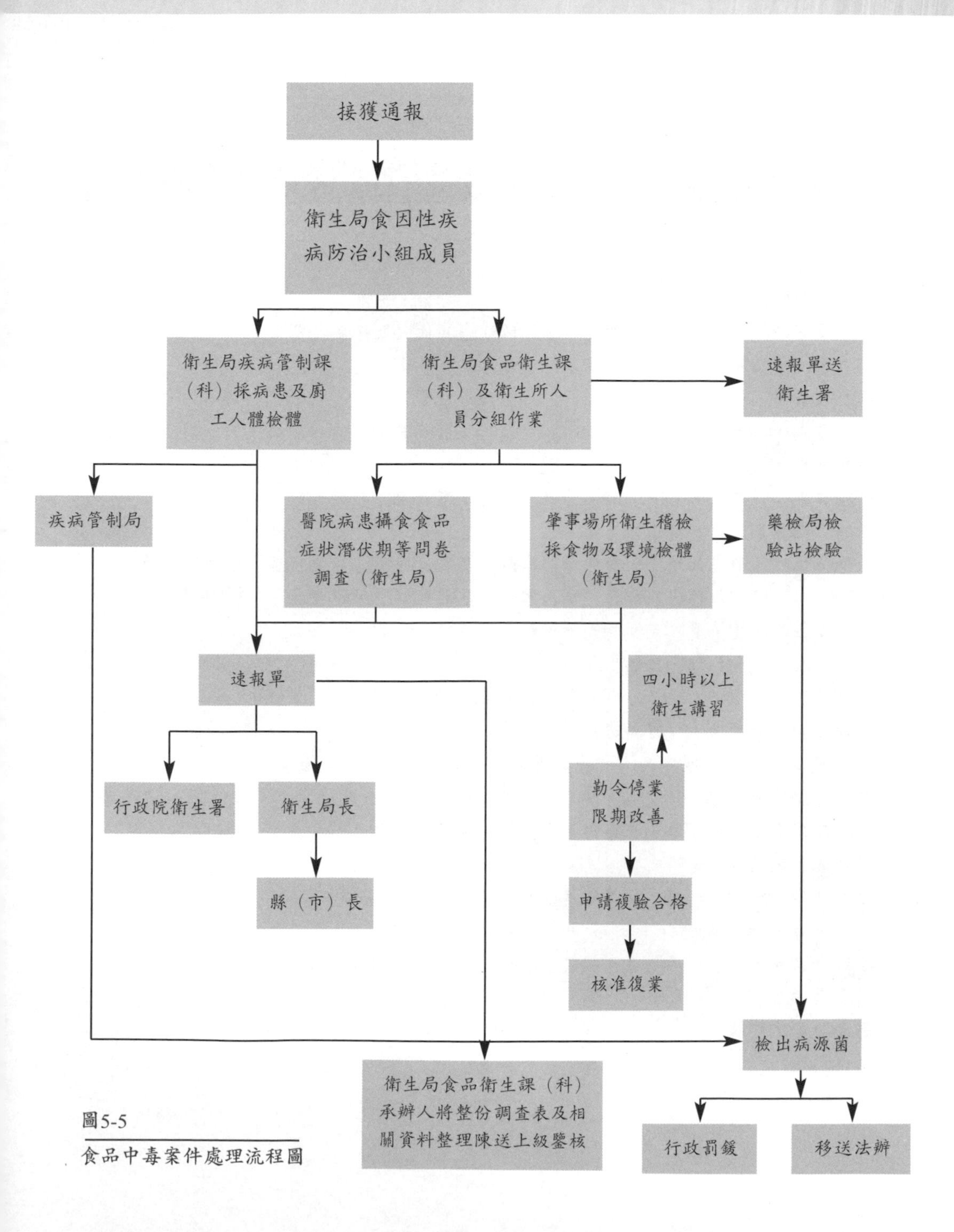

圖5-5
食品中毒案件處理流程圖

表5-2　衛生局食品中毒事件調查表單

衛生局食品中毒事件調查簡速報告單	第　　報　　第一頁
案　　由：	
攝食地點：	
攝食場所類別： □營業場所□學校□醫療場所□部隊□攤販□其他（及必要說明）： □自宅□辦公場所□野外□運輸工具□外燴	
攝食人數：　　　人	就醫人數：　　　人
攝食日期：　年　月　日　時　分	發病日期：　年　月　日　時　分
發病地點：	
受理日期：　年　月　日　時　分	潛伏期：　時　分～　時　分
推測中毒原因：（可複選） □細菌性：□腸炎弧菌□金黃色葡萄球菌□產氣莢膜菌□肉毒桿菌□沙門氏桿菌 □病原性大腸桿菌□仙人掌桿菌□其他病原性微生物 □化學性：□重金屬□農藥□動物用藥□其他 □天然毒：□動物性□植物性□其他 □特異體質：　　　　□其他：	
導致食物腐敗原因：（可複選） □冷藏不足□熱處理不足□食物調製後於室溫下放置過久□嫌氣性包裝□生、熟食交換污染□被感染的人污染食品□設備清洗不完善□使用已被污染之水源□儲藏不良□使用有毒容器□添加有毒化毒素□動植物食品中之天然毒素□其他(及必要說明)：	
涉嫌食品之前處理： 保存時間(分鐘)：　分；保存溫度(C)：　℃；送達時間：　時　分	
食品來源之調理情形：	
涉嫌食品處理：□封存□沒入銷毀□限期改善□限令回收□限期改正□其他：	
攝食食品：	
攝食後發生症狀：	
案情簡述：	

續表5-2 衛生局食品中毒事件調查表單

衛生局食品中毒事件調查簡速報告單	第二頁
導致食品被污染場所資料：	
名稱：	負責人：
地址：	電話：
食品被污染場所之類別： □供應膳食之營業場所□自宅□學校□辦公場所□醫療場所□食品工廠□攤販□販賣地點□部隊□原料食品採集場所□外燴□其他不明場所	
肇事場所之處置：（可複選） □命令停業□全面消毒□限期改善□輔導改善及衛教□進行稽查□其它：	
講習日期： 年 月 日	最近稽查日期： 年 月 日
烹調人員： 人；具中餐技術士： 人；參加食品衛生講習： 人	
食品製造場所調查：	
給水：□自來水□井水□其他	廚房：□清潔□不潔
廁所：□共用□專用	排水系統：□完善□不完善
蒼蠅、蟑螂、鼠：□多□少□無	從業人員健康情形：□良好□手部受傷□感染疾病
食品檢體名稱及件數：（檢驗單位：□藥物食品檢驗局檢驗站□疾病管制局） 處理方式：□冷凍□冷藏□常溫 前調理方式：□煮沸□溫熱□未加熱□其他；採樣日期： 年 月 日 時 分	
環境檢體：（檢驗單位：□藥物食品檢驗局檢驗站□疾病管制局） □水源： 件；處理方式：□冷凍□冷藏□常溫；採樣日期： 年 月 日 時 分 □土壤： 件；處理方式：□冷凍□冷藏□常溫；採樣日期： 年 月 日 時 分 □空氣： 件；處理方式：□冷凍□冷藏□常溫；採樣日期： 年 月 日 時 分 □清潔用品： 件；處理方式：□冷凍□冷藏□常溫；採樣日期：年 月 日 時 分 □刀具拭子： 件；處理方式：□冷凍□冷藏□常溫；採樣日期：年 月 日 時 分 □砧板拭子： 件；處理方式：□冷凍□冷藏□常溫；採樣日期：年 月 日 時 分 □杯子棉棒拭子： 件；處理方式：□冷凍□冷藏□常溫；採樣日期： 年 月 日 時 分 □湯匙棉棒拭子： 件；處理方式：□冷凍□冷藏□常溫；採樣日期： 年 月 日 時 分 □流理台拭子： 件；處理方式：□冷凍□冷藏□常溫；採樣日期： 年 月 日 時 分	

續表5-2 衛生局食品中毒事件調查表單

衛生局食品中毒事件調查簡速報告單	續第二頁
□抹布拭子： 件；處理方式：□冷凍□冷藏□常溫；採樣日期： 年 月 日 時 分	
□盤子拭子： 件；處理方式：□冷凍□冷藏□常溫；採樣日期： 年 月 日 時 分	
□水槽塗抹拭子： 件；處理方式：□冷凍□冷藏□常溫；採樣日期： 年 月 日 時 分	
□其他環境檢體： 件；處理方式：□冷凍□冷藏□常溫；採樣日期： 年 月 日 時 分	
工作人員檢體：（檢驗單位：□藥物食品檢驗局檢驗站□疾病管制局）	
□肛門拭子： 件；處理方式：□冷凍□冷藏□常溫；採樣日期： 年 月 日 時 分	
□手部檢體： 件；處理方式：□冷凍□冷藏□常溫；採樣日期： 年 月 日 時 分	
□傷口檢體： 件；處理方式：□冷凍□冷藏□常溫；採樣日期： 年 月 日 時 分	
□其他： 件；處理方式：□冷凍□冷藏□常溫；採樣日期： 年 月 日 時 分	
患者人體檢體：（檢驗單位：□藥物食品檢驗局檢驗站□疾病管制局）	
□肛門拭子： 件；處理方式：□冷凍□冷藏□常溫；採樣日期： 年 月 日 時 分	
□嘔吐物： 件；處理方式：□冷凍□冷藏□常溫；採樣日期： 年 月 日 時 分	
□其他： 件；處理方式：□冷凍□冷藏□常溫；採樣日期： 年 月 日 時 分	
單位主管： 填單人： 填單時間： 備註：	

表5-3 食品中毒人員資料表

姓名：	性別：□男 □女	年齡： 歲
職業：□學生□上班族□家管□餐飲業者□其他：		
攝食時間： 年 月 日 時 分		電話號碼：
住址：		
是否發病：□無□發病：發病日期： 年 月 日 時 分；餐別：□早餐□午餐□晚餐□宵夜及其他（請說明）：		
是否就醫：□未就醫□就醫；就醫類別：□門診□住院；就醫診所：		
攝食食品：		
攝食後發生症狀：□噁心□嘔吐□腹漲□口灼熱感□面潮紅□腹痛□發燒38.5~40℃□發燒40℃以上□寒顫□腹瀉□腹部不適□咳嗽□頭痛□頭暈□其他症狀：		

重點摘要

一、天然毒素：

1.植物性天然毒素食品中毒：

(1)菇類毒素。

(2)發芽馬鈴薯。

(3)毒扁豆。

2.動物性天然毒素食品中毒：

(1)貝類。

(2)毒魚。

二、化學毒素：

1.有害性重金屬：

(1)汞。

(2)鎘。

(3)砷。

(4)鉛。

(5)銅。

2.有害性化學物質：

(1)多氯聯苯。

(2)丙醯胺。

(3)殘留農藥。

(4)亞硝酸鹽。

(5)氫氧化鈉。

(6)戴奧辛。

三、其他：

1.過敏性食品中毒。

2.油脂酸敗。

3.抗生素殘留。

4.寄生蟲。

問題與討論

一、天然植物性毒素有哪些？

二、天然動物性毒素有哪些？

三、何謂「痛痛病」？

四、有害性化學毒素有哪些？

五、吃海鮮類過敏算不算食品中毒？若算中毒，是屬於哪一類食品中毒？

六、一對老夫妻，牽手雙雙至郊外踏青，結果發現野外有許多鳥鶖（櫻）等野菜，於是見獵心喜，採了一大堆回家立即烹煮，最後卻是中毒送至醫院急診室，檢驗結果發現，農藥殘留過高，野菜爲什麼會有農藥殘留？衛生單位應該如何處理？

七、過去，有人在郊外吃便當時找不到筷子，結果順手折夾竹桃的枝子當筷子，結果也發生嚴重的中毒，爲什麼呢？吃西施舌（海鮮貝類）會不會中毒死亡？河魨爲什麼有時有毒？有時又沒有毒？日本人每年均有吃河魨死亡發生，如何預防？

參考書目

黃惠君（2005）。淺談有毒菇類。食品工業。37(5)，12-14。

蔡孟貞（2003）。藥膳食品之介紹。食品工業。35(1)，1-6。

張欽宏（2003）。全穀類食品之保健性。食品工業。35(12)，3-9。

張平平（2004）。食品工廠之黴菌污染防止對策。食品工業。36(4)，18-30。

林乃麒（2005）。炸薯條洋芋片少吃爲妙！。消費者報導。7月，p.49-50。

林乃麒（2004）。畜牧用抗生藥物引起國際檢討聲浪。消費者報導。2月，p.59-61。

消基會檢驗委員會（2004）。有機蔬菜有假！。消費者報導。5月，p.26-32。

消基會檢驗委員會（2004）。茶葉潛藏農藥危機。消費者報導。11月，p.39-40

德育食品科教師、匯華編輯部（2000）。營養師試題全輯。台北：匯華。

邱健人（2000）。食品品質衛生安全管理學。台北：藝軒。

陳豐村（1982）。食品微生物。台北：合記。

王進琦（1998）。食品微生物。台北：藝軒。

王有忠（1987）。食品安全。台北：華香園。

林耕年（1993）。食品微生物學。台南：復文。

謝春萬（2000）。森濤之美。屏東：行政院農業委員會林務局屏東林區管理處。

吳佐川等（1998）。綠美化植栽手冊。高雄：高雄縣政府。
李嘉亮（1992）。台灣常見魚類圖鑑。台北：戶外生活。
行政院衛生署食品資訊網。http//：food.doh.gov.tw

食品添加物

第六章

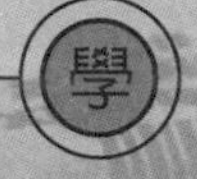

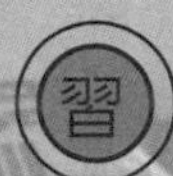

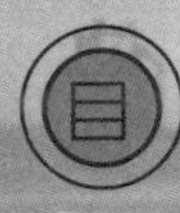

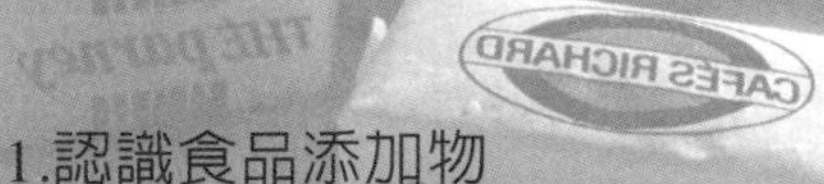

1.認識食品添加物
2.學習食品添加物使用範圍
3.學習食品添加物用量標準
4.瞭解有害食品添加物

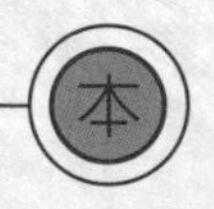

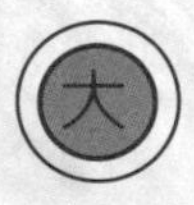

第一節　食品添加物的定義與分類
第二節　食品添加物之規格、用量標準與使用範圍
第三節　有害之食品添加物

前言

每個消費者都希望攝取的食物是絕對安全、絕對零風險的，但是世界上並沒有絕對的「零風險」，我們日常生活中就充滿了各式各樣的風險，有的人晚上睡覺卻有飛機墜落在屋頂；有的人洗個臉卻溺水在小小的臉盆中。古人常說趨吉避凶，換言之，代表我們期望的「零風險」是不存在。現實狀況中，只有「可接受的風險」才符合實際，而且完全符合科學原理及民眾之最大利益。凡事若都想要求零風險，生活則必定礙手礙腳，社會亦將付出龐大的成本。因此，「零風險」的認知早已超出理性範圍。而在食品安全事件發生時，由於相關風險訊息經由強勢媒體的推波助瀾，甚或斷章取義，在傳達到一般民眾後，已造成民眾之間的認知差異，甚至心理恐慌，但也顯現民眾對飲食安全及自我健康的重視。

民眾基本上都有風險的概念，但要認知並不是所有污染物，都有很高毒性或風險。大家應該要有所認知，現代生活中並非所有食物都是零污染，但絕大部分均無食品安全顧慮。以美國為例，二〇〇〇年公布的一份「無處可藏：美國食品中的持久性毒性化學物」中，就發現美國人每天的飲食中，可能遭受到六十三～七十次的污染。所以說，我們應該瞭解，在日常飲食中，要明瞭攝入污染物質多少量，是健康可以容許的範圍。在這個認知前提下，再去看我們如何避開風險，才不至於每隔幾天就被新聞嚇得半死。

這個時代，我們一方面享受文明帶來的便利，另一方面，卻承擔著不同污染物及不同程度的風險。消費者需懂得飲食種類多樣化及均衡飲食，作好風險分散，這才是文明生活的生存之道。

冬天是吃火鍋的季節。媒體曾報導市面所販售的火鍋料，大部分都添加了防腐劑及色素，可能會傷肝傷腎。而事實上防腐劑主要是抑制細菌、黴菌的生長，可防止食物變壞的食品添加劑。以微生物學的角度而言，這些物質可稱為抗微生物劑或抗菌劑。為了在食品貯存的過程中，防止微生物孳長而造成食品腐敗，因而添加防腐劑可延長食品保存期，並預防食物中毒。

而添加色素，是業者希望產品賣相好，容易吸引消費者購買。依據食品衛生管理法之規定，有關食品添加物（包括：防腐劑、色素……等）之成份及用量均應符合衛生標準。

添加物有其優點，但是也有其危險性，消費者其實應理性看待食品添加物，只要使用的成份與用量符合國家衛生標準，都是對人體無害的食品。由於防腐劑大多為水溶性，烹調前可用水浸泡四十分鐘，讓防腐劑釋出，並倒掉浸泡水，多加沖洗；或煮熟食物時不加蓋，使防腐劑隨水蒸氣揮發；都可減少防腐劑的殘留。吃火鍋時，建議可增加各種顏色蔬菜的比例，將可因為食入脂肪的減少與纖維素的攝取增加，而預防許多文明病的發生。

消基會民國九十三年一月間，進行檢測市售麵線時，發現違規添加防腐劑者，高達六成，其中又以散裝麵線最為嚴重。食品之所以添加防腐劑，是為了延緩食物腐敗，抑制微生物生長，及提高食品之保存性，然而依照法令規定，並不是每一種食品都可以添加防腐劑的，消基會自麵線中檢驗出添加物「去水醋酸」、「苯甲酸」及「己二烯酸」等防腐劑，去水醋酸對於黴菌及腐敗菌等，具有不錯的防腐效果，除了使食品更蓬鬆外，也不會影響食品本身的風味。只是依照規定，去水醋酸僅可使用於乾酪、乳酪、奶油及人造奶油等食品，麵線這一項食品並不包含在內，因此麵線添加去水醋酸是違規的，依法將被處罰三～十二萬元。

有人說：「罐頭食品不能吃，因為其中放了很多防腐劑，以至於都不會壞！」可是事實上，除非專案向衛生署申請，否則罐頭食品是不能放防腐劑的；因此，一般之罐頭，是沒有添加防腐劑的，因為罐頭經過高溫滅菌作業後，所有細菌均已被殺死，已經不需要再添加防腐劑。又有人說：「泡麵不能吃，因為也放了很多防腐劑！吃多了器官會壞掉。」可是事實上，泡麵也是不放防腐劑的。

蜜餞很甜很甜，是用糖慢慢蜜出來的，水活性很低，細菌不容易生長，所以理論上不用放防腐劑，可是市售蜜餞中，因為違規添加防腐劑，被衛生單位查獲之事件，層出不窮，算是違規的大宗與常客，其中的主要原因，就是業者沒有遵循古法，純用糖來製作蜜餞，而為了降低成本，改用人工甘味劑等物質，來保持甜味，雖可降低用糖量與成本，卻因此導致水活性過高，容易腐敗、不易儲存而不得不添加防腐劑。

香腸添加硝酸鈉及其鹽類，除了可以防止肉毒桿菌食品中毒、使肉品呈現漂亮紅色，並能產生香腸特殊香味（所以叫「香」腸，而不像臭豆腐被稱為臭的）等效果，但是如果有業者，將硝酸鹽放入剛宰殺的生鮮豬肉，來增加販賣時間，並期盼獲得上述好處時，卻是不被法令所允許的。

另外，合格防腐劑分別有：己二烯酸、丙酸鈣與苯甲酸鈉等多種，如果麵包要防止黴菌生長，到底是該放哪一種？而合格防腐劑中，去水醋酸雖可以使用於乾酪、乳酪、奶油及人造奶油，但是如果超過法令規定的殘留量時，還是得面臨因違規而被處罰，添加物之狀況很多，瞭解本章之後，就能釐清上述所云種種狀況。

第一節　食品添加物的定義與分類

食品加工業者，爲了求得好看的乾燥金針的賣相，因此，使用漂白劑二氧化硫，進行薰硫處理；於是當賣場上的金針，呈現出金黃色的漂亮誘人顏色時，也同時代表有二氧化硫的殘留（不用檢驗，由外觀即可判斷出），這種狀況與多年前，業者爲使洋菇變白，而違規以過氧化氫，進行漂白的狀況是一樣的。

當二氧化硫殘留超過規定時，對於罹患氣喘的人，由於可能會導致其氣喘被誘發，因此必須注意。二氧化硫可以將食品漂白，因此是漂白劑，但它同時也是抗氧化劑，而分類時是依據其添加時之功用，而進行其歸類。

一、食品添加物的定義

依據食品衛生管理法第三條之規定：「食品添加物，係指食品之製造、加工、調配、包裝、運送、貯存等過程中用以著色、調味、防腐、漂白、乳化、增加香味、安定品質、促進發酵、增加稠度、增加營養、防止氧化或其他用途而添加或接觸於食品之物質。」

根據上述定義，顯然食品添加物，係使用於食品製造、加工、調配、包裝、運送、貯存等過程中。其目的是爲了著色、調味、防腐、漂白、乳化、增加香味、安定品質、促進發酵、增加稠度、增加營養、防止氧化或其他等用途。

二、食品添加物的分類

依據行政院衛生署公布的食品添加物使用範圍及用量標準，食品添加物依據其功能，計區分為下列十七類：

(一) 防腐劑

防腐劑是為了保存食物，防止微生物污染破壞而添加之物質。添加防腐劑，可以抑制微生物的生長或代謝，但是由於並沒有將微生物完全殺死，所以必須維持一定濃度，以維持繼續抑制微生物生長之效果；而在安全方面，重要的是，使用時其殘留量，不得大於法令規定之用量標準（不得超量使用），另外，使用範圍也有限制（只能添加於規定的品項中，不在規定的品項之內，即使是合法添加物也不能添加）。

此類添加物，例如有，己二烯酸、己二烯酸鉀、己二烯酸鈉、丙酸鈣、丙酸鈉、去水醋酸、去水醋酸鈉、苯甲酸、苯甲酸鈉、對羥苯甲酸乙酯、對羥苯甲酸丙酯、對羥苯甲酸丁酯、對羥苯甲酸異丙酯、對羥苯甲酸異丁酯、聯苯、二醋酸鈉、己二烯酸鈣、苯甲酸鉀、乳酸鏈球菌素、雙十二烷基硫酸硫胺明、丙酸、鏈黴菌素。

民國九十三年四月底至五月初，消基會於大台北地區之連鎖便利商店，進行檢測二十件便當，結果有五件檢出含有防腐劑苯甲酸，分別是便當中之麵腸加蘿蔔絲、麵筋、海帶、沙拉及三角油豆腐。其中有一件（豆枝）檢出防腐劑己二烯酸超量。另外，同一時間檢驗三十八件豆漿中，有四件檢出添加防腐劑苯甲酸〔依照規定苯甲酸可使用於魚肉煉製品、肉製品、海膽、魚子醬、花生醬、乾酪、糖漬果實類、脫水水果、水分含量25%以上（含25%）之蘿蔔乾、煮熟豆、味噌、魚貝類乾製品、海藻醬類、豆腐乳、醬油、醬菜類、碳酸飲料、不含碳酸飲料、豆皮豆乾類、醃漬蔬菜、果醬、果汁、濃糖果漿、調味糖漿、其他調味醬、乳酪、奶油、人造奶油、番茄醬、辣椒醬〕。

民國九十三年六月十七、十八日及七月二十三日，消基會於金門地區傳統消費市場，檢測三十五件樣品中，發現蘿蔔乾有添加防腐劑過量之狀況。

苯甲酸又名安息酸，在人體內會可代謝爲馬尿酸，大部分由尿液排出體外，攝入量根據世界衛生組織的建議，以一個五十公斤的成年人爲例，苯甲酸的每日攝入量應小於0.25公克。己二烯酸又名山梨酸，在人體內則會代謝爲二氧化碳和水，攝入量根據世界衛生組織的建議，以一個五十公斤的成年人爲例，己二烯酸的每日攝入量應小於1.25公克。目前世界各國的衛生主管機關，所制訂出食品添加物的「安全劑量」，通常是經過動物實驗證明肝、腎可代謝量的百分之一以下，此一劑量，遠低於肝、腎所能負荷的範圍，絕對是人體所能代謝排除，而不致造成任何傷害的。也就是說，在訂定這些「衛生標準」值的時候，就已納入了至少一百倍的安全空間。

防腐劑之使用對象（菌種）：

1.己二烯酸：黴菌及酵母菌。

2.丙酸鈣：黴菌。

3.苯甲酸鈉：細菌及酵母菌。

（二）殺菌劑

殺菌劑是適量殘留於食品時，並不會傷害人體，且可以殺死食品中之細菌或微生物之化學物質。

此類添加物，例如有，氯化石灰（漂白粉，使用於飲用水及食品用水；用量以殘留有效氯符合飲用水標準爲度，即≦1.5ppm）、次氯酸鈉液（可使用於飲用水及食品用水；用量以殘留有效氯符合飲用水標準爲度）、過氧化氫（雙氧水，可使用於魚肉煉製品、除麵粉及其製品以外之其他食品；惟不得殘留）、二氧化氯（可使用於飲用水及食品用水；用量以殘留有效氯符合飲用水標準爲度）。

（三）抗氧化劑

抗氧化劑屬於具有防止油脂酸敗之物質。抗氧化劑具有中斷油脂自氧化連續作用之能力，油脂之氧化作用，分成光氧化與自氧化兩種，自氧化是一連串自由基連鎖反應，首先氫自油脂的不飽和脂肪酸中脫離，形成自由基；而自由基因爲帶有電子，因此，具有很強的活性及氧化能力，本身會因爲性質不穩定，容易攻擊其他物質，去奪得其電子，以求取自身之穩定。而當自由基與氧分子結合時，將形成過氧化自由基，會再與其他不飽和脂肪酸進行反應，繼續產生新的自由基與氫過氧化物，而當氫過氧化物發生裂解時，將產生醛、酮、酸及醇等小分子，是導致食品不良風味之主要原因。

在自氧化過程中，由於自由基是指，任何帶有不成對電子的原子或分子，其中又可依其未成對電子所在位置，而區分爲以碳、氧、氮或硫爲中心之自由基，依據電子力學的原理，這樣的原子或分子，由於處於極不穩定的狀態（活性極高，代表攻擊其他物質的能力很強），會抓取鄰近的原子或分子上的電子，以使自己穩定，但是卻會造成後者（被奪取電子者），因爲失去電子而不穩定（形成另外一個自由基），而將繼續攻擊附近的其他原子或分子，因此引起一連串的連鎖反應。

而抗氧化劑之作用，就是將自己的氫貢獻給自由基，而形成穩定的氫過氧化物，或將油脂還原；而抗氧化劑本身作用後，則形成穩定性高的抗氧化自由基分子，並不會再參與其他反應，因而能終止油脂氧化之連鎖反應。

此類添加物，例如有，二丁基羥基甲苯、丁基羥基甲氧苯、L-抗壞血酸（維生素C）、L-抗壞血酸鈉、L-抗壞血酸硬脂酸酯、L-抗壞血酸棕櫚酸酯、異抗壞血酸、異抗壞血酸鈉、生育醇（維生素E）、沒食子酸丙酯、癒創樹脂、L-半胱氨酸鹽酸鹽、第三丁基氫醌、L-抗壞血酸鈣、混合濃縮生育醇、濃縮d-α-生育醇、乙烯二胺四醋酸二鈉或乙烯二胺四醋酸二鈉鈣、亞硫酸鉀、亞硫酸鈉、亞硫酸鈉（無水）、亞硫酸氫鈉、低亞硫酸鈉、偏亞硫酸氫鉀、亞硫酸氫鉀、偏亞硫酸氫鈉。

過去日本北海道消費生活中心，檢測進口蝦共二十種，結果半數驗驗出含有二氧化硫。養殖蝦十二種中，五種檢出2.5～42.6ppm的二氧化硫，平均20.6ppm。天然蝦中六種中有五種檢出3.4～23.2ppm二氧化硫，平均12.8ppm。

消基會曾檢測七件市售南瓜子，發現有五件（71.4%）檢出二氧化硫殘留量超過標準；三件開心果中有一件超過；五件蝦米全部超過標準；十二件乾燥香菇，一種檢出含有二氧化硫；由於有氣喘的人，攝取含有二氧化硫殘留時，可能會導致誘發氣喘，因此提醒消費者注意〔二氧化硫做為抗氧化劑時，可使用於冷凍魚貝類及冷凍鯨魚肉之浸漬液、口香糖及泡泡糖、油脂、乳酪、奶油、魚貝類乾製品及鹽藏品、脫水馬鈴薯片或粉、脫水甘薯片，及其他乾燥穀類早餐、馬鈴薯顆粒、穀類酒、啤酒（麥芽釀造）及麥芽飲料（不含酒精〕。

抗氧化劑依其功能則可區分爲：

1.自由基終止型：丁基羥基甲氧苯、丁基羥基甲氧苯。
2.還原型或耗氧型：維生素C、亞硫酸鹽、維生素C棕櫚酸酯、抗異壞血酸及其鹽類、葡萄糖氧化酶。
3.鉗合劑型：檸檬酸、多磷酸鹽、乙烯二胺四醋酸。

而抗氧化劑依其溶解性，可區分成水溶性與脂溶性：

1.水溶性：例如，抗壞血酸（維生素C）、二氧化硫。
2.脂溶性：維生素E、丁基羥基甲氧苯、丁基羥基甲氧苯。

需注意抗氧化劑混合使用時，每一種抗氧化劑之使用量除以其用量標準所得之數值（即使用量／用量標準）總和應不得大於1 。

（四）漂白劑

漂白劑爲具有將食品有色物質去除（特別針對是褐變反應所造成食品暗褐的外表），以獲得理想預期色澤之物質。漂白劑可區分爲：

1.還原性：亞硫酸鹽與次亞硫酸鹽等。
2.氧化性：漂白水亞氯酸鈉及過氧化氫等。

亞硫酸鹽除了可以做爲抗氧化劑使用外，也可當做漂白劑，還具有防止食物褐變，抑制微生物的生長等功效，過去由於許多消費者，擔心市售醃漬蔬菜，會添加違法的色素，因此，不少加工業者，就會使用亞硫酸鹽進行漂白，以增加賣相（變白讓消費者誤以爲沒有添加色素）；但也因此使得消費者，在不知不覺中，將亞硫酸鹽吃進肚子內。

雖然，多數的亞硫酸鹽，可以被人體轉成硫酸鹽，而隨著尿液排出，但是對於體內缺乏亞硫酸鹽氧化酵素的人，則可能會引發不同程度的哮喘、腸胃不適或過敏等反應。

此類添加物，例如有，亞硫酸鉀、亞硫酸鈉、亞硫酸鈉（無水）、亞硫酸氫鈉、低亞硫酸鈉、偏亞硫酸氫鉀、亞硫酸氫鉀、偏亞硫酸氫鈉、過氧化苯甲醯。

民國九十三年四月底至五月初，消基會於大台北地區之連鎖便利商店，檢測二十件便當，發現二氧化硫不合規定有二件，分別是便當中之榨菜與筍乾。

民國九十三年六月十七、十八日及七月二十三日，消基會於金門地區消費市場，檢測三十五件樣品中，其中計有二件竹笙及一件金針，被檢出含有過量漂白劑二氧化硫，三件魚翅檢出過氧化氫殘留。

民國九十三年六月，消基會於台北縣地區之傳統市場，檢測二十二件樣品，發現其中十五件檢出過量漂白劑二氧化硫，不合格率達高68.2%。

民國九十三年八～十月，消基會於大台北地區，檢測二十四件生菜沙拉與十件三明治，一件生菜沙拉檢出二氧化硫。

法令規定亞硫酸鹽之使用範圍及用量（即法令允許可以添加之食品）爲：

1.可使用於金針乾製品；用量以SO_2殘留量計爲4.0 g /kg以下（0.4%）。
2.可用於杏乾；用量以SO_2殘留量計爲2.0 g /kg以下（0.2%）。
3.可使用於白葡萄乾；用量以SO_2殘留量計爲1.5 g /kg以下（0.15%）。

4.可使用於動物膠、脫水蔬菜及其他脫水水果（包括：以糖、鹽或其他調味料醃漬、脫水、乾燥或熬煮等加工方法製成之水果加工品）；用量以SO_2殘留量計為0.50 g /kg以下（0.05%）。

5.可使用於糖蜜及糖飴；用量以SO_2殘留量計為0.30 g /kg以下。

6.可使用於糖漬果實類、蝦類及貝類；用量以SO_2殘留量計為0.10 g /kg以下（0.01%）。

7.可於水果酒類之製造時使用；用量以SO_2殘留量計為0.25 g /kg以下（0.025%）。

8.可使用於上述食品以外之其他加工食品；用量以SO_2殘留量計為0.030 g /kg以下（0.003%）。

但飲料（不包括果汁）、麵粉及其製品（不包括烘焙食品）不得使用。

由於第八款明定，「可使用於上述食品以外之其他加工食品」，但是用量以SO_2殘留量計為0.030 g /kg以下。但飲料（不包括果汁）、麵粉及其製品（不包括烘焙食品）不得使用，代表著除了果汁以外之飲料、烘焙食品以外之麵粉及其製品外，均可添加使用。因此，一般會產生違規添加漂白劑亞硫酸鹽之問題，主要是添加超量，或者是添加時卻未於包裝上標示等兩項。

台灣因為時代轉變，生活步調比其過去農業社會加快很多，於是市面上速食餐廳林立，外食人口急速增加，由於外食風氣盛行，使得國內免洗筷子的需求量大幅提昇。消基會抽驗市售免洗筷發現，有八成的免洗筷含有二氧化硫，引起消費者的關切，到底使用「白淨」的免洗筷是否對於人體的健康有危害問題。

早在民國七十年左右，政府為防治A型肝炎，而鼓勵民眾於外食時使用免洗餐具，當時從高級飯店到巷弄小販，紛紛改採用過即丟的免洗筷，一時造就了竹山地區風光的衛生竹筷產業。隨著消費及環保意識抬頭，我們開始聽到不同團體倡導自備「環保筷」的新聞。但想要改變使用多年的習慣，確實不是一件容易的事。所以，目前國內免洗筷的消耗量仍然十分龐大，甚至需要自國外進口以因應其龐大的需求。

為避免筷子變黃、變黑或發霉，因此，在免洗筷的製作過程中，便以二氧化硫燻蒸的方式漂白，並抑制微生物的生長，燻蒸的時間愈長，產品就愈顯白淨，但二氧化硫的殘留也愈多；經該步驟處理的免洗筷，須立即煮沸、乾燥，以達去硫並進一步殺菌的效果。因此，有撲鼻酸味或顏色過白的免洗筷，其二氧化硫的殘留量通常亦較高。衛生署於民國八十八年，亦曾進行台北市批發及零售免洗筷的二氧化硫殘留檢驗，結果在抽驗的十五件竹筷中，有十四件檢出二氧化硫；五件木筷中，亦有一件檢出。

由於二氧化硫遇水後會轉變為亞硫酸鹽，一般人食入亞硫酸鹽後，在體內可轉變為硫酸鹽而隨尿液排出體外，但對氣喘患者則可能誘發氣喘等不適的症狀，因此不宜接觸。依據聯合國糧農組織與世界衛生組織的食品添加物聯合專家委員會的建議，針對亞硫酸鹽每人每日每公斤可接受攝入量為0.7mg，以六十公斤體重成人計算，每人每日攝取容許量約為42mg。衛生署藥物食品檢驗局曾模擬使用免洗筷吃飯的狀況，發現其使用過程中與食物接觸的面積有限（約佔20%），若以含亞硫酸鹽0.5mg/g的免洗筷來估算，人體每次因使用免洗筷而攝入的亞硫酸鹽約為0.58mg，遠低於每人每日攝取容許量，因此對於人體並無安全上的疑慮。

但是消費者外食時，最好還是能自備環保筷。倘有需要使用免洗筷時，避免選用有撲鼻酸味或顏色過白的免洗筷；使用前先以熱水浸泡三～五分鐘，則可減少二氧化硫的殘留量（但是應該不太有人會這樣做）。

（五）保色劑

是指用來保存食品色澤之物質，例如，肉類之肌紅色；因此，如果原來的物質沒有顏色時，添加時將沒有意義。香腸及火腿等製品，利用添加保色劑，即可獲得美麗的紅色肉品（可使用於肉製品及魚肉製品；用量以二氧化氮殘留量計為0.07 g /kg以下。但是生鮮肉類、生鮮魚肉類不得使用）。

此類添加物包括有：亞硝酸鉀、亞硝酸鈉、硝酸鉀、硝酸鈉。

（六）膨脹劑

膨脹劑具有增加食品的體積、產生鬆軟組織、增加風味及容易吸收等優點。讓食品產生膨脹之來源有，食品中之空氣、水蒸氣與二氧化碳。而二氧化碳之來源，分別來自微生物（酵母菌或細菌）、化學成份（碳酸氫銨）及發粉（利用各種酸與碳酸氫鈉作用放出二氧化碳，例如，著名之塔塔粉）。其中，合成膨脹劑又可分為：

1.單一劑合成膨脹劑。
2.二劑式合成膨脹劑。

此類添加物，例如，鉀明礬、鈉明礬、燒鉀明礬、銨明礬、燒銨明礬、氯化銨、酒石酸氫鉀、碳酸氫鈉、碳酸銨、碳酸氫銨、碳酸鉀、合成膨脹劑、酸式磷酸鋁鈉、燒鈉明礬。

（七）製造用劑

此類食品添加劑，通常用來作爲食品品質改良、釀造（酒及醬油等）及食品製造之用。

此類添加物，例如，氯化鈣、氫氧化鈣、硫酸鈣、葡萄糖酸鈣、檸檬酸鈣、磷酸二氫鈣、磷酸氫鈣、磷酸氫鈣（無水）、磷酸鈣、酸性焦磷酸鈣、甘油醇磷酸鈣、乳酸鈣、硬脂酸乳酸鈣、碳酸鈣、碳酸銨、碳酸鉀、碳酸鈉、無水碳酸鈉、碳酸鎂、硫酸銨、硫酸鈉、硬脂酸鎂、硫酸鎂、氯化鎂、磷酸二氫銨、磷酸氫二銨、磷酸二氫鉀、磷酸氫二鉀、磷酸鉀、磷酸二氫鈉、磷酸二氫鈉（無水）、磷酸氫二鈉、磷酸氫二鈉（無水）、磷酸鈉、磷酸鈉（無水）、偏磷酸鉀、偏磷酸鈉、多磷酸鉀、多磷酸鈉、醋酸鈉；醋酸鈉（無水）、甘油、乳酸硬脂酸鈉、皀土、矽酸鋁、矽藻土、白陶土、滑石粉、L-半胱氨酸鹽酸鹽、亞鐵氰化鈉、矽酸鈣、矽鋁酸鈉、乙烯二胺四醋酸二鈉（於最終食品完成前必須與鈣離子結合成乙烯二胺四醋酸二鈉鈣）或乙烯二胺四醋酸二鈉鈣、二氧化矽、氧化鈣、碳酸氫鉀、木松香甘油酯、石油蠟、米糠蠟、硬脂酸、己二酸、硫酸鋁、珍珠岩粉、硬脂酸鈉、硬脂酸鉀、羥丙基纖維素、羥丙基甲基纖維素、聚糊精、食用石膏、酸性白土（活性白土）、酸性焦磷酸鈉、棕櫚蠟、焦磷酸鉀、焦磷酸鈉、焦磷酸鈉（無水）、無水氯化鈣、三偏磷酸鈉、（尿素）胺甲醯胺、偶氮二甲醯胺、過氧化苯甲醯。

（八）營養添加劑

用來增加食品之營養素；目的在添加於食品中，以補足營養之不足，特別是因爲加工過程而減少之營養素。營養添加劑種類繁多，包括：維生素A、B_1、B_6、D、E及碘化鉀等均是，可區分為下列四大要項：

1.胺基酸類。

2.含鈣鹽類。

3.含鐵鹽類。

4.維生素類營養添加劑。

此類添加物，例如，有維生素A粉末、維生素A油溶液、維生素A脂肪酸酯油溶液、鹽酸硫胺明（維生素B_1）、硝酸硫胺明（維生素B_1）、苯甲醯硫胺明（維生素B_1）、鹽酸苯甲醯硫胺明（維生素B_1）、核黃素（維生素B_2）、核黃素磷酸鈉（維生素B_2）、鹽酸吡哆辛（維生素B_6）、氰鈷胺明（維生素B_{12}）、抗壞血酸（維生素C）、抗壞血酸鈉（維生素C）、L-抗壞血酸硬脂酸酯（維生素C）、L-抗壞血酸棕櫚酸酯（維生素C）、鈣化醇（維生素D_2）、膽鈣化醇（維生素D3）、生育醇（維生素E）、（高阿爾發類）混合濃縮生育醇（維生素E）、濃縮d-α-生育醇（維生素E）、乙酸d-α-生育醇酯（維生素E）、乙酸dl-α-生育醇酯（維生素E）、濃縮乙酸d-α-生育醇酯d-α（維生素E）、酸式丁二酸d-α-生育醇酯（維生素E）、菸鹼酸、菸鹼醯胺、葉酸（維生素C）、抗壞血酸鈣、氧化鈣、碳酸鈣、還原鐵、焦磷酸鐵、羰基鐵、電解鐵、檸檬酸鐵銨、氯化鐵、檸檬酸鐵、硫酸亞鐵、乳酸亞鐵、琥珀酸檸檬酸鐵鈉、碘化鉀、碘酸鉀、甲基柑果（維生素P）、維生素K_3、亞麻油二烯酸甘油酯、鹽酸L-組織胺酸、L-異白胺酸、DL-色胺酸、L-色胺酸、L-α胺基異戊酸、L-二胺基己酸、L-二胺基己酸L-麩酸酯、鹽酸L-二胺基己酸、DL-蛋胺酸、L-蛋胺酸、L-苯丙胺酸、DL-羥丁胺酸、L-羥丁胺酸、生物素、本多酸鈉、本多酸鈣、氯化鉀、硫酸鎂、肌醇、硫酸鋅、氯化鋅、葡萄糖酸鋅、氧化鋅、硬脂酸鋅、硫酸銅、葡萄糖酸銅、維生素K_1、維生素K_2、磷酸鐵、葡萄糖酸亞鐵、丁烯二酸亞鐵、氧化鎂、磷酸鎂、L-肉酸、氯化錳、檸檬酸錳、葡萄糖酸錳、甘油磷酸錳、硫酸錳、氧化亞鐵、牛磺酸、L-精胺酸、L-醋酸精胺酸、L-天冬胺酸、DL-天門冬酸、麩醯胺酸、L-白胺酸、DL-白胺酸、L-脯胺酸、L-絲胺酸、DL-絲胺酸、L-酪胺酸、L-胱胺酸、L-醋酸離胺酸、醋酸鋅、檸檬酸銅、葡萄糖酸鎂、氫氧化鎂、醋酸鉻、鉬酸鈉（無水）、亞硒酸鈉、脂肪酸磷酸鈉、乳酮糖、乳鐵蛋白、磷酸二氫鈣、磷酸氫鈣、磷酸氫鈣（無水）、磷酸鈣、乳酸鐵、乳酸鈣、硒酸鈉、L-丙胺酸、L-天冬醯胺酸、L-組胺酸、葡萄糖乳酸鈣、5'-胞核羥單磷酸鹽、5'-尿核羥單磷酸鹽、5'-腺核羥單磷酸鹽、5'-次黃嘌呤核羥單磷酸鹽、5'-鳥嘌呤核羥單磷酸鹽、硫酸鉻、三氯化鉻、比啶甲酸鉻。

需注意之事項：

1.特殊營養食品應先經中央衛生主管機關審核認可。
2.特殊營養食品中所使用之營養添加劑，其種類、使用範圍及用量標準，得不受表列規定之限制。
3.維生素D_2 及D_3 混合使用時，每一種之使用量除以其用量標準所得之數值（即使用量／用量標準）總和不得大於1 。
4.每日營養素建議攝取量可於衛生署網站查得。
5.前述適用三歲以下幼兒之奶粉如同時使用（5'-胞核羥單磷酸鹽、5'-尿核羥單磷酸鹽、5'-腺核羥單磷酸鹽、5'-次黃嘌呤核羥單磷酸鹽、5'-鳥嘌呤核羥單磷酸鹽）等五類核甘酸鹽，其每100大卡產品中使用量之總和不得超過5mg（民國九十年八月二十八日）。

6.特殊營養食品包括：

(1)嬰兒配方食品及較大嬰兒配方輔助食品。

(2)病人用食品，包括：調整蛋白質、胺基酸、脂肪或礦物質之食品及減低過敏性、控制體重取代餐食品、管灌用食品。

過去衛生署曾發現市售「金優哺優體胺基酸螯合鈣」產品維生素D含量過高，對一歲以下嬰兒健康會造成極大危害，而要求產品應全面回收下架。

衛生署署立新竹醫院，因發現有十月大的嬰兒，因腹瀉急診、血中驗出高血鈣、高尿鈣、腎臟鈣化沉積，及維生素D過高等病症，因而入院，經醫師診斷疑似爲維生素D攝食過量，而病患家屬表示，寶寶食用台中縣時珍草本「金優哺優體胺基酸螯合鈣」產品有近五個月。後經衛生署藥物食品檢驗局檢驗確認，該產品之維生素D含量過高，衛生署立即呼籲家中有一歲以下嬰兒的家長，應立即停用該產品，若手邊有該產品，可向原販售商退貨。

依據我國衛生署民國九十一年公布「國人膳食營養素參考攝取量」，其中建議每人每天維生素D_3攝取量爲5～10微克（μg）（相當於200～400 IU）。相關科學文獻顯示，維生素D每日攝取量達1250～5000 μg（50,000～200,000 IU）時，長期服用會導致中樞神經系統方面問題，包括：憂鬱、厭食、噁心及嘔吐等症狀，也可能發生高血鈣症。

針對「金優哺體胺基酸螯合鈣」產品造成嬰兒致病的案例，衛生署檢驗出其產品維生素D含量確實過高（維生素D_3含量高達847,520 IU／100公克，罐外標示則爲12,000 IU／100公克；維生素

D_2含量爲68,640 IU／100公克，但罐外未標示），因此，衛生署判定該產品爲「紅燈」（紅燈的意義：對人體有立即危害，建議不要食用），並已派食品特派員，會同衛生機關，監督業者立即將產品全面回收下架，以確保民眾食品消費安全，並將已封存的六百瓶產品，抽樣送藥物食品檢驗局檢驗，依該產品標示之建議食用量，檢驗結果顯示其維生素D含量已超過指示藥品每日用量上限1000IU，已涉及違反藥事法相關規定，產品因而致人於死者，處七年以上有期徒刑，致重傷者處三年以上十二年以下有期徒刑。

目前查出「時珍草本生技有限公司」所販售之「金優哺體胺基酸螯合鈣」產品，係委託台中縣「金佳鋒生物科技有限公司」及台南縣「麗豐實業股份有限公司」兩家公司所調配製作。自民國九十四年六月至今，「金佳鋒生物科技有限公司」生產一千一百瓶，「麗豐實業股份有限公司」生產三百瓶，共計已生產一千四百瓶產品，故依衛生局現已封存之六百瓶產品估計，約有八百瓶產品已售出。

衛生署呼籲，家中有一歲以下嬰兒者，家長應立即停用。

（九）著色劑

用來保存食物本身顏色，或增加食物美觀之物質；添加後可任意將食品原有的顏色改變，多爲食用色素。可區分爲二大類：

1.天然色素：例如，葉綠素、胡蘿蔔素等。

2.人工色素：例如，硝酸鹽等。

此類添加物，例如有，食用紅色六號、食用紅色七號、食用紅色七號鋁麗基、食用黃色四號、食用黃色四號鋁麗基、食用黃色五號、食用黃色五號鋁麗基、食用綠色三號、食用綠色三號鋁麗基、食用藍色一號、食用藍色一號鋁麗基、食用藍色二號、食用藍色二號鋁麗基、β-胡蘿蔔醛、β-衍-8'-胡蘿蔔醛、β-衍-8'-胡蘿蔔酸乙酯、4-4'-二酮-β-胡蘿蔔素、蟲漆酸、銅葉綠素、銅葉綠素鈉、鐵葉綠素鈉、氧化鐵、食用紅色四十號、核黃素（維生素B_2）、核黃素磷酸鈉、二氧化鈦、食用紅色四十號鋁麗基。

著色劑顧名思義，是用來美化食品的色相，引發食慾之物質；消基會便曾自台北市著名賓館的京都醬炒蝦仁中，檢出人工合成色素食用黃色5號（法規規定「生鮮肉類、生鮮魚貝類、生鮮豆類、生鮮蔬菜、生鮮水果、味噌、醬油、海帶、海苔、茶等不得使用」，因此京都醬炒蝦仁是不可以添加著色劑的）。

因此，食品添加物違規問題中，主要一項就是，該放的不敢放，而不該放的偏偏亂放；原因多半是因為認識不清所導致，因此過去就曾發生所謂業者的「祖傳秘方」，竟然是靠著違規添加食品添加物而獲得的。

（十）香料

用來增加食品原有的香氣，提高商品價值，大部分是屬於酯類。可區分為二大類：

1.天然香料：麝香。
2.人工香料：香草香精與香蕉香油。

此類添加物，例如有，乙酸乙酯、乙酸丁酯、乙酸酯、乙酸苯乙酯、乙酸松油腦酯、乙酸桂皮酯、乙酸香葉草酯、乙酸香茅酯、乙酸沉香油酯、乙酸異戊酯、乙酸環己酯、乙酸l-薄荷酯、乙基香莢蘭醛、乙醯乙酸乙酯、丁香醇、丁酸、丁酸乙酯、丁酸丁酯、丁酸異戊酯、丁酸環己酯、十一酸內酯、大茴香醛、己酸乙酯、己酸丙烯酯、壬酸內酯、甲酸香葉草酯、甲酸異戊酯、甲酸香茅酯、水楊酸甲酯（冬綠油）、丙酸乙酯、丙酸酯、丙酸異戊酯、甲基β-茶酮、N-甲基胺基苯甲酸甲酯、向日花香醛、庚酸乙酯、辛醛、辛酸乙酯、沈香醇、苯甲醇、苯甲醛、苯乙酮、苯乙酸乙酯、苯乙酸異丁酯、苯乙酸異戊酯、香茅醇、香茅醛、香葉草醇、香莢蘭醛、桂皮醛、桂皮醇、桂皮酸、桂皮酸甲酯、桂皮酸乙酯、癸醛、癸醇、桉葉油精、異丁香醇、異戊酸乙酯、異戊酸異戊酯、異硫氰酸丙烯酯、麥芽醇、乙基麥芽、胺基苯甲酸甲酯、羥香茅醛、羥香茅二甲縮醛、l-柴蘇醛、紫羅蘭酮、對甲基苯乙酮、dl-薄荷腦、l-薄荷腦、α-戊基桂皮醛、檸檬油醛、環己丙酸丙烯酯、d-龍腦、安息香、酯類、醚類、酮類、脂肪酸類、高級脂肪族醇類、高級脂肪族醛類、高級脂肪族碳氫化合物類、硫醇類、硫醚類、酚類、芳香族醇類、芳香族醛類、內酯類、L-半胱氨酸鹽酸鹽。

需注意：

1. 香料含下列成份時，應顯著標示其成份名稱及含量。
2. 飲料使用香料含下列成份時，應符合其限量標準。
3. 松蕈酸、蘆薈素、β-杜衡精、小檗鹼、古柯鹼、香豆素、總氫氰酸、海棠素、蒲勒酮、苦木素、奎寧、黃樟素、山道年、酮（α與β）。

（十一）調味劑

增加食品鮮味、甜味、鹹味或酸味等味道之物質。又可分為四類：

1.人工甘味料（劑）：糖精。俗稱「代糖」，因爲可以增加食品的甜味，甜度爲蔗糖的數百倍，因此，添加時可以有效降低蔗糖的使用量，而降低成本的目的。近年來因爲低熱量食品風行，因此人工甘味劑使用量也隨之增多。糖精及其鈉鹽均爲無色－白色結晶，即使將其稀釋到一萬倍的水溶液，仍可嚐出其甜味，其鈉鹽具有五百倍蔗糖甜味，易溶於水，經口攝入人體後，約在二十四小時內90%會隨著尿液排出；只是曾有動物實驗顯示，糖精會導致膀胱癌，但是該實驗之使用劑量，是一般食品用量的數百倍，即正常人並不會攝取到如此高的劑量。

2.呈味劑：味精（MSG）。

3.酸味劑：檸檬酸。

4.鹹味劑：食鹽（氯化鈉）。

此類添加物，例如有，D-山梨醇、D-山梨醇液、L-天門冬酸鈉、反丁烯二酸、反丁烯二酸一鈉、D-木糖醇、檸檬酸、檸檬酸鈉、琥珀酸、琥珀酸一鈉、琥珀酸二鈉、L-麩酸、L-麩酸鈉、酒石酸、D&DL-酒石酸鈉、乳酸、乳酸鈉、乳酸鈉液、醋酸、冰醋酸、DL-蘋果酸（羥基丁二酸）、DL-蘋果酸鈉、葡萄糖酸、葡萄糖酸鈉、葡萄糖酸液、葡萄糖酸-δ內酯、胺基乙酸、DL-胺基丙酸、磷酸、甘草素、甘草酸鈉、D-甘露醇、氯化鉀、檸檬酸鉀、糖精、糖精鈉鹽、環己基（代）磺醯胺酸鈉、環己基（代）磺醯胺酸鈣、阿斯巴甜、甜菊萃、甘草萃、醋磺內酯鉀、甘草酸銨、甘草酸一銨、麥芽糖醇、麥芽糖醇糖漿（氫化葡萄糖漿）、異麥芽酮糖醇（巴糖醇）、咖啡因、乳糖醇、單尿甘酸甘草酸、索馬甜、赤藻糖醇、蔗糖素。

需注意添加人工甘味料之食品應標示下列事項：

1.衛生署81.2.17.衛署食字第8118073號公告：添加糖精、糖精鈉鹽、環己基（代）磺醯胺酸鈉、環己基（代）磺醯胺酸鈣、阿斯巴甜、醋磺內酯鉀等調味劑之食品，應以中文顯著標示「本品使用人工甘味料：○○○（人工甘味料名稱）」字樣。
2.衛生署77.6.2.衛署食字第731556號公告：添加阿斯巴甜之食品（包括代糖錠劑及粉末），應以中文顯著標示「苯酮尿症患者不宜使用」或同等意義之字樣（阿斯巴甜水解後，便成苯丙氨酸及天門冬氨酸，而苯酮尿症患者，無法順利代謝苯丙氨酸）。

（十二）黏稠劑

用來增加食品黏性及體積，使食品組織安定、增加固形物及保水等之使用。可區分爲二大類：

1.天然黏稠劑：澱粉、洋菜膠。
2.人工黏稠劑：海藻酸丙烯二醇、澱粉磷酸酯鈉。

此類添加物，例如有，海藻酸鈉、海藻酸丙二醇、乾酪素、乾酪素鈉、乾酪素鈣、羧甲基纖維素鈉、羧甲基纖維素鈣、酸化製澱粉、甲基纖維素、多丙烯酸鈉、鹿角菜膠、玉米糖膠、海藻酸、海藻酸鉀、海藻酸鈣、海藻酸銨、羥丙基纖維素、羥丙基甲基纖維素、聚糊精、卡德蘭熱凝膠、結蘭膠、糊化澱粉、漂白澱粉、氧化澱粉、醋酸澱粉、乙醯化己二酸二澱粉、磷酸澱粉、辛烯基丁二酸鈉澱粉、磷酸二澱粉、磷酸化磷酸二澱粉、乙醯化磷酸二澱粉、乙醯化甘油二澱粉、丁二醯甘油二澱粉、辛烯基丁二酸鋁澱粉、丁二酸鈉澱粉、丙醇氧二澱粉、甘油二澱粉。

需注意的是使用黏稠劑聚糊精時，當一次食用量超過十五公克之食品，應顯著標示「過量食用對敏感者易引起腹瀉」（代表一次攝取聚糊精超過十五公克時，有可能會腹瀉拉肚子）。

（十三）結著劑

可以增進動物性食品中蛋白質與脂肪間之結著保水作用，用來保水，增加口感，讓食品中之分散懸浮分子形成穩定安定狀態，防止難溶性物質久置後析出，及防止金屬離子可溶性鹽類之活動；此類產品多半屬於磷酸鹽之衍生物，多半用於肉製品及魚肉煉製品等（例如，取代硼砂功用，讓魚丸或鹼粽變Q）。

此類添加物，例如，焦磷酸鉀、焦磷酸鈉、焦磷酸鈉（無水）、多磷酸鉀、多磷酸鈉、偏磷酸鉀、偏磷酸鈉、磷酸二氫鉀、磷酸二氫鈉、磷酸二氫鈉（無水）、磷酸氫二鉀、磷酸氫二鈉、磷酸氫二鈉（無水）、磷酸鉀、磷酸鈉、磷酸鈉（無水）。

（十四）食品工業用化學藥品

主要用於加工時改變酸鹼值之用；離子交換樹脂則用於改變產品之陰陽離子。

此類添加物，例如，氫氧化鈉、氫氧化鉀、氫氧化鈉溶液、氫氧化鉀溶液、鹽酸、硫酸、草酸、離子交換樹脂、碳酸鉀、碳酸鈉（無水）。

可於各類食品中視實際需要適量使用；惟使用限制為「最後製品完成前，必須中和或去除」可分為：

1.過濾劑與吸著劑：離子交換樹脂（例如，用於清涼飲料用水）。

2.酸類添加物：鹽酸（製造味素）。

3.鹼類添加物：氫氧化鈉（脫除水果薄膜）。

（十五）溶劑

此類添加物，例如，丙二醇、甘油、己烷〔限於蒸煮前或蒸煮時加入。可使用於食用油脂之萃取；可視實際需要適量使用，但油脂產品中不得殘留。可使用於香辛料精油之萃取；精油樹脂中之殘留量為25ppm以下。也可使用於啤酒花之成份萃取；啤酒花抽出物中之殘留量為2.2%以下（以重量計）〕、異丙醇、丙酮（可使用於香辛料精油之萃取；精油樹脂中之殘留量為30ppm以下。於其他各類食品中視實際需要適量使用，但最終產品中不得殘留）、乙酸乙酯（可使用於食用天然色素之萃取；但最終產品中不得殘留）、三乙酸甘油酯等。

（十六）乳化劑

具有乳化功能的物質，又稱為界面活性劑；功用是將油與水，結合並形成穩定的乳化狀態，而不至於分離。許多食品是由不同相（例如，水相與油相）所組成的分散狀態，而食品分散系統，可藉由添加乳化劑或界面活性劑，以降低兩個不同相間的界面張力，而形成像沙拉般的乳化狀態，並且能維持穩定不會分開。

此類添加物，例如，脂肪酸甘油酯、脂肪酸蔗糖酯、脂肪酸山梨醇酐酯、脂肪酸丙二醇酯、單及雙脂肪酸甘油二乙醯酒石酸酯、鹼式磷酸鋁鈉、聚山梨醇酐脂肪酸酯二十、聚山梨醇酐脂肪酸酯六十、聚山梨醇酐脂肪酸酯六十五、聚山梨醇酐脂肪酸酯八十、羥丙基纖維素、羥丙基甲基纖維素、檸檬酸甘油酯、酒石酸甘油酯、乳酸甘油酯、乙氧基甘油酯、磷酸甘油酯、琥珀酸甘油酯、脂肪酸聚合甘油酯、交酯化蓖麻酸聚合甘油酯、乳酸硬脂酸鈉、乳酸硬脂酸鈣、脂肪酸鹽類、聚氧化乙烯（20）山梨醇酐單棕櫚酸酯；聚山梨醇酐脂肪酸酯四十、聚氧化乙烯（20）山梨醇酐單硬脂酸酯、聚氧化乙烯（20）及山梨醇酐三硬脂酸酯。

要將食品之水相與油相均勻混合，例如，沙拉醬（台灣民眾俗稱白醋或蛋黃醬），是藉由蛋黃中之卵磷脂當乳化劑，來固定醋（水相）與沙拉油（油相）。乳化劑之性質，是使用親水親油平衡值來表示。

親水親油平衡值=（乳化劑親水性百分比／5）

親水親油平衡值越大，代表其親水作用越大，值越小，代表其親油性越大。親水親油平衡值範圍為0～20；當親水親油平衡值為0時代表親水性為0%，當親水親油平衡值為20時，親水性為100%。

（十七）其他

此類添加物，例如，胡椒基丁醚（限防蟲用）、醋酸聚乙烯樹脂、矽樹脂（限消泡用）、矽藻土（食品製造加工吸著用或過濾用）、酵素製劑（限於食品製造或加工必須時使用）、油酸鈉、羥乙烯高級脂肪族醇、蟲膠（限於食品製造或加工必須時使用）、石油蠟（使用於果實、果菜、乾酪及殼蛋時限為保護被膜用）、合成石油蠟（使用於果實、果菜、乾酪及殼蛋時限為保護被膜用）、液態石蠟（礦物油，限於食品製造或加工必須時使用）、聚乙二醇（限於食品製造或加工必須時使用）、單寧酸（食品製造助濾用）。

近期研究之「抗凍蛋白」最早被發現存在於南極地區的海洋魚

類，及北極地區某些海洋魚類的血液及其組織中，這些魚類由於在極低溫之下，仍然能存活而不被凍結，研究發現，主要就是因爲其體內含有抗凍蛋白之存在。除極區之魚類外，一些耐寒植物與昆蟲，也發現具有抗凍蛋白，不過數量較少。抗凍蛋白功用，主要是降低食品之冰點與抑制其冰晶成長，可應用於冰淇淋與冷凍肉方面；不過目前因爲價格較高，尚無法普遍商業化。

第二節　食品添加物之規格、用量標準與使用範圍

如果將合格的防腐劑己二烯酸，添加在飲用水中是不可以的，因爲防腐劑己二烯酸規定之使用範圍明定爲：「魚肉煉製品、肉製品、海膽、魚子醬、花生醬、醬菜類、醃漬蔬菜、豆皮豆乾類、乾酪及水分含量25%以上（含25%）之蘿蔔乾。煮熟豆、醬油、味噌、魚貝類乾製品、海藻醬類、豆腐乳、糖漬果實類、脫水水果及其他調味醬、果醬、果汁、乳酪、奶油、人造奶油、番茄醬、辣椒醬、濃糖果漿、調味糖漿、不含碳酸飲料、碳酸飲料及糕餅、水果酒。」由於飲用水並不在使用範圍內，所以添加是屬於違規的。

添加硝酸鈉於剛宰殺的生鮮豬肉，以求增加販賣時間，並獲得防止肉毒桿菌食品中毒、使肉品呈現漂亮紅色，並能產生香腸特殊香味等好處，這樣做合法嗎？硝酸鈉雖然規定，可以使用於肉製品及魚肉製品，但是其使用限制中明文規定：「生鮮肉類、生鮮魚肉類不得使用。」因此添加於生鮮豬肉是違規的。

瞭解食品添加物規格標準、使用範圍與用量標準之後，對於食

品添加物之規格、標準、範圍與用量，必須確實遵守，才能確保食品添加物之使用安全。

食品添加物之使用安全，係指保證所使用之食品添加物符合以下要求：

1.合乎規格標準。
2.使用食品添加物的方法（範圍與使用量）必須適當，沒有違反規定。

一、防腐劑之規格、用量標準與使用範圍

什麼是風險？風險是指某種類型損失或傷害發生的可能性。而「風險」與「危險」是不同的，舉例說明，跳降落傘會有風險，但若降落傘破了，就會有生命的危險。風險本身是強調某種傷害在未來是否發生的可能性，通常以機率或頻率（單位時間內發生的機率）來表示這種可能性。

在我們的日常生活中充滿各式各樣的風險。每一項我們參與的活動都可能伴隨著一個風險，例如，旅行中可能會發生車禍或墜機、火車相撞等等的風險；但現代生活不可能不利用交通工具，全靠步行。即使不出門，也不能保證，我們就能躲過地震或者是禍從天降的可能的災害。

風險具有不確定性，雖然我們不可能消除所有的風險，但是可以透過適當的防範措施，來加以適當的降低風險。例如，騎機車戴安全帽，就是一項降低風險的防範措施。再舉一例說明風險的含義：假設有人準備橫渡太平洋，他所必須承受的風險，就是發生船難，被淹死。如果此人選擇，只有雙槳的小船作爲橫渡工具，依據

常理判斷，此人必死無疑。如果此人選擇，以機動帆船作爲交通工具，那他成功橫渡的機會比較大；相對的被淹死的風險就降低了。如果他可以找到航海專家和他一起冒險，他被淹死的風險就更低了。如果他要更安全些，可以選擇搭乘萬噸級的輪船作爲交通工具，那他橫渡太平洋所承受的風險，比搭乘飛機還來的低。由這例子，可以看出所謂的「風險」，並不僅僅考慮災難的大小，還必須考慮災難發生的機會。採取適當的防範措施，便可降低災難發生的機會，也就降低了風險。

面對這些風險，可經由執行風險評估，而建立風險等級，和已確認危害的關連性，但首先要認清「零風險」的概念是不存在的，惟有從做好風險評估、風險管理，將風險控制在可接受的範圍內。目前國際公認可被接受的健康風險值是爲百萬分之一（也就是十的負六次方）。所謂可接受的風險並非單一的數值，而是相對的概念。而「百萬分之一」的風險是完全不同於「百萬分之一」中獎機率的彩券，理由是彩券中獎是一定發生的，而「百萬分之一」的風險未必會發生。

當我們一方面享受文明帶來的便利，也一方面需要負擔著不同程度的風險。生活本身即伴隨著許多風險。要求「零風險」根本就是不可能的。試想如果我們爲達到車禍的「零風險」目標，就要禁止所有車輛上馬路行駛，因爲有車就有危險，這麼做，社會所付出的代價未免就太大了。而衛生機關訂定食品添加物之使用範圍與用量標準，就是依據可接受的風險觀念進行。

食品添加物之使用範圍與用量標準，以一般民眾最耳熟能詳的防腐劑舉例說明如下：

（一）己二烯酸

1.己二烯酸可使用於魚肉煉製品、肉製品、海膽、魚子醬、花生醬、醬菜類、醃漬蔬菜、豆皮豆乾類、乾酪及水分含量25%以上（含25%）之蘿蔔乾；用量以己二烯酸計爲2.0 g /kg以下（即用量標準爲0.2%）。

2.己二烯酸可使用於煮熟豆、醬油、味噌、魚貝類乾製品、海藻醬類、豆腐乳、糖漬果實類、脫水水果及其他調味醬；用量以己二烯酸計爲1.0 g /kg以下。

3.己二烯酸可使用於果醬、果汁、乳酪、奶油、人造奶油、番茄醬、辣椒醬、濃糖果漿、調味糖漿、不含碳酸飲料、碳酸飲料及糕餅；用量以己二烯酸計爲0.5 g /kg以下。

4.己二烯酸可使用於水果酒；用量以己二烯酸計爲0.2 g /kg以下。

簡單的說己二烯酸可使用於魚肉煉製品、肉製品、海膽、魚子醬、花生醬、醬菜類、醃漬蔬菜、豆皮豆乾類、乾酪及水分含量25%以上（含2%）之蘿蔔乾、煮熟豆、醬油、味噌、魚貝類乾製品、海藻醬類、豆腐乳、糖漬果實類、脫水水果及其他調味醬、果醬、果汁、乳酪、奶油、人造奶油、番茄醬、辣椒醬、濃糖果漿、調味糖漿、不含碳酸飲料、碳酸飲料及糕餅、水果酒；用量則依其類而有不同限制用量。

因此，如果將己二烯酸使用於生鮮肉品、20%水份的蘿蔔乾或在肉製品中添加量＞0.3%時，均是屬於違規的行爲。

（二）己二烯酸鉀

1.本品可使用於魚肉煉製品、肉製品、海膽、魚子醬、花生醬、醬菜類、醃漬蔬菜、豆皮豆乾類、乾酪及水分含量25%以上（含25%）之蘿蔔乾；用量以己二烯酸計爲2.0 g /kg以下。
2.本品可使用於煮熟豆、醬油、味噌、魚貝類乾製品、海藻醬類、豆腐乳、糖漬果實類、脫水水果及其他調味醬；用量以己二烯酸計爲1.0 g /kg以下。
3.本品可使用於果醬、果汁、乳酪、奶油、人造奶油、番茄醬、辣椒醬、濃糖果漿、調味糖漿、不含碳酸飲料、碳酸飲料及糕餅；用量以己二烯酸計爲0.5g/kg以下。
4.本品本品可使用於水果酒；用量以己二烯酸計爲0.2 g /kg以下。

（三）己二烯酸鈉

1.本品可使用於魚肉煉製品、肉製品、海膽、魚子醬、花生醬、醬菜類、醃漬蔬菜、豆皮豆乾類、乾酪及水分含量25%以上（含25%）之蘿蔔乾；用量以己二烯酸計爲2.0 g /kg以下。
2.本品可使用於煮熟豆、醬油、味噌、魚貝類乾製品、海藻醬類、豆腐乳、糖漬果實類、脫水水果及其他調味醬；用量以己二烯酸計爲1.0 g /kg以下。
3.本品可使用於果醬、果汁、乳酪、奶油、人造奶油、番茄醬、辣椒醬、濃糖果漿、調味糖漿、不含碳酸飲料、碳酸飲料及糕餅；用量以己二烯酸計爲0.5 g /kg以下。
4.本品可使用於水果酒；用量以己二烯酸計爲0.2 g /kg以下。

（四）丙酸鈣與丙酸鈉

可使用於麵包及糕餅；用量以丙酸計為2.5 g /kg以下。

（五）去水醋酸及其鈉鹽

本品可使用於乾酪、乳酪、奶油及人造奶油；用量以去水醋酸計為0.5 g /kg以下。

（六）苯甲酸及其鈉鹽

1. 本品可使用於魚肉煉製品、肉製品、海膽、魚子醬、花生醬、乾酪、糖漬果實類、脫水水果、水分含量25%以上（含25%）之蘿蔔乾；用量以苯甲酸計為1.0 g /kg以下。
2. 本品可使用於煮熟豆、味噌、魚貝類乾製品、海藻醬類、豆腐乳、醬油、醬菜類、碳酸飲料、不含碳酸飲料、豆皮豆乾類、醃漬蔬菜、果醬、果汁、濃糖果漿、調味糖漿、其他調味醬；用量以苯甲酸為0.6 g /kg以下。
3. 本品可使用於乳酪、奶油、人造奶油、番茄醬、辣椒醬；用量以苯甲酸計為0.25 g /kg以下。

（七）對羥苯甲酸乙酯及其酯類

1. 本品可使用於豆皮豆乾類及醬油；用量以對羥苯甲酸計為0.25 g /kg以下。
2. 本品可使用於醋及不含碳酸飲料；用量以對羥苯甲酸計為0.10 g /kg以下。
3. 本品可使用於鮮果及果菜之外皮；用量以對羥苯甲酸計為0.012 g /kg以下。

（八）對羥苯甲酸異丙酯及其酯類

1.本品可使用於豆皮豆乾類及醬油；用量以對苯甲酸計爲0.25 g /kg以下。

2.本品可使用於醋及不含碳酸飲料；用量以對羥苯甲酸計爲0.10 g /kg以下。

3.本品可使用於鮮果及果菜之外皮；用量以對羥苯甲酸計爲0.012 g /kg以下。

（九）聯苯

本品限用於葡萄、柚、檸檬及柑桔外敷之紙張；用量爲0.07 g / kg以下（以殘留量計）。

（十）二醋酸鈉

1.本品可使用於包裝烘焙食品；用量0.40%以下。

2.本品可使用於包裝之肉汁及調味汁；用量爲0.25%以下。

3.本品可使用於包裝之油脂、肉製品及軟糖果；用量爲0.10%以下。

4.本品可使用於包裝之點心食品、湯及湯粉；用量爲0.05%以下。

（十一）己二烯酸鈣

1.本品可使用於魚肉煉製品、肉製品、海膽、魚子醬、花生醬、醬菜類、醃漬蔬菜、豆皮豆乾類、乾酪及水分含量25%以上（含25%）之蘿蔔乾；用量以己二烯酸計爲2.0 g /kg以下。

2.本品可使用於煮熟豆、醬油、味噌、魚貝類乾製品、海藻醬類、豆腐乳、糖漬果實類、脫水水果及其他調味醬；用量以己二烯酸計為1.0 g /kg以下。

3.本品可使用於果醬、果汁、乳酪、奶油、人造奶油、番茄醬、辣椒醬、濃糖果漿、調味糖漿、不含碳酸飲料、碳酸飲料及糕餅；用量以己二烯酸計為0.5 g /kg以下。

4.本品可使用於水果酒；用量以己二烯酸計為0.2 g /kg以下。

（十二）苯甲酸鉀

1.本品可使用於魚肉煉製品、肉製品、海膽、魚子醬、花生醬、乾酪、糖漬果實類、脫水水果、水分含量25%以上（含25%）之蘿蔔乾；用量以苯甲酸計為1.0 g /kg以下。

2.本品可使用於煮熟豆、味噌、魚貝類乾製品、海藻醬類、豆腐乳、醬油、醬菜類、碳酸飲料、不含碳酸飲料、豆皮豆乾類、醃漬蔬菜、果醬、果汁、濃糖果漿、調味糖漿、其他調味醬；用量以苯甲酸為0.6 g /kg以下。

3.本品可使用於乳酪、奶油、人造奶油、番茄醬、辣椒醬；用量以苯甲酸計為0.25 g /kg以下。

（十三）乳酸鏈球菌素

本品可使用於乾酪及其加工製品；用量為0.25 g /kg以下。

（十四）雙十二烷基硫酸硫胺明

雙十二烷基硫酸硫胺明，又稱雙十二烷基硫酸胺，可使用於醬油；用量為0.01 g /kg以下。

（十五）丙酸

丙酸可使用於麵包及糕餅；用量以丙酸計為2.5ｇ/kg以下。

（十六）鏈黴菌素

本品可使用於乾酪及經醃漬、乾燥而未加熱處理之加工禽畜肉製品；用量須在20mg/kg以下。

二、使用防腐劑之注意事項

防腐劑使用時其注意事項如下：

1.罐頭一律禁止使用防腐劑，但如果因原料加工或技術製造關係，必須加入防腐劑者，應事先申請中央衛生主管機關（衛生署）核准後，始得使用（也就是說，沒有事先申請核准，一般罐頭是不准使用防腐劑的）。

2.防腐劑除對羥苯甲酸酯類得混合使用外，其餘不得混合使用。對羥苯甲酸酯類混合使用時，不得超過規定用量標準值，但因原料加工或技術製造關係，必須混合使用防腐劑者，應事先申請中央衛生主管機關核准後，始得使用。

3.「煮熟豆」係指經煮熟調味之豆類，不包括豆餡。「海藻醬類」係指以海藻或海苔為原料製成供佐餐用之醬菜。「濃糖果漿」係指由天然果汁或乾果中抽取50%以上，添加入濃厚糖漿中，其總糖度應在50°糖度以上，可供稀釋飲用者。「含果汁之碳酸飲料」係指含5%以上天然果汁之碳酸飲料。「罐頭食品」係指在製造過程中，經過脫氣、密封、殺菌等步驟，而能防止外界微生物之再污染，且可達到保存目的之食品。

第三節 有害之食品添加物

民國七十三年間，有一家店，經營餐飲業數十年，因為製作的產品有其特色，口感極佳，其他的店家，就是沒有辦法製作出類似之產品，因此生意興隆，歷久不衰。只是有一天，這家商店被衛生單位檢查出，其所謂的特殊口感，竟然是靠著添加有害食品添加物「硼砂」製作出來的，由於添加有害食品添加物「硼砂」，係違反當時食品衛生管理法第十一條第一項第三款：「食品或食品添加物有下列情形之一者，不得製造、調配、加工、販賣、貯存、輸入、輸出、贈與或公開陳列：三、有毒或含有害人體健康之物質或異物者。」依據同法（舊法）第三十二條第一項第一款規定：「有下列行為之一者，處三年以下有期徒刑、拘役或科或併科一萬元以上四萬元以下罰金，並得吊銷其營業或設廠之許可證照：一、違反第十一條第一款至第八款或第十五條之規定者。」依照法令之規定，罰金屬於法院權責（若是罰鍰則是屬於行政機關權責，如衛生局等行政機關，可以直接處罰緩，但是卻不能開罰金），因此該店負責人被移送法辦。

同樣的道理，如果違規使用下列有害食品添加物，而被查獲時，均將面臨被移送法辦之處罰。

一、硼砂

硼砂（台語：冰西），因毒性高，全世界各國多禁用做爲食品添加物之使用，但台灣自古就習慣使用於食品中，例如，貢丸、魚丸、碗粿、鹼粽、年糕、油麵、燒餅及油條等，硼砂具有增加食品韌性與脆度、防止蝦類黑變、改善保水性、保存性、口感、增加生產量、保水性與保存性等功效，但由於硼砂進入人體以後，經過胃酸作用後，會轉變成硼酸；少量時，人體可自行分解排出體外，不過因爲排出速度，非常緩慢，且在人的體內具有積存性，所以雖然每次攝取量不多，但是連續攝取積少成多時，將會妨害消化酵素作用，引起食慾減退、消化不良，及抑制營養素吸收，食用過量時，會造成紅血球破裂、皮膚出紅疹、引起嘔吐、腹瀉或休克，甚至於造成生命危險，目前已遭法令嚴格禁止使用於食品中。

二、吊白塊

吊白塊爲違規之漂白劑，係以福馬林結合亞硫酸氫鈉，再還原而製得。原本使用於染色；而食品之所以會使用吊白塊，係因其產生之亞硫酸具有還原作用，可以漂白，但使用後，會有甲醛及亞硫酸鹽殘留於食品中；而甲醛對於眼睛及喉部具有刺激性，易溶於酒精及水中，甲醛的35%水溶液稱爲福馬林，防腐效果很強，稀釋五千倍仍可阻止細菌發育。但是甲醛會引起蛋白的變性，阻礙消化酵素的作用，影響蛋白及澱粉的消化。亞硫酸鹽可以被氧化成爲硫酸鹽，但甲醛則因爲不容易被氧化，而易殘留食品中，過去甲醛曾發現，違規使用於肉製品及乳製品；在工業或醫藥上雖可使用甲醛，然而在食品加工是禁止使用的。甲醛中毒會產生頭痛、昏睡、眩暈、消化障礙、呼吸困難以及嘔吐等症狀。

三、螢光增白劑

即螢光增白染料及香豆素衍生物等，過去經常用於小魚乾及吻仔魚等食品增白，因具有致癌性而遭禁用。

媒體曾報導市售咖啡濾紙、衛生用紙品，例如，衛生紙、面紙、紙巾等，檢出有螢光反應，以致於引起消費大眾的關切。但是需注意的是：檢測有螢光反應，並非就是含有螢光增白劑，民眾無須過度恐慌。在自然界中，有螢光反應的物質處處都可發現到，包括：各種螢光染料、維生素A、E、B_2及B_{12}、從石油提煉出的各種化合物、天然洗潔劑、酚醛樹脂、含丁二烯的橡膠和塑膠、尿醛樹脂、螢火蟲、螢光魚、人體蛋白質、紙鈔等等，都有螢光反應。假如使用有螢光反應的樹脂作爲原料，製成不織布纖維，再製成紙尿布、衛生棉及衣物等，或使用有螢光反應的天然原料製成各種民生商品等，則該些商品都可以被檢測出有螢光的反應。

一般而言，螢光物質可分成二種，一種是含「非遷移性螢光劑」的螢光物質，另一種則是含「可遷移性螢光劑」的螢光物質。顧名思義，「非遷移性螢光劑」，沒有遷移性，因此即使有螢光反應，但對人體不會有害；使用有螢光反應的樹脂或原料製成的商品，即是屬於此類。至於「可遷移性螢光劑」，例如，添加螢光增白劑，由於可能會透過人體皮膚吸收，因此，有危害人體健康的疑慮。試驗時，單純以UV燈測試，僅能檢出是否有螢光反應，並不能辨別是否爲「非遷移性螢光劑」或爲「可遷移性螢光劑」，必須另外再以溶出試驗才能作爲進一步的區分。

螢光增白劑是一種合成的染料，具有增白的效果，因此，常被用於紡織、製紙、肥皀及清潔劑中。關於螢光增白劑的毒性，至今仍無定論，雖然許多歐、美、日的研究機關長期研究證實，螢光增白劑並無致癌性，也無毒害性，惟對嬰兒、皮膚敏感的人可能會造成皮膚過敏症狀。目前螢光增白劑，主要是作爲非食品的染色劑，且因其易溶出至食品，故不得添加於食品容器。爲保障國人的健康，衛生署對於食品及和食品接觸的紙製品，例如，器具、容器及包裝，規定都不得使用螢光增白劑。

四、鹽基性介黃等有害色素

鹽基性介黃是毒性甚強的水溶性鹽基煤焦色素，過去使用於黃蘿蔔、麵條及糖果等食品，可產生穩定的黃色色澤，但因毒性強（大量會造成頭疼、心悸亢奮或手足麻痺及意識不明等病症），長期食用，則可能會有致癌的危險，而被禁止使用。其他尚有鹽基性桃紅精及奶油黃等。

五、其他

包括水楊酸、硫酸銅與人工黃樟素（過去國內著名飲料品牌之沙士所添加成份）等。

在工作疲勞或剛做過劇烈運動的人，來瓶清涼飲料，眞的能令人消除暑氣，心曠神怡。英國國家廣播公司曾報導，清涼飲料若同時含有苯甲酸鈉及抗壞血酸（維生素C）時，會產生致癌物質「苯」，引起消費者一陣的恐慌與關切。

經查苯是一種易燃、易揮發的無色液體，在工業上廣泛用作染料、油布、潤滑劑等的化學原料或有機溶媒，可經由呼吸、皮膚接觸或誤食而導致中毒。人體大量誤食時，會影響神經系統，導致嘔吐、呼吸急促、脈搏加速、步伐恍惚及神經錯亂，嚴重時會喪失意識。由於苯會增加罹患急性骨髓性白血病的風險，因此被歸列爲「對人類有致癌性的物質」。

早在一九九〇年美國即發現，飲料中使用的防腐劑——苯甲酸鈉，會與維生素C在酸性環境且足夠長的時間下，進行化學反應而產生苯。惟目前世界各國皆無飲料中苯的限量規定，只有對飲用水有規定苯的限量，世界衛生組織的標準訂爲10ppb，美國及我國環保署則皆爲5ppb。然而環境中的空氣亦有苯的存在，包括：汽油中有苯，香菸中也含苯，因此，每個人都有暴露苯的可能；英國食品標準局表示，平均每人每天由呼吸所攝入的苯總量爲220μg（百萬分之一公克）；也就是說，如果以攝取飲料估算，必須每天喝下二十二公升含苯10ppb的飲料，才會達到相同的攝入量。而該局所調查的二百三十件市售軟性飲料，檢出的苯含量均非常微量，故應不致危害民眾健康。衛生署藥物食品檢驗局亦曾於民國八十二年間，進行市售果汁飲料的苯含量調查，結果五十件檢體中檢出有十九件檢體含有微量苯，其濃度低於或幾乎等同於世界衛生組織飲用水的限量標準，因此，對於人體健康應該不會造成危害。不過，在營養均衡維護健康之前提下，還是建議消費者不要過量飲用碳酸清涼飲料。

德國科學家實驗發現，寶特瓶材質中微量的銻，會慢慢溶出並釋放至所盛裝的水中，且所溶出的量會隨著存放的時間增加而增多，引起民眾的關注。經評估，於正常保存條件下，寶特瓶裝水所可能溶出的銻含量極爲低微，縱使以該報導最高銻溶出量（0.7ppb）來計算，該濃度仍遠低於安全標準，尚不致於對人體健康造成危害。

銻是一種銀白色天然金屬，其化合物可作為聚合有機物的催化劑，因此，在生產高透明度之聚酯類塑膠製品時，會有極微量的銻殘留於最終產品中。通常銻中毒事件，主要是因工業操作時，吸入銻粉塵而造成職業性的傷害；例如，採礦及煉鐵廠工人，可能由吸入而造成肺炎，鑄造業工人，會因大量攝入銻而發生消化不良、嘔吐等腸胃不適症狀，或因吸入或接觸而發生頭痛及結膜炎。只有少部分情形，是經由使用含銻釉瓷或琺瑯之容器，以及容器焊錫處遇到酸性食品，而讓銻溶出，而導致中毒的情形。

寶特瓶製造過程中添加的銻極微，目前我國現行食品器具容器包裝衛生標準，已規定寶特瓶（使用PET材質），溶出試驗銻含量應在0.05ppm以下；另外飲料類衛生標準，亦要求銻之最大容許量為0.15ppm。報導中德國實驗室所檢出的銻含量，其濃度均遠低於安全標準，因此，不會對人體健康造成危害。依據美國消費者產品安全委員會所定每日可接受攝入量上限為每人每天每公斤體重2.3毫克，以70公斤成人計算，則每天可攝取銻的安全量為161毫克。相較之下，德國實驗之寶特瓶裝水銻檢出量極低。

重點摘要

一、保證食品添加物的使用安全有兩個基本要件：

1.必須合乎規格標準。

2.使用方法（包括使用對象與使用量）必須是正確的。

二、食品添加物分類：

1.防腐劑。

2.殺菌劑。

3.抗氧化劑。

4.漂白劑。

5.保色劑。

6.膨脹劑。

7.品質改良用、釀造用及食品製造用劑。

8.營養添加劑。

9.著色劑。

10.香料。

11.調味劑。

12.黏稠劑：

13.結著劑 。

14.食品工業用化學藥品。

15.溶劑。

16.乳化劑。

17.其他。

三、罐頭食品能不能吃：有人說：「罐頭食品不能吃，因爲放很多防腐劑，以致於都不會壞！」可是事實上，罐頭食品是沒有防腐劑的，為什麼？因為法令明文「罐頭一律禁止使用防腐劑，但因原料加工或技術製造關係，必須加入防腐劑者，應事先申請中央衛生主管機關（衛生署）核准後，始得使用。」所以罐頭食品是沒有防腐劑的！

四、泡麵能不能吃：有人說：「泡麵不能吃，因為放很多防腐劑！吃多了器官會壞掉。」可是事實上，泡麵也不放防腐劑的，為什麼？因為放的是抗氧化劑，而不是防腐劑。

五、蜜餞放不放防腐劑：蜜餞很甜很甜，是用糖慢慢蜜出來的，水活性很低，細菌不容易生長，所以不用放防腐劑，可是市售蜜餞中，因為違規添加防腐劑，被衛生單位查獲之事件，層出不窮，算是違規的大宗與常客，其中的主要原因，就是業者沒有遵循古法純用糖，而為了降低成本，改用人工甘味劑等添加物，以保持甜味，降低用糖量與成本，卻因此導致食品水活性過高，細菌容易孳長而不得不添加防腐劑。

六、將合格的防腐劑己二烯酸放在飲用水中被查出，可以不可以？防腐劑己二烯酸使用範圍為：「魚肉煉製品、肉製品、海膽、魚子醬、花生醬、醬菜類、醃漬蔬菜、豆皮豆乾類、乾酪及水分含量25%以上（含25%）之蘿蔔乾。煮熟豆、醬油、味噌、魚貝類乾製品、海藻醬類、豆腐乳、糖漬果實類、脫水水果及其他調味醬、果醬、果汁、乳酪、奶油、人造奶油、番茄醬、辣椒醬、濃糖果漿、調味糖漿、不含碳酸飲料、碳酸飲料及糕餅、水果酒。」因此，飲用水使用己二烯酸是違規的，因為不在法定允許範圍中。

七、生鮮豬肉到底鮮不鮮：香腸添加硝酸鈉，除可以防止肉毒桿菌食品中毒、呈現漂亮紅色顏色，並能產生香腸特殊香味（所以叫「香」腸，而不像臭豆腐被稱爲臭的），那麼將它放入剛宰殺生鮮豬肉來增加販賣時間，並獲得上述好處，這樣做合法嗎？硝酸鈉可以使用於肉製品及魚肉製品，但是其使用限制中卻明文規定：「生鮮肉類、生鮮魚肉類不得使用。」因此食品添加物保色劑硝酸鈉，添加於生鮮豬肉來增加販賣時間是違規的。

八、麵包與防腐劑：合格防腐劑分別有己二烯酸、丙酸鈣與苯甲酸鈉等多種，如果麵包要防止長黴菌，到底是該放己二烯酸、丙酸鈣，還是苯甲酸鈉？由於使用對象（菌種）中，己二烯酸針對黴菌及酵母菌；丙酸鈣爲黴菌；苯甲酸鈉爲細菌及酵母菌。因此麵包要防止長黴菌，應該放丙酸鈣。

九、乾酪、乳酪、奶油及人造奶油與防腐劑：合格防腐劑中，去水醋酸可以使用於乾酪、乳酪、奶油及人造奶油；如果殘留量1%左右，有沒有違規？基本規定，去水醋酸規定用量爲「使用於乾酪、乳酪、奶油及人造奶油；用量以去水醋酸計爲0.5 g /kg以下」，即用量爲0.05%以下，殘留量1%顯然屬於嚴重違規（因爲1%是0.05%的20倍量）。

十、常被濫用之非法食品添加物：

1.著色劑：紅色2號，奶油黃，鹽基性介黃，鹽基桃紅精，孔雀綠，黃色11號。奎黃（大陸產製食品需要特別注意此項違規）。

2.人工甘味劑：甘精。

3.漂白劑：吊白塊（含甲醛成份）。

4.螢光增白劑。

5.氧化鉛。

6.硼砂。

7.銅鹽。

十一、合法但應小心限量使用之食品添加物。

1.亞硝酸鹽：過量時會與二級胺作用產生致癌性之亞硝胺，毒性極強烈。

2.亞硫酸鹽：過量時會造成氣喘病人發生氣管痙攣等現象。

3.人工甘味劑：阿斯巴甜對於苯酮尿症病患不宜使用。環氨酸鹽曾有報導其代謝物具致癌性。糖精曾有報導可能會導致膀胱癌（大量攝取時）。

4.溴酸鉀：曾有報導可能引起腎臟癌。

5.過氧化氫：曾有報導可能具有致癌性。

6.抗氧化劑：丁基羥基甲氧苯及二丁基羥基甲苯皆曾有報導可能具不良生理作用。

7.防腐劑：對羥苯甲酸之酯類不宜高量使用。聯苯可能具不良生理作用，僅可用於水果外皮。

8.著色劑：煤焦色素曾有多種因致癌性而被禁。黃色4號可能引起過敏反應，美國政府要求業者標示之。

9.其他：某些香料（天然者）具特殊成份，可能有不良生理作用，設有限量。

問題與討論

一、二氧化硫是漂白劑也是抗氧化劑，只是在這兩類都查不到二氧化硫，那麼它在這兩類應該是什麼名稱？

二、舉出五種合法防腐劑。

三、舉出三種有害食品添加物及其對人體危害。

四、香腸可否添加亞硝酸鹽，用量如何？

五、何謂親水親油平衡值？

六、螢光增白劑是否屬於漂白劑？

七、防腐劑己二烯酸放在果醬中，可以不可以？防腐劑有己二烯酸、丙酸鈣與苯甲酸鈉等多種，如果麵包要防止長黴菌，到底是該放己二烯酸、丙酸鈣，還是苯甲酸鈉？去水醋酸可以使用於乾酪、乳酪、奶油及人造奶油；如果用量1%左右，有沒有違規？

八、消基會曾經自珍珠粉圓中檢出防腐劑，請問是否符合規定？

參考書目

消基會檢驗委員會（2004）。福壽「麵」線？。消費者報導。4，p.31-37。

消基會檢驗委員會（2004）。檢測超商便當的防腐劑、漂白劑與鈉含量。消費者報導。7，p.4-8。

消基會檢驗委員會（2004）。部分散裝豆漿有防腐劑。消費者報導。7，p.34-40。

高馥君（1998）。食品保存與抗氧化劑。食品工業。30(12)，17-24。

吳柏宏（2004）。自由基、老化與抗氧化配方。食品工業。36(2)，45-51。

張欽宏（2000）。麵糰改良劑之應用。食品工業。32(3)，32-39。

張炳揚（2000）。簡介抗凍蛋白。食品工業。32(3)，13-15。

林乃麒（2005）。蝦含有抗生物質與抗氧化劑嗎？。消費者報導。8，p.9。

（2005）。認識防腐劑。消費者報導。2，p4。

施明致（1999）。食物學原理。台北：藝軒。

消基會檢驗委員會（2005）。香菇籠罩漂白陰影?。消費者報導。2，p.49-50。

消基會檢驗委員會（2005）。硼砂、人工色素不要來。消費者報導。2，p54

消基會檢驗委員會（2004）。零嘴一口口，愈吃愈順口？。消費者報導。1，p.32。

消基會檢驗委員會（2004）。美味大口嚼，風險免不了！。消費者報導。2，p.31-37。
消基會檢驗委員會（2004）。直擊金門問題食品和中藥。消費者報導。9，p.5-19。
消基會檢驗委員會（2004）。六成二的市售熟筍含漂白劑。消費者報導。9，p36-38
消基會檢驗委員會（2004）。市售生菜沙拉、三明治衛生量紅燈。消費者報導。11，p.24-33。
德育食品科教師、匯華編輯部（2000）。營養師試題全輯。台北：匯華。
陳自珍、沈介人（1984）。食品添加物。台北：文源。
續光清（1996）。食品工業。台北：徐氏基金會。
王有忠（1987）。食品安全。台北：華香園。
桑銘忠（2003）。糾紛實錄—台中篇單元。消費者報導。6，p.64 。
行政院衛生署食品資訊網。網址：food.doh.gov.tw

第七章

清潔消毒與殺菌

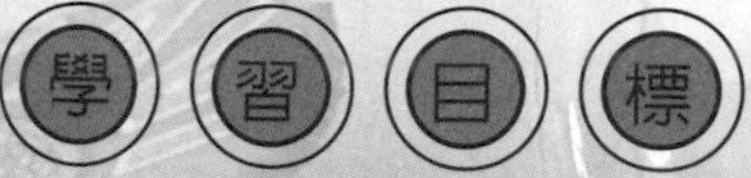

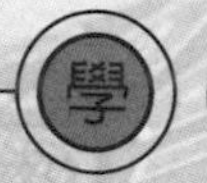

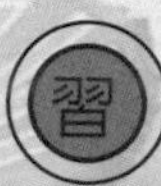

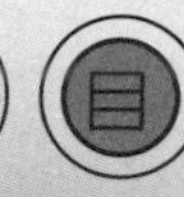

1.瞭解有效殺菌
2.認識奈米光觸媒等新式殺菌方式與原理
3.注意食品清潔劑危險性

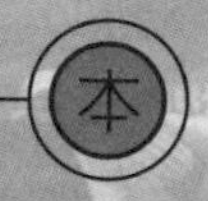

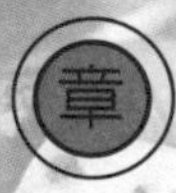

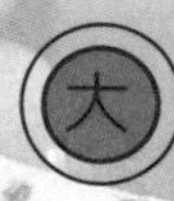

第一節　清潔與有效殺菌
第二節　其他殺菌方法
第三節　清潔的法令規定

前言

在科學家巴斯德發現細菌以後，同時期奧國的Simnelweis醫師，與英國的里斯特（Lister）醫師，也發現到傷口會發生感染，是因為不清潔所引起的，之後並確定，感染是因為細菌侵入傷口而引起的。因此，提出消毒方法，與無菌的手術觀念，來預防發生感染；因而減少許多醫院內部感染，拯救許多生命，這些作為在醫學上屬於革命性突破；可是在當時，由於無菌手術要求醫師們在手術前，要進行刷手等步驟，因為增加了許多不方便，於是招來許多的攻擊、謾罵及被排斥。這是因為人們的惰性，不願意接受變革及不願意接受新觀念，所產生的自然反應與抗拒；然而真理終究是真理，最後消毒方法與無菌的手術觀念，因為確實能減少醫院內部感染，終於廣被接受並迅速推展。

過去在加拿大安大略省的渥克特，曾發生因為大腸桿菌污染飲用水，計造成二千多人受到感染，其中十八人死亡。在南非曾爆發因為水媒介傳染之霍亂，使得三十三位民眾喪生，累積感染人數約有五千人。從一八五〇年起，開始使用氯來進行水的消毒。一九〇四年英國嘗試在公共給水中加氯。一九〇八年美國芝加哥首次使用次氯酸鈣，在水中消毒。一九〇九年美國紐澤西州，開始在公共給水中，使用氯酸鹽消毒。一九一二年則發明出氯氣加藥設備。氯加入水中快速與水反應後，形成次氯酸（HOCl）及鹽酸（HCl）；其中次氯酸是一種弱酸，當pH＞4時，水中含氯物質主要為HOCl及OCl^-；pH低於6時，HOCl為主要物質；而pH高於6時，則OCl^-為主要物質，但其中以次氯酸

HOCl之殺菌力最好（即氯之殺菌作用與pH有關，而pH最好維持在4～6間），例如，殺死大腸桿菌的效率，HOCl大約為OCl^-的80～100倍。

氯在水中會消耗，是因為有機物Fe^{2+}、Mn^{2+}之存在，以及會與氨結合為氯氨所致。

也有使用氟化物來消毒水，雖然有一些人反對在飲水中添加氟化物，但流行病學研究證明，它可以減少蛀牙，也證實飲用含氟化物的水，罹患癌症、腎臟衰竭或骨骼疾病的風險較低，因此，也獲得一些人支持；不過問題是氟的添加及定量技術上尚不純熟，使用還不普遍。

在美國最普通的殺菌藥劑是氯，但是研究發現加氯到含有機污染物的水中時，會產生含氯碳氫化合物，已知為致癌物，避免產生含氯碳氫化合物，最好的替代物是臭氧和二氧化氯，但是二氧化氯因為它潛在具有爆發性，而無法被輸送，因此，一般只在使用時才製造出，臭氧雖然不會產生多餘副產物，但是因為其高氧化作用，不適於輸送，及不能以消毒殘留的形式，保存水中等問題，在過去並不普遍使用；但隨著科技技術之進步，臭氧已在美國及許多歐洲國家被陸續使用，而預期因為加氯處理副產物可能會致癌之問題，未來臭氧等替代物質的運用將會增加。

消毒能殺死病原菌的細菌繁殖細胞（病原菌的孢子細胞由於能耐高溫，所以並不一定能消滅）。研究顯示飯店之餐食，有1%含有金黃色葡萄球菌，及大腸桿菌等病原菌，而污染的主要原因，是重複使用抹布，及機械與切刀等器械清洗不完全，導致交叉（互）污染所造成；而要防止食品發生交互污染，在設備方面，最重要的工作，就是清潔與消毒。

交叉污染是指「產品在製造過程中，經由某些加工操作處理，使有害微生物藉由非食品接觸面或媒介，例如，器具、設備、人員手部、空氣或水源，由一個食品轉移至另一個食品所引起之污染」。

依據「一般食品衛生標準」，不需再調理即可供應食用的一般食品，每公克食品中檢出大腸桿菌數應為陰性，代表不可以檢出，因為大腸桿菌，主要是存在於動物的腸道體內，會隨著糞便排出體外，因此，大腸桿菌之檢出，代表食品已遭受到糞便污染，屬於不安全的食品。

發生交叉污染之原因有：

1.工作人員的衛生習慣不佳。
2.盛裝食品之設備與器具。
3.生、熟食產品。
4.地下水。
5.外來異物。

而防治方法有：器具與設備確實執行有效殺菌，設備清洗及殺菌需訂定標準作業程序（SOP）控管，及抹布使用完畢立即清洗，最好是改用紙巾取代等。

除了傳統熱能，屬於有效控制溫度與濕度之殺菌方法，而廣為餐飲業使用來殺菌外，其他酒精、超音波及化學藥劑（消毒劑或殺菌劑）等方式，也是具有殺菌效能之方法。

過去的人，對於使用過的餐具，都半只是用清水洗一洗而已，後來發明了沙拉脱等清潔餐具之清潔劑後，卻也發生清潔劑沒有清洗乾淨而殘留之問題。曾有業者自創以清潔劑加熱水方式清洗餐具，認為如此可以加倍清潔兼殺菌，然而卻沒有評估，這樣子做衛生安全到底有沒有問題？

為了確保清洗效果，清洗前應先評估：

1.何種型態的污穢物質將被清洗？
2.清洗的是何種材質？
3.消毒後可以接受的標準為何？
4.將使用何種清洗條件？
5.清洗的流程等事項。

第一節　清潔與有效殺菌

很久很久以前，人們開始使用火燒及乾燥等方法，來對抗流行疫病，後來也會使用化學藥品，或將中草藥塗敷於傷口來治療，而當瞭解細菌與感染之關係後，才開始有著正確的防治對策。

一七四〇年，有位Pouteou醫師，在手指受傷之後，仍繼續照顧罹患化膿傷口的患者，結果後來得了壞疽病，於是他推論是因爲傳染而來，警告其他醫師，應該經常保持雙手乾淨，並建議使用拋棄式敷料以爲因應。

一八一〇年Ollivier醫師故意將壞疽病的膿，種入自己的臂膀，實驗結果引起嚴重的發炎，及腋下淋巴腺腫；再重複做一次實驗，結果相同；於是建議器械必須先淨化，才能拿來使用。

清洗就是利用物理、化學或機械方法，移去設備上面外來的堆積或殘留物質。完整的清洗包括表面的清洗與微生物的清洗。「清潔」指去除塵土、殘屑、污物或其他可能污染食品之不良物質之清洗或處理作業。清毒係指以符合食品衛生有效殺滅有害微生物之方法，但不會影響到食品品質，或其安全之適當處理作業。殺菌指殺死細菌（繁殖細胞）或透過必要之措施，將微生物減少至可接受範圍的過程。滅菌指採取殺菌後，使成爲無菌狀態，又分爲商業滅菌與完全滅菌。但是在食品衛生管理法，規定的殺菌是指「有效殺菌」。

清潔評估原則爲：

1.先瞭解清潔設備之物理性質與結構。

2.評估將移除污垢之特性。
3.選擇適當的清潔劑。
4.讓污垢與清潔劑充分作用。
5.將污垢與清潔劑完成清潔乾淨。

清潔方法計有：

1.傳統手工清洗法：清潔劑溫和，適合小規模作業，不宜高溫，較費時費力。
2.定位清洗法：適合管線清洗。
3.高壓清洗法：快速但是清洗效果不佳，因爲清洗後很容易再度污染。
4.泡沫凝膠法：類似加油站泡沫洗車方式，適合開放式加工設備之清洗。

污物分爲：

1.有機污物：例如。碳水化合物、蛋白質與脂肪等食品累積物。
2.無機污物：分爲硬水累積污物、金屬累積污物、鹼性累積污物、美國農業部殺蟲劑管理局制定一種方法，規定所有的殺菌劑或殺孢子製劑，皆需符合此檢驗方式，以確保消毒效果，此檢驗方式稱爲A.O.A.C.。

清潔與有效殺菌主要目的計有：

1.防止交互污染：舉例來說，海水中含有腸炎弧菌，因此，海產類食品，容易藉由砧板或刀具，發生交互污染，而導致發生中毒（砧板或刀具處理過含有腸炎弧菌的海產食品，如果消毒不完全，再使用於切青菜，青菜將會受到污染到，然而青菜之加熱，不像肉類烹煮時間較長，因此，將導致腸炎弧菌殘留、增殖而使食用者致病）；因此，透過清洗及消毒程序，可以確保處理不同食品時，不至於發生交叉污染，以確保衛生安全。

2.符合法令規定與要求。
3.降低或稀釋生菌數，或除去毒素。
4.避免工作人員之污染。
5.保持設備乾淨與隨時之可利用性。

餐飲業使用的消毒劑種類分成：

1.無機消毒劑：例如，金屬離子、鹵族（氯、溴、碘等）、酸、鹼及溶劑等，殺菌原理是破壞菌體去氧核糖核酸、RNA，或使細胞質鹵化；惟使用時需注意：重金屬具有細胞毒性，氯氣具有劇毒，外洩時易發生工安意外，鹵族衍生物則有致癌性等問題。
2.有機消毒劑：例如，酚、醛與四級銨等，作用原理是使菌體的酵素或核蛋白失去活性，破壞細胞膜，使蛋白質變性；惟因爲具有細胞毒性，及氣味不好等缺點，因此都半使用於表面消毒或空間薰蒸。
3.氧化劑：例如，次氯酸鹽、過氧化氫、高錳酸鉀及過乙酸等，是靠氧化作用或細胞質蛋白的鹵化作用來殺菌；缺點是氣味不佳及氯衍生物具有致癌性。
4.酒精：使菌體之細胞壁脂質溶解及蛋白質變性。

5.高溫噴射蒸氣：例如，蒸氣，利用高溫強力蒸氣噴射來殺菌及溶解污垢。惟有耗電、維護成本高、僅能去除表面污染、費時費力及具有危險性等缺點。

確保飲食衛生安全最基本的方法，就是防止微生物的污染與生長；而防止微生物污染與生長的有效方法，就是「清潔與有效殺菌」。而「有效殺菌」依據食品良好衛生規範規定，係指採取下列任一之殺菌方式（表7-1）：

1.煮沸殺菌法：以攝氏100℃溫度之沸水，將毛巾或抹布等煮沸時間五分鐘以上或將餐具煮沸一分鐘以上。
(1)即毛巾、抹布等，需以100℃沸水煮沸時間五分鐘以上。
(2)餐具則以100℃沸水煮沸時間一分鐘以上。
2.蒸汽殺菌法：以攝氏100℃溫度之蒸汽，將毛巾或抹布等加熱時間十分鐘以上或將餐具加熱二分鐘以上。
(1)即毛巾、抹布等以100℃蒸汽加熱時間十分鐘以上。
(2)餐具則以100℃蒸汽加熱時間二分鐘以上。
3.熱水殺菌法：以攝氏80℃溫度以上之熱水，將餐具煮沸加熱時間二分鐘以上。
4.氯液殺菌法：氯液之有效餘氯量，不得低於百萬分之二百（200ppm），浸入溶液中時間二分鐘以上（餐具）。200ppm（百萬分之200）餘氯水之沖泡方法：將1%100cc（或2%50cc、4%25cc、10%10cc等）漂白水加入五公斤自來水（5000cc水）即完成。
5.乾熱殺菌法：以攝氏110℃溫度以上之乾熱，將餐具加熱時間三十分鐘以上。

表7-1 食品良好衛生規範中之有效殺菌

方式 ＼ 器具	毛巾、抹布(分)	餐具(分)
煮沸殺菌法（100℃）	5	1
蒸汽殺菌法（100℃）	10	2
熱水殺菌法（80℃）		2
氯液殺菌法（200ppm）		2
乾熱殺菌法（110℃）		30

6.其他經中央衛生主管機關（衛生署）認可之有效殺菌方法。

很多機關辦理團膳（大量食物製備）時，爲了安全起見，均有比上述還嚴格之有效殺菌規定，例如，以攝氏100℃溫度之沸水，將毛巾或抹布等煮沸時間十分鐘以上，或餐具二分鐘以上。其目的雖然是求取「加倍」之保障，不過因爲殺菌效果一樣，實際上只是浪費能源及增加成本而已。另外，新制醫院評鑑，要求洗碗機第三槽溫度要達到80℃，二分鐘；結果大部分醫院團膳之實際作業，由清洗到殺菌都不到二分鐘。替代方式，可以清洗後依據有效殺菌原則，經過蒸汽（100℃）二分鐘，或至乾燥箱（110℃）三十分鐘以上來解決。

第二節 其他殺菌方法

消毒與滅菌方法，可以分爲：熱能、輻射性、超音波與逆滲透等方式。而熱能殺菌又可分爲：低溫殺菌（62℃，三十分鐘）、煮沸殺菌（100℃）、高壓蒸氣殺菌（2.1kg/cm^3，134℃，三分鐘或1.4kg/cm^3，126℃，十分鐘或1.5kg/cm^3，121℃，十五分鐘）與乾熱殺菌（170℃，一小時或160℃，二小時或150℃，二小時三十分或140℃，三小時或121℃，＞六小時）。

輻射性殺菌則有：紫外線、加瑪線、X光線與其他輻射線等。所謂滲透則是指使用半透膜，來隔開兩種不同濃度的溶液，其中因爲溶質不能透過半透膜，因此濃度較低一方的水分子，會通過半透膜到達濃度較高的另一方，直到兩側的濃度相等爲止。而在沒有達到平衡前，如果在濃度較高的一方，利用加壓方式，使得前述之水分子移動狀態暫時停止時，此時所需的壓力叫作「滲透壓」（Osmotic pressure），而當施加的壓力大於滲透壓時，則水份的移動會向反方向而行，也就是從高濃度的一方，改流向低濃度的一方，而這種現象就叫作「逆滲透」。透過逆滲透作用原理，可以有效的清除溶解於水中的無機物，有機物，細菌，熱原及其它顆粒等。

除上述方法以外，現代科技還有許多方式可以殺菌，包括：紫外線（UV）殺菌法、次氯酸鹽等化學藥物、清潔劑、臭氧、光觸媒殺菌、奈米光觸媒殺菌、奈米銀、超音波及自動洗滌殺菌設備等等。

由於許多餐食或原料，如果經過高溫處理過久，將會導致其失去食材原有風味與品質，因此非加熱性的殺菌方式，就格外非常適合用於對熱敏感之餐食。

一、紫外線殺菌法

紫外線殺菌機轉，是破壞細菌核酸的生命遺傳物質，使其無法繁殖，其中最重大的反應，是將核酸分子內的Pyrimidine鹽基，變成雙合體（Dimer），使其複製生命遺傳物質過程中，發生錯誤而致死。

紫外線因爲穿透能力有限，對於食品微生物內部之作用較小，但是因爲可以殺死空氣中之微生物及其孢子，因此，經常使用於餐飲業內部環境之衛生消毒，例如，場所內的空氣、水、容器器具及刀具等器材之消毒。

紫外線之殺菌應用，包括有：空氣殺菌、液體殺菌、及表面殺菌等，其中空氣殺菌最常使用於場所上部空間之殺菌，並可於作業中同時進行；但是如果使用於全室直接照射，因爲紫外線之照射對於人體有危害，因此需錯開人員之操作時間，或使用於釀造室、冷卻室、麵包發酵室或無人之儲存室。液體殺菌方面，可用於清洗用水（釀造用水、調製用水、包裝用水、洗瓶用水及環境清潔用水）及飲用水之殺菌，與液狀食品之殺菌。表面殺菌使用於麵包表面防黴、砂糖表面附著耐熱性桿菌孢子殺菌，及香腸、魚肉類表面之殺菌；另外還有設備表面殺菌，及包裝材料殺菌等。

有研究指出，紫外線藉由它的輻射能，直接作用於煉製品（魚丸、甜不辣等），使蛋白質的結構遭到破壞，而產生構形的改變，這些改變將使得肌動凝蛋白的表面，硫氫基與疏水性產生變化，而提高其成膠的效果，例如，沙丁魚以UV照射後，再以70℃加熱二十分鐘後，發現其膠強度有明顯的增加；而阿拉斯加鱈魚實驗後也有同樣結果，此為使用UV之額外收獲。

紫外線之殺菌機制有二：

1.對非孢子形成菌或繁殖體細胞，造成其去氧核糖核酸上嘧啶產生雙體，此變異將造成細菌在複製過程中，發生錯誤而死亡。
2.細菌孢子經UV照射後，可能使其去氧核糖核酸上面之胸嘧啶產生自由基，而兩個自由基結合後，將產生光產物，會破壞孢子的萌芽而使其致死。

紫外線殺菌機制之優缺點如下所述：

1.優點：
 (1)不會改變物理或化學成份。
 (2)不會產生不良氣味或顏色。
 (3)無藥劑殘留疑慮。
 (4)使用方便。
 (5)對每種細菌都有效，但是對於不同的菌種，其抵抗力也各不相同。
 (6)可使用於不能用化學藥品殺菌的物品。
 (7)無副作用：對於標的物無損害、無腐蝕、無污染及無殘留。
 (8)價格低廉：不論設置設備費或使用維護費用，均比其他方法較為低廉。
 (9)應用範圍廣泛：目前應用於環保工業、醫療院所及食品工業等。

2.缺點：

(1)紫外線之穿透力，會隨著燈管之使用時間而變低，同時易受穿透障礙物與環境吸收物質之影響，而妨害其殺菌之效果。

(2)由於紫外線會傷害人體皮膚及黏膜組織，故人員操作時，應有適當的防護措施。

(3)富含脂肪及蛋白質之食品，照射後易因紫外線之作用，而產生變色及異味。

二、化學藥物

（一）理想殺菌之化學藥物特性

1.可以殺死細菌、芽孢及病毒。

2.性質穩定，與其他物質接觸時，不會造成其變性；對於主要病原菌，具有快速抑制殺菌作用。

3.安全性高，即使高濃度，也對人體及動物沒有傷害。

4.無臭、無味、無刺激性，最好還能兼具除臭特性。

5.殺菌作用不受糞尿、血液、分泌物及其他有機物的影響。

6.消毒作用能持久。

7.於常溫下可使用。

8.不會腐蝕機具表面。

9.在環境中一段時間後，可自然分解，無污染環境之公害問題。

10.病原菌對該消毒劑無抵抗力。

11.易於計量及偵測。

12. 符合經濟效益；可以大量使用且費用不高。

（二）次氯酸鹽

次氯酸鹽（漂白水）是最常用的殺菌劑，於正常溫度及中性pH狀況之下，作用只須幾秒至幾分鐘，即可殺死90%以上之微生物（表7-2）。具有消毒的次氯酸鹽種類，分別是：氯氣、次氯酸鈣、次氯酸鈉、Chloramine T、Dichlorodimethyl hydantoin、Dichlorcyanuric acid以及Trichlorocyanuric acid等。

餐飲業一般是用漂白水次氯酸鈉（NaOCl），做爲殺菌劑，次氯酸鈉是利用電解氯化鈉水溶液所製成；容易受到有機物質影響，而喪失殺菌效果。一般氯化物之消毒劑，均會在溶液形成次氯酸，而次氯酸是主要殺菌的因子。次氯酸的生成與pH值有關，當pH降至4.0以下時，次氯酸容易變成氯氣；而pH6.0以上時，次氯酸根離子生成比例增加；但是因爲氯氣與次氯酸根離子，沒有殺菌效果，換句話說，將pH維持在4.0～6.0是漂白水殺菌最佳範圍。

表7-2 次氯酸鹽對細菌孢子殺菌作用之比較

殺菌劑	微生物	pH	溫度（℃）	濃度（ppm）	作用時間（min）	死滅率（%）
次氯酸鹽	E.coli	7.1	25	1.0	0.5	90
	B.subtilis孢子	4.5	20	4000	0.18	99
	B.cereus孢子	7.0	25	100	0.88	90
	C.botulinus A孢子	6.5	25	4.5	2.0	90
	C.sporogenes孢子	6.5	25	6.5	7.0	99.9

資料來源：魏賢卿（1999）。空間殺菌。經濟部工業區八十八年度工業技術人才培訓計劃講義。食品工業發展研究所。8-1～25。

使用漂白水之注意事項：

1.一般用於環境清潔消毒為0.05%濃度（500ppm，即百萬分之五百）。針對傳染病患，宜稍微提高濃度（0.1～0.5%，1000～5000ppm）。消毒被嘔吐物汙染車輛時，則提高至5%（50000ppm）。使用漂白水時，需注意通風，以免吸入過多刺鼻氣味，而造成身體不適。
2.漂白水不可和其他產品（清潔用品）混合使用，例如，洗廁劑、除鏽劑、銨水或酸，以免產生有毒之氣體或不良化學反應。
3.一般市售家庭用漂白水的成份通常在3%到6%，而工業用漂白水則多在10%到12%之間，亦有濃度高達16%者，使用前應注意，以免濃度過高，不小心碰觸到而造成人員之傷害。
4.次氯酸鈉依其不同濃度，對人體或器具之刺激性和腐蝕性各不相同，使用前應詳細閱讀其標示，並確實遵照標籤之說明指示操作使用。
5.不要將漂白水，與酸性或者鹼性物質混合。
6.不要用熱水進行稀釋。
7.切勿使用沒有稀釋的溶液。
8.漂白水的濃縮溶液，需要存放在安全地方，避免陽光直接照射或者接近熱源。
9.經常確保裝有漂白水的容器，外面貼有特定的標籤，並易於辨識。
10.漂白水不宜直接碰觸皮膚。
11.漂白水使用後不可大量倒入化糞池，以免因而影響化糞池功效。

12.確認稀釋漂白水（劑）的程序和安全預防。

漂白水稀釋使用時須注意下列事項，並做好自我保護措施：

1.稀釋時，應在通風良好的場所（例如，機械通風設備的場所、洗手間、廚房的抽氣扇下或露天）進行稀釋工作。
2.根據需要量來稀釋溶液容量。
3.在處理漂白水之前，須戴上手套、口罩和護眼罩。
4.輕輕的將所需容量的漂白水倒入塑料容器中，徹底的混合。在混合過程中，必須小心，避免溢出或潑灑。如果身上沾到溶液時，應立即使用大量清水沖洗。

（三）碘化物

碘化物具有性質穩定及無腐蝕性之優點，但是因爲使用後會有碘色素殘留，及成本較高等問題，因此餐飲業並不經常使用。碘化物殺菌效果雖強，但需要較長之作用時間，是比氯（Chlorine）或銀（Silver）更爲可靠的潔淨化學消毒方法。 當自來水受到嚴重污染，在使用氯可能無效時，會考慮使用碘。一般使用於少量飲水或水產養殖之消毒。優碘則是醫療方面常用之外用消毒殺菌劑。

一般在70%酒精中添加1%～2%碘，可以做爲良好的皮膚殺菌劑，但須注意到碘對於皮膚及組織有刺激性，因此不能使用碘「水」溶液，因爲在水溶液中，容易游離出碘離子而導致燒傷皮膚。

（四）過氧化氫

過氧化氫在過去經常被直接添加至食品中，以作爲保存及漂白之利器，其殺菌效果優於次氯酸鹽，但是因爲現行法令規定不得殘留，因此目前之使用率較低（但曾發現違規使用高濃度過氧化氫來漂白病死雞）。

（五）酒精

市售藥用酒精濃度為95%。工業用酒精（顏色為紅色）由於毒性大，不可以使用於餐食中。50～95%濃度酒精，均具有高程度殺菌力，而最佳殺菌濃度是70%（以重量比計算）或81%（以容積比計算）。殺菌力最好之濃度為75%左右「（70＋81）／2」，調配時一般以95%、100cc之市售藥用酒精加入25～30cc的水即可。酒精可以殺死繁殖型細菌，但是並無法殺死孢子或病毒，由於酒精會使蛋白質變性，因此不宜直接使用於傷口或黏膜，以免引起疼痛。

三、清潔劑

清潔劑的種類可分成：鹼性、中性與酸性清潔劑：

（一）中性清潔劑

用於食品器具及食品原料的洗滌。若直接使用於蔬菜、水果等食品時，必須注意其殘留問題。

（二）鹼性清潔劑

以中性清潔劑不易去除的物質為洗滌對象，例如，油垢等，其洗淨能力強，常用於油煙罩之清洗，惟因具有腐蝕危險性，對皮膚、眼睛之傷害大，使用時需配合配戴護目鏡、口罩、塑膠手套及護膚衣物等保護裝置；當不小心碰觸時，應先用大量清水沖洗稀釋，再送醫治療。氫氧化鈉屬於鹼性清潔劑，於75℃下可以殺死

100%的仙人掌桿菌，但因其強鹼性，且會對人體與設備造成腐蝕，因此使用時必須小心注意。

(三) 酸性清潔劑

主要成份是硝酸、磷酸及有機酸。具有氧化分解有機物的能力。用於無機污垢之去除，主要用於去除器皿、設備表面、不銹鋼器具或鍋爐中礦物質的沉積物。過醋（乙）酸在常溫下，可以殺死100%的大腸桿菌、仙人掌桿菌與金黃色葡萄球菌，但是因爲具有臭味及刺激性，且分解快速，因此，一般在使用前，才進行稀釋，多半使用於保特瓶無菌填充之瓶子與瓶蓋之殺菌。

四、臭氧

近幾年來，由於技術成熟，臭氧相關製品漸漸被推廣使用，用於原料清洗及設備之殺菌。功能包括有：淨化空氣、水質、殺菌、消毒及保鮮等。殺菌機制爲利用臭氧之極強氧化能力，使微生物之細胞膜脂質氧化，以破壞細胞機能，將膜蛋白質氧化變性，造成細胞膜壁氧化、變性、穿孔、細胞質漏出，細胞核蛋白質變性及去氧核糖核酸氧化裂解。

一般臭氧殺菌效果，比氯（漂白劑）強，具有型式多，可以減少空氣中的細菌、預防病毒、傳染疾病、清洗蔬果魚肉、抑止細菌繁殖、分解殘留農藥與空氣中的煙味、霉味及阿摩尼亞味等優點。

臭氧與氧氣不同，氧氣是兩個氧原子（O_2）組成，分子量36，其性質穩定，但臭氧（O_3）是有三個氧原子的分子，屬於具有刺激性的淡藍色氣體，分子量48，在一大氣壓下，沸點-112℃，溶點-192.7℃，O_3因爲比氧氣多了一個氧原子，而這個第三個氧原子之活

表7-3　臭氧濃度對人體健康的影響

臭氧濃度（ppm）	臭氧濃度對人體健康的影響
0.06	無影響
0.12	普通
0.3	刺激眼睛
0.5	減少肺功能
1.0	咳嗽、疲勞、呼吸阻力增加
10.0	肺水腫、急性支氣管炎

資料來源：吳仁彰（2002）。殺菌有一套—臭氧簡介。科學月刊。33(1)，62-64。

性很強，十分活潑，具有很強的氧化能力，因此，當臭氧達到一定濃度時，便具有明顯的殺菌效果。而臭氧進行氧化作用以後，將被還原成無害的氧氣，因此並不會造成環境之二次污染，是相當環保之消毒方式。臭氧目前普遍被開發運用在殺菌、消毒與空氣清淨機、洗衣機及洗手機等方面。但是必須小心的是，臭氧既然是強力氧化劑，可以殺菌，但是當濃度過高時，也將會對人體細胞造成傷害（表7-3）。尤其在密閉空間內使用時，應保持良好通風。否則臭氧逸散在空氣中，會造成呼吸急促、胸痛、咳嗽及喉嚨不適等症狀，並讓氣喘患者之病情加劇。

臭氧之優點有：

1.爲目前已知僅次於氟的強力氧化劑，對於細菌、黴菌及其孢子、病毒與寄生蟲等，均有良好之殺菌效果。
2.半衰期短（15℃時爲三十分鐘，當35℃時只剩十八分鐘），作用後即分解爲氧氣，不會產生有害健康之副產物。

3.對餐飲食品不會產生不良之風味。

4.對於一些非生物性分解物質，臭氧可將其分解成可分解狀態。

五、光觸媒殺菌

光觸媒殺菌之原理，是藉由紫外線或太陽光的照射，使觸媒表面的電子，因爲吸收足夠的能量而脫離，在電子脫離的位置上，形成帶正電的電洞，電洞會將水份子解離出的氫氧陰離子（OH）氧化，即奪取其電子，而使其成爲活性極大的氫氧自由基，而氫氧自由基一但遇上有機物質，便會將電子奪回；而有機份子因其電子被奪取，而造成結構鍵結斷裂分解；一般污染物或是病原體成份，多半是碳水化合物，被分解後會變成無害的水份及二氧化碳，因此可以達到除污及滅菌之目的。

而光觸媒之催化反應，是利用光提供能量來進行催化，進一步使觸媒周遭的氧氣或水分子，轉換成極具活性的自由基，而藉由這些自由基，來分解對人體有害的有機物質。

光觸媒之功能有：

1.淨化空氣。

2.抗菌。

3.除臭。

4.分解油污或防污。

5.親水性。

6.防黴或防藻。

7.防鏽或防褪色。

六、奈米光觸媒殺菌

奈米有多大？奈米大約是「2～3個金屬原子」或「10個氫原子」排列在一起的寬度。一般而言，病毒之直徑，約爲60～250奈米，紅血球的直徑約2000奈米，頭髮直徑約30000～20000奈米。奈米雖小但是其意義，並不是代表相對尺寸的縮小，其重要的意義是，當尺寸縮小後，產生新而獨特的物質特性，在奈米的領域下，許多物質的特性將改變，例如，質量變輕、表面積增大、熱導度或導電性明顯增加。奈米微粒因爲具有表面效應、量子尺寸、及磁阻效應等，將使其表現出特殊的化學性質、電性、磁性、及光學性質而與原來非奈米大小時之物質性質不同；因此，將會顚覆原先舊有觀念，也衍生出許多新的應用，而對人類生活產生重大影響。依據國科會科資中心所指出，奈米科技將是未來五十年極爲重要的科技，餐飲從業人員必須有新的體認。不過也有報導奈米級的二氧化鈦會對人體細胞引發病變，具有使細胞突變與染色體異常的細胞毒性；因此，其安全性仍待進一步之確認。

而藉由奈米科技，可以大幅增加物質之表面積與體積的比率，提高光觸媒的作用效率。

奈米光觸媒之應用有：

(一) 殺菌、抑菌

奈米光觸媒與紫外線作用後，會產生氧化力極強的自由基，破壞細菌細胞膜，可以有效的消滅大腸桿菌、綠膿菌、黴菌、化膿菌、白癬菌及空氣過敏原等

(二) 除臭

可分解建材中常見之化學物質－甲醛（過敏症主因）、車輛廢氣中的NO_x、SO_x或揮發性有機化合物，達到淨化空氣效果。

(三) 防污

被塗物塗上奈米光觸媒以後，由於表面形成一層保護膜，可利用光觸媒產生的自由基，與水作用達到自淨之功效，因而可以常久保持被塗物的潔淨。

(四) 防黴

自由基能將細胞消滅，並能分散水滴形成，使被塗物表面不會凝結水滴、不結霧，而達到防黴效果。

七、奈米銀

銀離子抑菌機制，是游離之銀離子，會進入微生物細胞內而與其酵素結合，造成酵素不活化，微生物無法生長繁殖。銀離子因爲只要在極低濃度下，即可對細菌產生抑菌效果，因此，不至於因爲濃度高而產生重金屬之毒性問題。奈米銀對細菌、酵母菌及黴菌均有效，屬於廣效性的無機殺菌劑。

八、自動化洗滌設備

清潔與消毒食用器具應該包括：將食物殘渣及污物去除、用清水洗淨、用清潔劑清洗、有效殺菌及風乾等步驟；而爲了有效執行清潔作業，清潔工作於規範時，應包括：清潔範圍、用具及設備、清潔次數、使用設備與方法、使用化學物品及清潔系統與負責的工作人員等。

自動化洗滌設備，例如，三槽式（洗滌、沖洗、消毒槽）洗滌設備，其過程如下：

（一）略洗與清洗

以人工前處理、刷子或用蓮蓬式噴嘴等方式，將溫水迅速噴撒於餐具之上，以防止食物在餐具上附著變硬，保持食物顆粒漂浮，並使其鬆軟，除可減低其附著於餐具上之可能性外，也可以減少後續處理之清潔劑用量。第一槽維持溫度在43℃～49℃，但是此階段之清洗，還不能達到衛生殺菌處理的目的

（二）沖洗

將餐具浸入第二槽內的乾淨溫水中，再以流動自來水沖洗掉清潔劑，需注意不可以用前一槽之髒水來沖洗。

（三）消毒

可以將餐具進行有效殺菌。

（四）滴乾或烘乾

將餐具移置於乾燥、乾淨的地方，交叉擺放，使水份能徐徐流出並風（烘）乾，注意不可以毛巾擦拭方式弄乾餐具，因為反而會造成污染。

九、超音波

係利用音波能使蛋白質變質，及對於某些物質具有震盪分散作用的特性，而能殺死某些微生物。而音波要達到消毒目的時，音波的頻率要高，要超出人的耳朵可以收聽的範圍，因此稱為超音波。

音波或超音波，進入生物體中時，會沿一定的方向進行震盪作用，對生物體內液體分子，產生一種交替與重複進行的等熱性壓擠，與疏鬆作用，改變液體分子間，原來相對應的密度與溫度，當音波能量增高，疏鬆作用高於液體分子的自然結合力時，液體分子內部，將產生局部眞空狀態；而局部眞空再因壓擠作用而被充滿時，將產生強烈局部震波與溫度，也可能產生電波，而使附著表面之污垢，易於脫離。

因此，超音波經常配合其他消毒方式一併作業，例如，紫外線或化學殺菌劑，以達成相輔相成之效果。

第三節 清潔的法令規定

曾有報導：一位健康的日本主婦，在打掃家庭衛浴間時，突然暈倒。經送到醫院半小時後，莫名其妙地停止了呼吸。後經法醫化驗確認是因為氯氣中毒，而為什麼會發生氯氣中毒？罪魁禍首竟然是家用洗滌劑、浴劑和潔廁劑等多種清潔用品。這位主婦把它們放在一起使用，發生了化學反應，產生了氯氣、水和鹽，由於氯氣比空氣重，堆積在面積狹小的浴室下方，因而導致悲劇的發生。

顯然的，清潔劑雖然可以消毒殺菌，但對人體的健康還是有潛在的危險，不過正確使用時，還是安全的。法令對於清潔及消毒等化學物質及用具規定之事項計有：

1.病媒防治使用之藥劑，應符合相關主管機關之規定方得使用，並應明確標示，存放於固定場所，不得污染食品或食品接觸面，且應指定專人負責保管。
2.食品作業場所內，除維護衛生所必須使用之藥劑外，不得存放使用。
3.清潔劑、消毒劑及有毒化學物質，應符合相關主管機關之規定方得使用，並應予明確標示，存放於固定場所，且應指定專人負責保管。
4.有毒化學物質應標明其毒性、使用方法及緊急處理辦法。
5.清潔、清洗和消毒用機具，應有專用場所妥善保管。

一、法令需要「清潔」的區域

1.食品作業場所之廠區環境地面應隨時清掃，保持清潔，不得有塵土飛揚。
2.食品作業場所建築與設施應符合下列規定：
  (1)牆壁、支柱與地面：應保持清潔，不得有納垢、侵蝕或積水等情形。
  (2)樓板或天花板：應保持清潔，不得有長黴、成片剝落、積塵、納垢等情形；食品暴露之正上方樓板或天花板不得有結露現象。
  (3)出入口、門窗、通風口及其他孔道：應保持清潔，並應設置防止病媒侵入設施。

(4)照明設施：光線應達到一百米燭光以上，工作檯面或調理檯面應保持二百米燭光以上；使用之光源應不致於改變食品之顏色；照明設備應保持清潔，以避免污染食品。

(5)通風：應通風良好，無不良氣味，通風口應保持清潔。

(6)配管：配管外表應保持清潔，並應定期清掃或清潔。

(7)蓄水池：蓄水池（塔、槽）應保持清潔，每年至少清理一次並做成記錄。

3.凡設有員工宿舍、餐廳、休息室及檢驗場所或研究室者，應符合下列規定：應有專人負負管理，並經常保持清潔。

4.用水應符合下列規定：蓄水池（塔、槽）應保持清潔，其設置地點應距污穢場所、化糞他等污染源三公尺以上。

5.設備與器具之清洗衛生應符合下列規定：

(1)食品接觸面應保持平滑、無凹陷或裂縫，並保持清潔。

(2)用於製造、加工、調配、包裝等之設備與器具，使用前應確認其清潔，使用後應清洗乾淨；已清洗與消毒過之設備和器具，應避免再受污染。

6.從業人員手部應經常保持清潔，並應於進入食品作業場所前、如廁後或手部受污染時，依標示所示步驟正確洗手或（及）消毒。工作中吐痰、擤鼻涕或有其他可能污染手部之行為後，應立即洗淨後再工作。

7.作業人員若以雙手直接調理不經加熱即可食用之食品時，應穿戴消毒清潔之不透水手套，或將手部徹底洗淨及消毒。

8.反覆使用的容器在丟棄廢棄物後，應立即清洗清潔。處理廢棄物之機器設備於停止運轉時應立即清洗，以防止病媒孳生。

9.不得回收之包裝材質使用過者不得再使用；回收使用之容器應以適當方式清潔，必要時應經有效殺菌處理。

10.運輸車輛應於裝載前檢查其裝備，並保持清潔衛生。

11.販賣、貯存食品或食品添加物之設施及場所應保持清潔，並設置有效防止病媒侵入之設施。

12.冷凍（庫）櫃、冷藏（庫）櫃應定期除霜，並保持清潔。

13.未包裝之烘焙食品販賣時應使用清潔之器具裝貯，分類陳列，並應有防止污染之措施及設備，且備有清潔之夾子及盛物籃（盤）供顧客選購使用。

14.工作檯面、砧板或刀具應保持平整清潔，凡供應生食鮮魚或不經加熱即可食用之魚、肉製品類應另備專用刀具、砧板。

15.使用絞肉機及切片機等機具應保持清潔並避免污染。

16.廚房應設有截油設施，並經常清理維持清潔。

17.廚房內所有之機械與器具應保持清潔。

二、洗手設施規定

1.洗手及乾手設備之設置地點應適當，數目足夠，且備有流動自來水、清潔劑、乾手器或擦手紙巾等設施。必要時，應設置適當的消毒設施。

2.洗手消毒設施之設計，應能於使用時防止已清洗之手部再度遭受污染，並於明顯之位置懸掛簡明易懂的洗手方法標示。

重點摘要

蔬果清洗主要目的，除去除灰塵及可能存在的寄生蟲外，最重要的是洗掉可能殘留在表皮上的農藥，對於水果及生鮮蔬菜，除了去除果皮及外葉外，清洗是唯一減少農藥的方法；研究顯示，任何清洗方法只能去除殘留於表面的農藥，差別只在於用水量的多寡，及如何防止減少營養份的流失。通常不建議使用清潔劑，因為可能又會另外產生如何把清潔劑洗乾淨之問題。所以，怎麼清洗蔬果呢？最好的方法，還是先用流水，沖掉外葉可能沾染的灰塵，浸泡片刻後，再仔細清洗（另外，亦須注意蔬菜應先清洗再切，而非切了再洗），幾個簡單參考步驟如下：

1.包葉菜類：例如，包心白菜、高麗菜等，應先去除外葉，再將每片葉片分別剝開，浸泡數鐘後，以流水仔細沖洗。
2.小葉菜類：例如，青江菜、小白菜等，應先將近根處切除，把葉片分開，以流水仔細沖洗（特別注意接近根蒂的部分的清洗）。
3.花果菜類：例如，苦瓜、花胡瓜（小黃瓜）等，如需連皮食用，可用軟毛刷、以流水輕輕刷洗，另如甜椒（青椒）、有凹陷之果蒂，易沉積農藥，應先切除再行沖洗。
4.根莖菜類：例如，蘿蔔、馬鈴薯或菜心類，可用軟刷直接在水龍頭下以流水刷洗後，再行去皮。
5.連續採收的蔬菜類：例如，菜豆、碗豆、敏豆（四季豆）、韭菜花、胡瓜、花胡瓜（小黃瓜）、芥藍（格蘭菜嬰）等，由於採收期長，爲了預防未成熟的部分遭受蟲害，必須持續噴灑農藥，因此，農藥殘留機率較多，所以應多清洗幾次。

6. 去皮類的水果：例如，荔枝、柑橘、木瓜等可用軟毛刷以流水輕輕刷洗（即使是香焦也應洗過再剝皮）後，再去皮食用。

7. 不需去皮的水果：例如，葡萄（先用剪刀剪除根莖，不要用拔的)、小番茄等可先浸泡數分鐘，再用流水清洗。草莓則可用濾籃，先在水龍頭下沖洗一遍、再浸泡五至十分鐘後，再以流水逐顆沖洗。

問題與討論

一、舉出不使用蒸氣或熱水之殺菌方法。

二、臭氧殺菌之機轉。

三、清潔、消毒與殺菌主要目的。

四、有效殺菌方式。

五、何謂逆滲透？

參考書目

消基會檢驗委員會（2005）。涼麵衛生堪慮。消費者報導。7，p.32。

黃錦城（2003）。綜論食品安全管制系統。食品工業。35(4)，1-2。

郁凱衡（2003）。食品工廠之交叉污染防治措施。食品工業。35(4)，54-61。

王譯鎧（2003）。冷凍丸類及水餃類食品工廠之清洗與消毒。食品工業。35(4)，62-69。

邱筱芝（2004）。食品工廠環境中之微生物污染控制。食品工業。36(4)，5-17。

彭瑞森（2003）。食品業HACCP制度之驗證及確效性分析。食品工業。35(4)，36-45。

彭瑞森（2004）。奈米科技在微生物控制之應用。食品工業。36(4)，31-37。

紀璟叡（2004）。臭氧之微生物控制效果探討。食品工業。36(4)，39-50。

張平平（2004）。食品工廠之黴菌污染防止對策。食品工業。36(4)，18-30。

呂紹壬（1998）。紫外線照射對蛋白質形膠的影響。食品工業。30(11)。46-52。

魏賢卿（1999）。空間殺菌。經濟部工業區八十八年度工業技術人才培訓計劃講義。8-1～25。台北：食品工業發展研究所。

吳仁彰（2002）。殺菌有一套－臭氧簡介。科學月刊。33(1)，62-

64。
官常慶（2005）。奈米的潛在風險。消費者報導。8，p.47。
德育食品科教師、匯華編輯部（2000）。營養師試題全輯。台北：匯華。
邱健人（2000）。食品品質衛生安全管理學。台北：藝軒。
盧光舜（1991）。消毒學。台北：南山堂。
行政院衛生署食品資訊網。網址：food.doh.gov.tw

菜單設計、採購、驗收與庫存

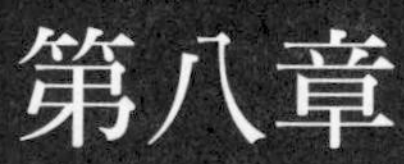

第八章

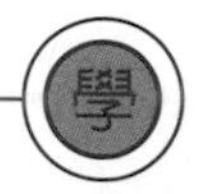

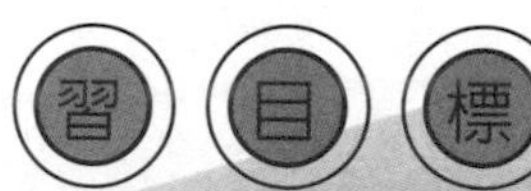
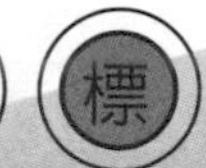

學習目標

1.確定品質之內涵
2.如何透過菜單設計、採購、驗收與庫存管理工作獲得保險「品質」
3.瞭解如何避免價格標之陷阱
4.瞭解規格訂定與驗收之相關性

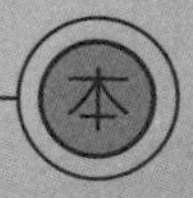
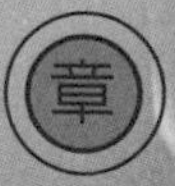
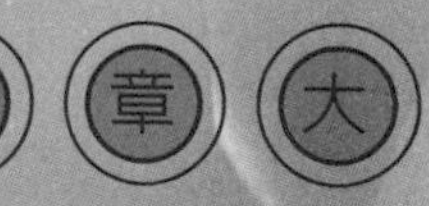
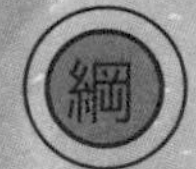

本章大綱

第一節　品質
第二節　菜單設計
第三節　採購
第四節　驗收
第五節　庫存

前言

燧人氏鑽木取火，伏羲氏教民結繩為網，開始捕魚、打獵，夏商周三代，利用陶土、銅、鐵等材料，製作多樣烹調器皿與刀具，當時之烹調方法計有：煮、蒸、烤、炙、燉、醃及曬乾等，即除了火以外，也已經懂得使用水的加熱來使食物熟成。

兩漢、唐、宋、元、明時期，飲食文化既豐富又多元，除了多達數千種的食材以外，也懂得調味料及運用香料，調和酸、甜、苦、辣、鹹。兩宋時期，文人墨士，飲酒吟詩，針對菜餚，除了講求口味並附上風雅名字。清朝之滿漢全席將中國之飲食，推到鼎盛。八國聯軍入侵後，同時也帶來西方飲食及文化，民國三十四年國民黨軍隊轉進台灣，創造台灣今日之獨特豐盛的飲食。

民國九十四年二月二日，台中縣衛生局查獲某食品行負責人，產製標示不實的肉品產品，並販售非合格衛生屠宰之豬肉（即病死豬肉），衛生局隨後依據違反食品衛生管理法規定，處業者新台幣貳拾萬元罰鍰。並呼籲餐盒及食材業者，除應遵守「三不一優先」（價格不合理一不買，品質不佳一不買，來源不明一不買，維護消費者健康一優先）之自律公約外，並應仔細慎選食材來源，也希望消費者共同打擊不法，選購肉品時，多留心肉品之顏色及品質，讓不法業者無法生存，以維護飲食衛生安全。

之後，雲林檢調及台中縣衛生局持續追查病死豬流向，發現上述違規的食品行，竟漏夜偷運未經查扣的大批肉品，案經檢察官緊急拘提業者到案，隨後在高速公路豐原交流道攔截到載運肉品，追回遺失證物，之後衛生局查出該違規食品行，並涉及仿冒合格CAS肉品，供應病死豬肉給軍方及監獄等，據報導，包括：台中市知名的酒店、飯店及花園餐廳等，均曾向該食品行訂購肉品，經台中縣衛生局稽查三百四十三家餐廳、大賣場、餐盒工廠及自助餐業者，有四家業者坦承曾向該食品行購買肉品，且均供應給學校午餐或餐盒工廠，當時大眾質疑病死豬肉疑已長期流入校園。

所謂的病死豬，是指豬隻從飼養到屠宰前，因疾病（包括：細菌性、病毒性、營養性或中毒等因素）或意外等因素致死，而經肢解，選取部分或全部用以販售或加入之豬肉。由於來不及放血，並且也未經獸醫師屠體衛生檢查，因此衛生與安全堪慮，一般的疑似病死豬肉，肉色較深（未放血或放血不完全），具有腥臭味等異味，肉質較鬆軟無彈性及表面有黏液等狀況。

除此之外，民國九十四年端午節前夕，屏東市某大知名肉粽店，被發現其肉粽之肉餡，有一小部分購買自病死豬，媒體披露後，訂貨之消費者大恐慌，全國開始大退貨，此時店家將全部庫存（含退貨）一律透過衛生單位公開進行銷毀，重新製作並辦理免費試吃，為什麼業者要如此做？難道不能只銷毀使用到病死豬那一部分的產品即可嗎？全部銷毀將會賠很多錢，但是如果只銷毀一部分，那麼民眾可能會仍有疑慮。因此，業者想要獲得消費者的信賴，除了平時透過菜單設計、採購、驗收與庫存管理工作，以獲得基本的保證品質外，危機處理技巧也是很重要的！

有一陣子，麥當勞，除了賣漢堡外，玩具也賣得嚇嚇叫，導致有人質疑問道：麥當勞到底是賣漢堡，還是賣玩具的地方？麥當勞企業有一項特色是，堅持將超過一定時間出爐的漢堡丟棄，這樣子的規定，遠超過法令之要求，勢必導致成本之增加，可是為什麼，麥當勞不但沒有因成本增加而賠錢倒閉，卻反而在全世界陸續開設許多家連鎖速食店。品質除了有形看得到的之外，業者之「金字招牌」，即信譽也是很重要的；這也就是為什麼當大家出門在外，找不到適合的食品時，特別是出外旅行不適應當地的食物時，第一個就想到吃麥當勞等速食餐廳。因為消費者可以確定自己將可以吃到什麼，而這就是所謂的品質。

菜單設計、採購、驗收與庫存管理工作，是餐飲管理非常專業之學問，舉例來說，設計菜單時，假設在夏天設計出冬天才生產的菜，結果會如何？買菜是否會發生問題，沒有原料是不是會開天窗！給回教徒之菜單可不可以有「東坡肉」？回教徒是不吃豬肉的，而東坡肉是用豬的五花肉製作，如果提供給回教徒時，後果將不堪想像。

採購時，價格的合理性非常重要，特別是大量食物製備之採購，因為殺頭的生意有人做，賠錢的生意沒人做，如果一昧的壓低價格，當廠商無利可圖時，那麼就可能會買到病死豬肉，但是也會有人擔心，如果用較高的價格，卻買到不良品質的產品，豈不是更吃虧嗎？所以，除了合理性以外，也需要有稽查的機制，以確保產品的品質。

假設平常每天薑的使用量是一公斤、大白菜用量十公斤，如果廠商議價時，將單項薑價格大幅降價五元，大白菜卻提高價錢一元，如果議價者以為會賺到而簽訂契約時，到底是賺還是賠？答案是會賠，為什麼是賠？如果確定是賠，日後採購時要如何才能避免呢？

採購以後是驗收，假如食材韭菜訂定規格時，為了確保其品質，將其規格訂為二十二公分長，結果驗收時發現韭菜不可能每一根長度都一樣，公家機關依法行政，如果當業者送為來二十與二十四公分韭菜時，這樣子怎麼處理？能不能收？驗收之後送至倉庫儲存，假設稻米儲存不按照先進先出（FIFO）原則時，將會有什麼不良後果？

透過適當的管理作業，將可以確保上述問題獲得解決，以獲得所預期之品質。

第一節 品質

圓山大飯店總經理嚴長壽於《總裁獅子心》中提及，要讓客人感到「被重視」，最重要的就是要記住他的名字。於是嚴總經理設計了一套流程，當飯店代表去機場接客人、送他們上車之後，馬上打電話回飯店通報：「現在二號車要回飯店，坐在左邊的是Mr. Smith、坐在右邊的是Mr. Johnson。」接著飯店的守門人就會把名字背下來，車子來的時候，他就會對右邊及左邊的顧客說：「歡迎光臨，Mr. Johnson！」「歡迎回來，Mr. Smith！」雖然只是短短的幾步路，當客人在門口就被叫出自己的名字，和進了旅館才被員工「發現」自己的名字時，其感受是非常不一樣的。

嚴總經理將這一套方法，也運用在接電話的工作。總機把每個房間的客人名字，都寫在白板上，電話轉接過去的時候，只要看一眼，就叫得出每一位客人的名字。如此一來，顧客都覺得很親切，這就跨越了一個服務的心理障礙。不要以爲短短的叫一聲名字，沒什麼了不起，這樣一個小小的動作，會讓客人感覺到飯店「在乎你」，而這個訊息是非常重要的。

嚴總經理要求員工，對於每個樓層顧客，記錄有哪些特殊需求，下一次當他再來的時候，就將其桌子喜歡擺的位置、衣架的種類，先幫他做到。此時顧客就會覺得，除了每個人都有的服務之外，他還享受了額外的、專門爲了他而做的服務，他不僅覺得「知道我是誰」外，也知道「我要什麼」。而這就是嚴總經理與其飯店所提供的「品質」！而提供這樣的服務品質，讓消費者心甘情願的，一次又一次前往消費。

一般而言，「品質」是指餐飲業與消費者，雙方都能接受的結果，而品質之確保，需要透過衛生管理工作，針對自菜單設計、採購、驗收與庫存等過程進行管理，以確保餐飲業與消費者，雙方都能獲得所期望的結果；而管理過程的每一個環節均疏忽不得。

一個公司的品質如果能符合消費者的期望與需要，就能獲得消費者的認同，那麼即使其價格比其同級品高些，也有很多消費者願意購買，因此品質代表品牌，品牌又代表著價值，所以我們常常聽到許多知名老店雖然經營不善，但是卻可以用很高的價錢賣出品牌，所以品質是公司價值的基礎，公司能否獲利，就端視公司的品質，是否爲消費者所接受與認同。

「Do the right thing at the first time！」「Do it right the first time.」「Do the right thing before you can do the thing right.」是品質管理上很著名的名言。其中一項很有名，是有關於品質確保之管理觀念就是6個σ（sigma，六標準差）。

6個σ的觀念是，正常執行一般品管（1σ），依據正常曲線分佈圖，分析其優良率爲68.27%（表8-1），努力一點可以達到95.45%（2σ），再努力執行到3σ時，可以達到99.73%，4σ可以達到99.9937%，5σ是99.999943%；而6σ是99.9999998%。但是理論歸理論，大多數實際狀況值是，當正常執行一般品管（1σ），其優良率爲30.23%（表8-2），2σ是69.13%，3σ時是93.319%，4σ是99.379%，5σ是99.9767%；而6σ是99.99966%。

實施6σ（sigma）的好處是，例如，有一家電腦公司，實務上當執行3σ時，其優良率爲93.319%，則不良率有6.681%，因此每一百萬台，將會產生不良品六萬六千八百一十個；即每十萬台（假設一天生產二百七十四台，一年生產十萬台）會有六千六百八十一個

表8-1　6σ理論值

σ數	理論值（每百萬之錯誤值）	理論優良率
1σ	317,400	68.27%
2σ	45,400	95.45%
3σ	2,700	99.73%
4σ	63	99.9937%
5σ	0.57	99.999943%
6σ	0.002	99.9999998%

表8-2　6σ實際值

σ數	校正實務值（每百萬之錯誤值）	理論優良率
1σ	697,700	30.23%
2σ	308,637	69.13%
3σ	66,807	93.319%
4σ	6,210	99.379%
5σ	233	99.9767%
6σ	3.4	99.99966%

資料來源：樂為良譯（2002）。六標準差團隊實戰指南。台北：美商麥格羅希爾國際股份有限公司臺灣分公司。

缺失，而一台有缺失之電腦維修成本以二千元計算，則需要：2000×6681＝1336.2萬元。請注意：當執行6σ時，每百萬台電腦所產生的不良品，將降至只有3.4個；即每十萬台只有0.34個缺失，而一台有缺失之電腦維修成本仍以二千元計算，則成本只需要2000×0.34

＝680元。對扣結果將可以節省13662000－680＝1336.1萬元；如果另外再加上因為降低不良率，對於品質提昇與商譽建立等好處，將產生不可估計之好處。

除節省成本以外，6σ如果用在飛機飛行方面，代表飛行一萬次（一台飛機每天飛一次，總共飛27.4年之飛行次數）之墜機機率為0.034次（即代表幾乎不會發生墜機）；所以執行6σ，雖然會付出一些時間及成本，但與墜機後之善後處理成本相比較，如果能確保不發生墜機，則所有的付出，絕對是值得的；這樣子應該可以更清楚明白6σ與「品質」之關連。

第二節 菜單設計

依前文所論述，在夏天以冬天的食材所設計的菜單，以及提供以豬肉為食材的東坡肉給回教徒，後果將不堪想像。因此，菜單設計工作重要性不言可喻。五二〇總統就職典禮，總統府以著名的台南小吃，作為國宴主題後，原本被歸類為低價粗俗的小吃，馬上掀起一陣本土美食風，變成具有與高檔五星級飯店中西菜餚競爭之實力。

當時國宴菜單中，「南北一家親」其實是一道冷盤，採用的食材是宜蘭鴨賞、高雄烏魚子、東港櫻花蝦以及台南燻茶鵝，象徵族群融合、和諧一家親。「全民慶團圓」是一道美味的湯，採用的食材是台南虱目魚丸、花枝丸以及新鮮蔬菜，搭配上等高湯，象徵圓圓滿滿、四海同心。「原鄉情意重」其實是客家粽，象徵萬眾一心，國運昌隆。「祥龍躍四海」是一道熱菜，採用的食材是台灣東部海域的新鮮龍蝦，以清蒸方式呈現，更能提昇龍蝦的鮮味，象徵舉國歡騰、飛揚四海。「揚眉皆如意」是一道熱菜，採用的食材是本地羊排搭配新鮮蘆筍、乳酪焗番茄以及南投新鮮梅子製成的醬汁，象徵揚眉吐氣、事事如意。「豐收年有餘」是一道熱菜，採用的食材是澎湖海域新鮮海鱺魚，搭配菠菜打成的醬汁，象徵民生富足、年年有餘。「故鄉甜滋味」是一道甜點，採用的食材是大甲芋頭酥、原住民的小米麻糬以及甜的杏仁露，搭配油條，甜而不膩，象徵故鄉人團圓、甜蜜在心頭。「寶島四季鮮」是一道水果拼盤，採用的食材是關廟的鳳梨、林邊蓮霧、屏東青香瓜以及台東的西瓜，象徵國泰民安、社會安康。

所以如果菜單名稱設計的好，具有想像空間，消費者光看名稱，就有衝去消費之吸引力；不過，像國宴菜單「南北一家親、全民慶團圓、原鄉情意重」等，如果沒有搭配說明，恐怕是沒有人看得懂的！重要的是，在餐飲衛生與管理方面，如果沒有美味可口及衛生安全做基礎，菜單名稱設計的再好也是空談。

一、菜單設計考慮因素

菜單設計應考慮食物特性、製備與烹調方法及廚師能力與特長，考量因素有：

1.供應對象需求：

(1)年齡：對象是屬於幼稚園、上班族或老人院。

(2)職業工作量：坐辦公室之輕閒工作者或粗重工作之捆工。

(3)特殊生理需求：孕乳婦、糖尿病、減肥餐或養生餐。

(4)性別：女性低熱量，口味清淡，男性口味較重。

2.設備與用具：

(1)檯面：工作檯面、冷供應檯面、熱供應檯面。

(2)水槽：兩槽或三槽。

(3)刀具：薄刀、壽司刀或厚刀。

(4)切割機器：切菜機、切丁機、切角機或切片機。

(5)製冰機：圓型冰或角型冰。

(6)各式混合碗。

(7)製備所需小用具。

(8)食物加熱熱能來源：瓦斯、電熱或蒸氣。

(9)烹調爐灶：普遍瓦斯爐灶、快速鼓風爐或大型50爐嘴爐灶。

(10)油煙罩：自動清洗或人工清洗。

(11)油炸機：開放式或壓力式。

(12)烘焙機器：箱式烤箱或旋轉式烤箱。

(13)食物保溫貯存櫃：乾式或濕式。

(14)食品陳列櫃：加罩或加紅外線白熱加熱保溫燈。

(15)供應盤：酒精或蠟燭點火。

(16)供應推車：不鏽鋼或塑膠推車；兩層或三層。

(17)供應用具：秤重或量杯。

(18)洗碗機：高溫或低溫；單門或輸送帶。

(19)廚餘處理機器：絞碎機、過濾器及脫水機。

3.清潔車。

4.供應對象的飲食喜好：米食或麵食；上海菜或廣東菜；特別需要注意宗教之飲食禁忌，例如，回教忌豬肉，道教忌牛肉，喇嘛忌魚肉。

5.餐食供應型態：餐桌服務（點菜），自助式（自行取食），櫃台（速食），外賣，或小吃攤。

6.市場供需情況：季節供需、加工產品種類及期貨。

7.成本與預算。

8.廚師工作技巧與時間安排。

9.季節與氣候：天氣愈冷，食慾愈好。

10.食物特性與組合：顏色、組織、稠度、風味、形狀、盤飾與製備方法。

二、菜單設計類別

菜單類別可依據用餐時間、市場區隔、週期區隔與供應之酒類飲料區分。

（一）依用餐時間區分

1.早餐菜單：

(1)西式早餐：

◎美式：內容較豐富，有蛋及肉類製品等。

◎歐式：沒有肉類與蛋類。

(2)中式早餐：以清粥小菜為主，小菜以醬瓜類製品為主。為配合現代人對於素食或健康食品之需求，可以特別設計健康早餐菜單，例如，新鮮蔬菜水果、鮮奶、全穀類，酸乳酪及高纖維麵包等。

2.午餐菜單：由於一般中午之吃飯時間，僅有一小時左右，所以一般商業午餐之設計，最好以簡餐、客飯、定食或便當為主，價錢也應較晚餐便宜約二成左右，故午餐之設計，應以快速、清淡及低售價爲原則。

3.晚餐菜單：一般而言，晚餐用餐時間較長，加上下班以後，顧客之心情也較輕鬆，故消費能力增加，因此在質與量的設計，要比午餐高級豐盛，菜色種類也需要較多。

（二）依市場區隔區分

1.咖啡廳菜單：單點、套餐和自助餐菜單。設計原則是要快速、方便、簡單及用餐時間短。

2.中餐菜單：例如，川菜、江浙菜、廣東菜、湖南菜和台菜等。宴會是中餐營業收入之主要來源，一般在節慶時，特別設計並推出應節餐食，如此會使營業額增加。其種類有：結婚喜慶、祝壽生日、會議及朋友聚會或公司團體辦活動。

3.西餐廳菜單：高級美食餐廳、法式西餐廳、義大利餐廳及家庭式餐廳，菜餚有湯類、開胃菜、沙拉類、主菜及飲料類等。

（三）依週期區分

1.季節菜單：一般有夏季和冬季菜單，夏季以清淡可口與不油膩爲重點，冬季則以口味較重及燉補食品爲主。

2.循環菜單：主要是團體膳食所採用；例如，學校、醫院、軍隊及機構公司之員工餐廳，要注意的是，若是循環菜單設計之循環週期太短，將會讓人感覺重複頻率過多；一般原則是要避開七天或其倍數之循環菜單，因爲若爲七天及其倍數循環菜單時，會固定在星期一吃到相同循環固定的菜，但是若循環週期過長時，則又要考慮到本身之採購、貯藏與製備能力等問題。一般使用循環菜單時，基於品質及管理因素，多半會同時搭配使用標準菜單，以利後續採購、撥發及庫存等數量之控制與管理工作。

◎循環性菜單的優點：

◇簡化設計及採購。

◇庫房控制與撥發容易。

◇員工技巧更熟練。

◇有多餘時間改善其他項目。

◇每個人工作量可調整更平均。

◇有時間進行器械維護。

◎循環性菜單的缺點：

◇循環時間太短時，會過於單調。

◇未配合季節時，成本會提高。

◇有剩菜時將會影響下一餐菜單。

◇節慶時需另行調整。

3.固定菜單：一種菜單使用一年或二年，甚至更久，通常是使用於顧客點餐頻率不高之業者，惟菜色宜多樣化，以增加顧客用餐時之選擇。

（四）依酒類及飲料區分

1.酒類菜單：例如，紅白葡萄酒、蒸餾酒、白蘭地酒、高粱酒及合成酒。

2.飲料菜單：例如，含碳酸飲料之汽水、可樂和不含碳酸飲料之果汁、咖啡、紅茶、礦泉水、牛奶、可可亞與巧克力飲料等。

三、菜單設計的過程

菜單設計的過程為：

1.決定供餐餐次：供應兩餐（中餐、晚餐）、四餐（三餐加宵夜）或六餐（糖尿病病人餐）。
2.決定菜單類型：選擇性或非選擇性。
3.決定餐別的供餐型式與份數：例如，主食一～二種、半葷菜三～四種、半葷菜四～六種及素菜六～八種。
4.各類食物菜單收集。
5.依據確實之餐次、菜單類型、供養型式與份數列出數套菜單。
6.設計出實際菜單，並依實際營業狀況，定期檢討與評估。

第三節 採購

有人說採購目的主要是「達成物符所值」之目標，亦即是為了滿足採購者之需求，在市場供需架構下，獲得最佳品質與成本組合。

採購時，假設平常每天薑的使用量是一公斤、大白菜使用量十公斤，如果廠商議價時，將薑之價格大幅降價五元，大白菜卻提高價錢一元；此時如果議價者以為會賺到而簽訂契約時，結果卻是賠錢，爲什麼是賠？因爲薑降價五元，可是平均每天使用量只有一公斤，等於每天降價五元；大白菜價錢雖只提高一元，可是因爲其使用量是十公斤，等於提高了十元，對扣之後還賠了五元；因此，採購時不能單純只考慮單項價格，而必須全盤考量（本例一般是以權值方式來避免，即將大白菜之權值訂爲10，薑之權值訂爲1；當薑降價5元，加上權值後，影響是5*1=5，而大白菜提高1元，因爲權值爲10所以影響是10*1=10，因此可以判斷出，實際上究竟是會賺還是會賠）。

過去市場上，一般均習慣以底價做爲決標的唯一關鍵，經常造成廠商低價搶標狀況，但是所謂殺頭生意有人做，賠錢生意沒人做，如果殺價過低時，經常發生日後降低採購品質之情事出現。而且有些採購，不易訂定底價，當強訂底價的結果，不是因爲底價不合理無法決標，便是增加日後採購品質變差之機會，所以對於訂定底價確有困難之特殊或複雜案件；現行政府採購法或促參法，列有所謂最有利標方式之採購；另外對於小額採購；也得在招標文件內，敘明理由及決標條件與原則後不訂底標。因此，雖仍以最低價廠商爲決標原則，但已增列最有利標、複數決標（例如，買禮劵，決標A百貨公司50%，B百貨公司30%及C百貨公司20%方式），及超底價決標……等方式，供各機關實際採購之需要來選擇運用，大大降低價格的影響，並提高採購的彈性，這也是日後想要承攬政府機關生意的餐飲業，需要注意與瞭解的。

特別是現行政府機構之許多商場或賣場，流行委外給民間廠商來經營，例如，國道第二高速公路之休息站，在委託民間經營後，因爲效果良好，結果原本是規劃給開車疲勞休息用的休息站，因爲規劃良好並具有特色，在假日反而吸引慕名前來之人潮，卻導致休息站塞車而不能休息；也因爲效果太好，後來國道一號高速公路也漸漸如法炮製；而想要與政府機關做生意，必須事先瞭解法令規定。

一、採購目的

採購是爲獲致符合需求品質、數量、價格、準時交貨，和優良的供應廠商等目的之作業。其困難在於採購流程中，由於牽涉到許多不同的人、事、物，所以往往並非單純之貨品購買，而是一連串需要妥適控管，以達到需求者維持品質，降低成本和提高利潤之目的。

採購時如何避免買到黑心食品？在面對琳瑯滿目的食品時，該如何採買，才能避免劣質產品，保障消費者的健康呢？媒體不斷披露「疑似黑心食品」的新聞，導致民眾感到恐慌，不知如何正確選擇才好。

一般來說，眞正的黑心食品是：(1)不該給人吃的，而拿來給人吃，例如，病死豬、飼料奶粉、發霉食品原料等。(2)對消費者的健康、權益有嚴重傷害的，例如，禽畜品含過量或不該使用的動物用藥，食品添加過量或不該使用的防腐劑等。面對這些從外表不易分辨好壞的產品，除了有賴衛生單位積極稽查外，更需仰賴消費者睜大眼睛明察秋毫，並遵循以下的原則採購，便可辨識產品的良莠，可以吃得安心。

首先要購買包裝完整且標示清楚的食品。標示應涵蓋品名、成份名稱及重量（或容量）、食品添加物名稱、製造（或輸入）廠商名稱、電話及地址、有效日期。並應確認於販售地點的貯放條件是否符合其標示的保存溫度，否則即使仍在有效期限內，也有變質的疑慮。且盡量避免購買散裝的食品，因其經常缺乏包裝標示，不僅來源不明，加工過程也堪慮，而且由於無外包裝保護，直接暴露在空氣中，在民眾試吃觸摸後，其衛生狀況難掌握。

其次可選擇有經認證的食品，例如，GMP製造、CAS認證標章或有「吉園圃」認證標章等的食品。或是選擇信譽佳、有品牌的廠商，以降低買到不良食品的風險。

同時，應避免採購中國大陸製造的年貨，由於無法得知中國產製食品的衛生安全及品質，且歷年來衛生單位的稽查結果，發現自大陸走私販售的食品，不符我國衛生標準之案例繁多，包括：有的標示不符、有的發霉、有的是過期品等等，因此，消費者採買時，尤應特別注意。

此外，針對一些高檔食材，應提防仿冒或摻雜品，例如，假燕窩、髮菜、鮑魚等，以免花了冤枉錢，當了冤大頭。

一些基本原則：

1.食品標示要完全，切勿購買沒有標示的產品。
2.優先選購包裝食品，散裝食品乾爽、清潔才合宜。
3.清楚詢問來源處，知曉保存期限及退貨條件。
4.口碑、信譽最重要，認證標章不可少。
5.糖果、餅乾及零食，包裝、標示要看好。
6.食物保存釐清室溫、冷藏（4℃）或冷凍（-18℃）。
7.高檔食材（魚翅、鮑魚等）沒必要，均衡、健康才是寶。
8.謹慎查看贗品（例如，「髮菜」）及摻雜（例如，「冬蟲夏草」內藏鉛條）。
9.香腸、臘肉低溫保存販賣較安全。
10.乾燥食品，色澤鮮艷，不宜買。

另外，不要集中於同一攤位購買食品，可以降低買到不良品的機率。也不要過量採買或囤積食材，以常保食物之新鮮及營養。貯存食物的環境及條件亦應注意，應將食物貯於適當之溫、溼度條件下。如此才能買得安心，吃得更放心！

二、政府採購法、投標須知與契約範本

要與政府機關做生意，包括承做餐飲生意，過去一般是以政府採購法規定辦理；但是隨著高速公路休息站與醫院商店街之開設，越來越多機關是以促參法（促進民間參與公共建設法）方式辦理，因此，要增加商場經營機會，就必須先瞭解法規，以增加日後商機（關於政府採購法及促進民間參與公共建設法，請參考行政院公共工程委員會網站）。

三、採購的工作內容

1.擬定採購政策：例如，適質、適量、適時、價格合理、良好服務與適時交貨。
2.決定採購條件：例如，品質、價格、數量、採購方式、交貨方式與違約時之處理。
3.作好市場調查，隨時自我評鑑，並予以改善，以作爲持續採購業務之參考。

四、採購方式

1.生鮮食材採購：先由需求單位填寫食材請購單，內容包括有：填寫日期、姓名、品名、單位與訂購數量。

2.一般物品採購：與一般生鮮食材之採購一樣，需求單位提出請購單，內容包括有：塡寫日期、單位、品名、姓名、規格、數量及說明需求，必要時得檢附樣品。

3.採購的方法：

(1)依方式分成：市場採購、詢（比、議）價採購、公開招標、聯合採購、牌價採購、期貨採購及拍賣採購等方式。

(2)依採購政策分成：集中採購、分散採購與混合採購。

(3)依運送方式分成：自行運送、廠商運送或物流業運送。

(4)依採購地區分成：國內或國外採購。

(5)連鎖餐廳：中央廚房集體採購、分散授權採購或兩者併用。

(6)依採購時間分成：長期固定性採購、非固定性採購、計畫性與緊急採購及現購與預購。

(7)依採購方法分成：直接採購、委託採購及調撥採購。

(8)依採購性質分成：公開採購、秘密採購、大量或零星採購。特殊、普通、正常或投機採購。

(9)依訂貨方式分成：電話、書信、電報或傳眞採購。

(10)依契約分成：長期契約、不定期契約、續約、更新約、固定價、時價、書面契約或報價單（契約是標準正式法律名詞，習慣口語是叫做合約）。

(11)依採購價格分成：協議採購或公開採購。

五、採購規格

採購物品之規格，牽涉到驗收標準，與後續餐飲衛生與管理工作，有著非常重要之關連；一般爲了購買到良好的產品，除了愼選廠商外（例如，領有CAS或GMP等驗證），對於產品的品質、包裝、外觀及標示等均需要規範。

一般所謂的CAS優良肉品，是指原料肉經過獸醫師的檢查，無抗生素及磺胺劑等藥物殘留，經過合格電宰場屠宰，在良好的衛生作業環境下，進行嚴格的製程，品質與衛生管控，在經由妥適的包裝，並於低溫狀態下儲存與販賣，因此品質較優良，衛生比較有保障，消費者可以安心食用。

茲簡述部分食物之規格訂定建議如（表8-3）（日後可依各自之實際工作需要進行增減）。

第四節 驗收

領有CAS優良標誌的冷凍優良食品，是許多餐飲業者採購時之選擇，而CAS產品依照規定，必須保存於-18℃以下；而-18℃之冷凍食品，如果想要解凍，以放在冷藏庫慢慢解凍的方式，至少需要兩天以上始能解凍，那麼，如果購買-18℃冷凍食品時，是否需要請販售者，等兩天以後，再來辦理驗收作業呢？這在實務上當然是不可行的！但是如果不驗收，又好似違反採購必須驗收之規定；那麼到底該如何處理呢？

一、驗收

採購後所有物料都必須經過驗收才可入庫，驗收必須迅速、切

表8-3 豬肉類食材採購規格表

類別	編號	食材名稱（品名）	單位	規格
豬肉	1.	腿肉塊	公斤	以第五項之後腿肉切成各邊爲2.5～3.5cm立方塊。碎塊總量不得超過5%（碎塊指長、寬、高小於1公分）。
豬肉	2.	腿肉片	公斤	以第五項之後腿肉切成長寬各4～6cm，厚度0.2～0.3cm肉片。不得以合成肉切割，粗脂肪不超過總重7%，碎片不超過總重10%。
豬肉	3.	腿肉絲	公斤	以第五項之後腿肉切成4～6cm長，厚0.4～0.6cm肉絲。不得以合成肉切割，粗脂肪不超過總重7%，碎肉不超過總重10%。
豬肉	4.	腿肉丁	公斤	以第五項之後腿肉切成肉塊各邊爲1.2cm～1.5cm肉丁。不得以合成肉切割，粗脂肪不超過總重7%，碎片不超過總重10%。
豬肉	5.	腿肉整塊	公斤	後腿去骨、去皮後，切除殘留軟骨、筋腱、韌帶及腿心下方淋巴結，覆脂在1mm以下，每塊重約2.5～3公斤，不可摻雜其它碎肉。
豬肉	6.	五花肉塊	公斤	外層脂肪少於1公分（平均值），抽取肋骨，含肋間肌，切除腹部多餘脂肪的五花肉切成各邊2.5～3.5cm立方塊。碎塊總量不得超過5%（碎塊指長、寬、高小於1公分）。提供帶皮及不帶皮兩種供選擇。
豬肉	7.	腿肉絞肉	公斤	以第五項之後腿肉塊絞成不可摻雜其它碎肉粗脂肪率不得高於15%。

續表8-3 豬肉類食材採購規格表

類別	編號	食材名稱（品名）	單位	規格
豬肉	8.	里肌肉條	公斤	覆脂低於1mm之大里肌（沿腸肋肌前端和背中線平行切離之背脊或里肌心）。直徑7～9公分，成整條狀每條約2.5公斤，粗脂肪8%以下。
豬肉	9.	里肌肉片	公斤	以第8項里肌肉條切片包裝，每片約75～90克，每公斤約12～13片，不得有碎肉。
豬肉	10.	帶骨里肌肉	公斤	沿腸肋肌前端和背中線平行切離之背脊，帶骨、去皮，限含脂肪3mm以下，每公斤切成8片、10片二種規格。
豬肉	11.	肩胛排（中排）	公斤	去胸骨、龍骨之肩胛排，覆肉平均1～2.5公分切成3～4公分寬塊狀。
豬肉	12.	子排（小腩排）	公斤	去胸骨、含肋骨、肋軟骨、肋間肌及部份腹脅肉之小腩排，覆肉平均2～2.5公分，切成3～4公分塊狀。
豬肉	13.	豬腱	公斤	去皮骨、無覆脂脂肪之前腿外腱、每個重約150～300公克。
豬肉	14.	豬腳	公斤	後腳，帶皮、骨，平均切塊，每隻切3～4塊。每公斤7～8塊。
豬肉	15.	前足長	公斤	前腳含皮、骨、及前腿內、外腱肉，每公斤約10塊。
豬肉	16.	豬肝	公斤	不得外帶油筋，並去苦膽，不得爲柴肝，粉肝。
豬肉	17.	大骨	公斤	腿骨一付，包括前腿一隻、後腿兩隻約0.7公斤。
豬肉	18.	梅花肉	公斤	去除骨、軟骨、韌帶、筋腱、碎肉、淋巴結之上肩肉，表面脂肪修整爲1mm以下，每條約1.8～2公斤。

續表8-3 豬肉類食材採購規格表

類別	編號	食材名稱(品名)	單位	規格
豬肉	19.	梅花肉5mm	公斤	去除骨、軟骨、韌帶、筋腱、碎肉、淋巴結之上肩肉，表面脂肪修整爲5mm以下每條，1.8～2.0公斤。
豬肉	20.	豬肚	個	完整，無異味，以「個」計價，顏色正常，每個熟重約0.6公斤。
共同規格： 1.產品包裝需註明廠牌、品名、製造日期、保存期限且爲一個月內產品並且成品不得有油耗味（騷味）。 2.運輸過程，需要以冷凍車運送。 3.爲領有CAS或FGMP工廠產製。 4.容許規格誤差±5% 5.以1公斤與3公斤爲包裝單位（每一包裝單位均需註明製造日期）。 6.無異味。色澤鮮紅。				

實，但不可爲了爭取時效，或某些原因，而草草驗收了事，驗收之主要目的，在於確保每批物料入庫前，從品質、規格、重量、大小、形狀、外表、新鮮度、產地及等級的檢驗，均合乎採購規格。

二、驗收的方法

1.驗收前準備之事項：

(1)雙方議定之交貨驗收時間。

(2)交貨地點。

(3)數量。

(4)品質。

(5)拒收貨品之處理原則。

(6)驗收證明書。

2.驗收時應注意事項：

(1)到貨數量、規格與訂單是否相符。

(2)包裝是否完整無缺，盛裝容具器具是否乾淨。

(3)標示是否符合規定。

(4)驗收記錄。

3.各類食品驗收時應注意事項之參考：

(1)米、蔬菜水果、蛋、豆類、乳品：

◎外觀：

◇米與大豆要完全乾燥：可以用牙齒咬一下，如果能發出硬堅聲音者，代表乾燥良好。粒狀是否完整、豐滿及均勻。沒有黴臭味或其他不正常異味。異物或碎粒是否過多（可自行訂定容許比率）。穀粒堅實，均勻完整，沒有發霉，無砂粒、蟲等異物。米愈精白，維生素及礦物質愈少。選購小包裝製品並注意標示及製造日期。現有推廣之小袋裝米，保鮮度甚佳，可多採用。

◇蔬菜水果：莖葉鮮嫩肥厚、葉面光潤、型態完整、沒有斑痕、破裂、無枯萎、有生氣、有彈性、莖部豐碩、斷口部分水份充盈，無附著泥土。瓜類要選色澤鮮美、果實飽滿、表皮無斑點。菜根要選有光澤、無傷痕、皮不乾縮、肥嫩圓實、新鮮甜美者。水果果皮完整、顏色鮮艷、沒有斑痕、成熟適度、果體堅實、無斑點、水份充盈、無腐爛、蟲咬或破傷現象。

◇蛋殼是否有光澤（新鮮蛋粗糙無光澤，愈新鮮愈乾燥），將蛋對著光線，新鮮者較明亮，陳舊者較暗，腐敗者不透明。無污物、無破損、對光照射，分界明顯，整個蛋放入6%食鹽水中（即6克食鹽加入100cc水中），可以下沉，打開後蛋黃完整不散開，蛋白濃厚透明，無血絲異物，輕盪無晃動感覺。皮蛋與生蛋一樣，無黑色或黑褐色斑點（有黑色斑點者，常含鉛較高），蛋白部分呈透明之黃褐色，內部生成白色相葉狀之「松花」，剝殼時蛋殼裡面，白色光滑，蛋黃部分表面呈乳色，內部糊狀呈淺藍色，乃至深綠灰色。

◇豆腐、豆干應無酸臭或黏液。

◇鮮乳爲乳白色的液汁，包裝良好無破損，無分離及沉澱現象，無酸臭味、濃度適當、不凝固、搖晃時不會產生很多泡沫，乳汁滴在指甲上形成球狀。不含任何粒狀或塊狀固體物，氣味良好無酸味、無脂肪臭、脂肪不分離、無夾雜懸浮物，應冷藏放置4℃～7℃最宜。乳粉呈乳白色，粉粒大小一致，無夾雜物、不成塊狀、無酸味、焦味及其他不良氣味，沖調後均勻，不應有顆粒狀，並具有牛乳獨特之風味。罐裝乳品其罐形完整不生鏽、無膨罐。調味乳及發酵乳等應無沉澱、酸敗及其他不良氣味。

◎標示：品名、內容物名稱、重量容量或數量、食品添加物名稱、製造廠商名稱與地址、製造日期或保存期限。

◎包裝是否完整。

(2)肉類、魚肉與冷凍食品：

◎進貨溫度。

◎外觀：

◇溫體豬肉之色澤自然鮮艷，一般較潮濕有彈性，肉色一致，不良肉品顏色會呈現暗赤、淡暗紅、粉紅或暗綠色（腐敗）、無彈性、有螢光或黏液有脂肪酸酸敗或腐敗氨臭味；新鮮肉品觸摸時略爲潮濕、有彈性（用手壓，壓痕消失快者較新鮮）、且無黏液、無滲水、腐臭或被泥沙污染。牛肉呈赤紅色，脂肪部分色澤鮮明。滲出水，或內臟過份腫大，顏色不自然者可能是被灌水，應加留意。

◇禽肉（雞鴨等）在身體與腿部聯接處，若有黏液或發黑，代表不新鮮，毛孔粗大者，代表可能爲老齡禽肉（例如，生蛋老母雞）。家禽類其冠應具固有顏色，眼睛要明亮，肉質富彈性，冷凍品解凍後應無溶解現象。

◇有腥臭味或出血者現象者，可能是病死或暴斃死亡之肉品。

◇新鮮魚類無腐敗臭味，眼睛突出，角膜透明不混濁，鱗不易脫落，腹部用手壓下時很快彈回。皮膚光潤、肉色透明、肉質堅挺有彈性，鰓色鮮紅，眼珠光亮透明，鱗片平整固著有光澤，腹部有彈性，無傷痕，無惡臭。肉質若軟化則表示新鮮度下降。問題魚類眼球凹陷、鰓變暗青綠、且有臭味、腹部變軟無彈性。冷凍魚類應無解凍現象。外觀正常無異味。新鮮的魚鰓呈淡紅色或暗紅色，且無腥臭味。隨著鮮度下降，鰓之色澤漸成灰褐色或灰綠色，並有黏液出現，且有刺激性之惡臭，最後變成完全腐臭。新鮮魚眼球微凸透明，黑白清晰，且在正常位置。腐敗後眼球漸次出血成混濁，且瞳孔內凹終至消失，與新鮮時之眼睛有明顯差異。新鮮魚保有魚體本身特有之色澤，腐敗後則失色澤（褪色），且腹面色澤漸變紅。新鮮魚之鱗不脫落，反之則鱗易脫落。新鮮魚之內臟完整，故腹部堅實；若不新鮮甚至腐敗時，內臟有明顯的分解現象，因內臟中的消化酵素作用使肉質軟化，甚至腹部破裂，流出濃液或內臟外露。新鮮的魚略帶海藻味，隨著出水時間的增常，腥味與氨臭味均增加，其中以鰓及腹部之氣味較其他部位爲強。

◇冷凍食品：注意冰晶大小。冷凍食品爲使品質能保存得更好，則不同種類的食物往往還需要經過不同的前處理，然後再進行最主要的冷凍處理，其所採用的方式很多，例如，個別快速冷凍法、接觸式凍結法……等，至於用何種方式較好，視食品的種類而定，但是一般來說，急速冷凍較慢速冷凍好，因爲急速冷凍是很快速的將食物的品溫降至攝氏零下18℃以下，使食物中的水分形成細小均勻的冰晶，才不會破壞食品的質地；反之慢速冷凍會產生很大的冰晶，易撐破食物的組織、結構，導致解凍後，質地變軟，風味變差。因此冰晶越大，品質越不好（冰晶變大有時是因爲解凍再冷凍所致）。

(3)冷凍包裝食品包裝與標示。

(4)乾貨：

◎外觀：長黴或顏色不正常（例如，金針為金黃色時，代表其二氧化硫殘留嚴重）。

◎包裝食品包裝與標示。

◎疊放狀況。

(5)油：

◎外觀。

◇包裝容器是否有凹陷或破損。

◇是否領有FGMP或正字標記等優良廠商標誌。

◇顏色變深，黏稠，加熱易產生白煙或油炸激烈起泡等現象，均代表油脂劣變。

◇正常油品之油質澄清，無沉澱及泡沫，無異物、異味。包裝密封完整，無破損，鐵質容器不生鏽。標示清楚，注意有效日期。宜購自信譽可靠的廠牌及商店。儘量選購小包裝、不要買散裝及來源不明的廉價油。選購時要特別注意，不可有酸敗情形。

◎日期及保存期限。

(6)餐具：

◎外觀：注意是否破損、顏色太花俏時，常代表有重金屬污染問題。

(7)清潔劑：

◎外觀：顏色是否變質變濁。

◎日期及保存期限。

三、驗收管理原則

1.找到適合擔任此項工作之人選：

(1)能確實依照採購規格進行驗收。

(2)品性：不會因爲接受賄賂而放水等。

(3)觀察與心思夠細膩，具有目視即足以分辨品質好壞之能力。

(4)善用工具輔佐。

(5)具可變通性，例如，當發生不影響衛生安全之狀況（例如，葉菜有蟲咬痕跡）時，能在雙方均可接受情況下，變通辦理驗收（例如，減價後辦理驗收合格）。

2.提供適當的場地、環境與工具：

(1)磅秤（大、小各有一個以上）。

(2)溫度計（涵蓋常溫及零下低溫）。

(3)推車（含油壓推車）。

(4)照明。

(5)現場備有契約、採購規格及說明及訂購單等備份（例如，影本）以隨時供審核查閱使用。

3.時間：不同類別（例如，新鮮蔬果與雜貨）建議各自訂定不同驗收時間。

四、驗收方式

1.驗收時應備有原料、材料、半成品與成品之驗收（檢驗）規範（包括：品質、規格、檢驗項目、驗收標準、抽樣計畫與檢驗方法等）、檢驗分析方法、檢驗儀器操作與保養等標準與規格文件資料。

2.一般驗收：指用目視即可辦理，而不需要任何技術之驗收，一般是使用度量衡儀器。

3.技術驗收：以一般目視無法鑑定，而需要透過專門技術人員或特殊儀器始能驗收者。

4.試驗：除一般驗收外，尚需要特殊試驗或專家複驗者。

5.抽樣檢驗法：因爲採購物品數量龐大，無法全部逐一檢驗，或某些物品經過拆封後，即不能復原者，均適合採取抽樣檢驗法。

6.食品驗收範例一米：

(1)取樣量：進貨三十包以內隨機抽樣五包，每包隨機取樣300 g，共計1.5kg進行檢驗（三十包以上，每增加十包，增加取樣一包）。

(2)檢驗項目：依據規格進行檢驗。

(3)不合規定時之處理：第一次口頭警告並列入正式記錄，第二次罰款當批進貨量15%，第三次罰款當批進貨量30%，第四次罰款當批進貨量75%，第五次罰款當批進貨量100%，並取消契約及沒入履約保證金。連續兩次契約期間，累計有五次違約記錄以上者，停止該廠商投標簽約權利三年（以上內容爲範例參考，日後自行依據需要訂定）。

第五節　庫存

筆者曾在外島馬祖的西莒服役，這是一個小島（與馬祖的南北竿兩個島比較起來，算是小島），聽說以前八二三砲戰時，這個島因爲太小，砲彈打來不是在島的前方就落下，就是飛過頭，所以沒有受到什麼損傷。依照軍中庫房糧食管理規定，米糧必須依照先進先出的規定辦理，也就是說先進庫房的米糧，必須優先提領，如此循環下來，才能確保戰備糧食之存量與品質；可是筆者一跟部隊移防到西莒，連續好長一段時間，吃的米飯中都有一堆米蟲，肥肥白白的，一碗少說也有二、三十隻，就是因爲庫房管理人員，沒有依照先進先出規定，以致後來的庫存米，因爲堆積過久，發生長米蟲的狀況。

庫房管理不善，除了品質變糟以外，有時還會發生找不到庫存品、短缺或多出來的狀況，對於成本控制，均會產生不良的影響，因此，一般庫房管理與採購人員之品德篩選，是首要考量，不能隨便，以免引狼入室，釀成大禍。平時也要有稽查監視制度，確保庫房人員不至於監守自盜。

一、庫存

物品驗收後，即送到倉庫儲存成爲庫存。庫存管理，主要是維護物料庫存安全，避免物品被偷竊、盜賣或因管理不當，而生腐敗等狀況。爲達到上述目的，倉庫之設計，必須要注意到溫度、濕度，防火、防滑及防盜等措施，並需定期加強盤點，以防短缺或腐壞之發生。更應注意對於具有氣味之物品，應適當進行包裝、隔離及存放。

以肉類爲例，肉類購買後應儘速烹煮，如果未能立即烹煮時，應先放入冰箱低溫儲存，因爲低溫可以抑制微生物的生長與繁殖，確保肉品的品質與新鮮。

依據衛生署食品良好衛生規範規定，冷凍食品之中心溫度應保持在攝氏-18℃以下，冷藏食品之中心溫度則應保持在攝氏7℃以下凍結點以上，肉類由於含有蛋白質等營養成份，容易腐敗，因此儲存時應置放冰箱最低溫之位置，而爲了後續操作方便，肉類購買清洗弄乾後，按照預期的使用份量，分裝於清潔的塑膠袋或保鮮盒中，並儘可能的將空氣去除，在移入冷藏或冷凍庫儲存。

而盛裝的容器應經過充分清洗。需要冷凍的肉品，以需要量進行包裝後再行冷凍，必須避免反覆冷凍，否則在重複解凍過程中，冰晶將變大，而破壞肉類之肌纖維，造成解凍後發生汁液流狀況，另外，由於解凍過程中，可能已經污染食品，或有微生物孳生，如果再行冷凍，將可能有礙身體健康，肉類品質也將降低，因此，肉類如果已經解凍兩小時以上時，爲了避免解凍過程中微生物孳生，導致食品衛生安全之疑慮，必須丟棄不得使用。另外，必須確保容器不會污染食物，妥善的包裝，可以防止食品受到污染或吸收其他食物異味外，也可以避免肉類因爲失水而失重，以至於降低原有的品質。

儲存時，肉類與其他食物應該分開儲存，生熟食也需分開儲存，生鮮肉類應該避免置放在其他未加蓋或未包裝食物上方，以避免發生交叉污染。處理好的肉品，應標示購買日期、到期日或保存期限，以先進先出爲原則，應先使用到期日較近，或保存期限較短者，以避免造成食物的浪費，並應定期清理冷凍或冷藏庫內過期之食品，在保存期限內儘速使用，以確保安全。

解凍時，將要烹煮的冷凍肉放入冷藏室中解凍，或以流動水或微波爐直接解凍。也可以將冷凍肉直接配合烹調作業，將冷凍肉直接加熱烹煮。

熱藏的溫度應維持在攝氏60℃以上，熱食不可以直接放入冰箱中，應先等待其溫度下降時，始可放入冷凍或冷藏庫中。需要醃漬之肉品，應於醃漬後立即置入冰箱中，不可置於室溫下過久，以免有害微生物孳生。

保存過程中，應定期檢查標示及儲存狀態，若有異狀應該立即處理，以確保產品之品質與衛生，凡是超過保存期限、外觀異常者，應立即丟棄不得使用，而爲了使冷藏或冷凍室空氣循環順暢，以達到最後的保存效果，冷藏或冷凍室之存放量應低於80%，以免影響冷空氣循環而降低儲存效果。

二、庫房管理之重要性

1.創造時間的效用。
2.降低運輸成本。
3.確保安全庫存量。

物品之庫存，應同時備有存量記錄，成品出廠時，即應作成出貨記錄，內容應包括：批號、出貨時間、地點、對象、數量等，以便日後發現問題時，可迅速追蹤與回收。

三、庫房管理的方式

1.依供應商供應方式分類：零庫存、預託方式、水龍頭倉庫方式及自動販賣機方式。

2.依供應方式分類：分散式庫房及集中式庫房。

四、庫房設計管理原則

庫房用途設計，分爲：乾貨倉庫、一般用品倉庫、冷藏及冷凍庫。冷藏室一般做爲生鮮食品使用，冷凍庫做爲冷凍食品使用，乾貨倉庫做爲乾貨食品使用；而一般用品倉庫，則設計做爲文具紙張等使用

(一) 庫存管理原則

1.庫存管理人員：適合人選之條件有：

(1)不會監守自盜，不過爲了防弊，制度上最好設計人數有兩個人以上；一般會分成冷凍冷藏與乾貨庫存兩大類；如果因爲成本考量，而無法同時僱用兩人以上時，則制度上必須設計有稽核機能，以避免發生流弊。

(2)能確實依照庫房管理標準作業（SOP）工作，定期執行溫度檢查等工作。

(3)每天定期盤點。

2.適當的空間設計與設施：

(1)位置最好位於驗收區附近。

(2)棚架：庫房空間小時，特別需要搭建棚架，以加大可儲存空間；惟棚架之間距，需要依據需要規劃與採購，並注意

法令要求食品離地面與牆壁個五公分以上之要求。

(3)壓縮機能力：對於低溫品質要求嚴格之食材，特別是需要超低溫冷凍者，最好備有兩組壓縮機，以備當其中一組發生故障時，能替代使用。

(4)塑膠盒（桶）：存放散裝非包裝食品或區分生食與熟食之使用。

(5)棧板。

(6)照明。

(7)禦寒衣服。

(8)反鎖排除裝置。

3.適當編號及分類存放，備有庫卡（記錄每次進貨、出貨及結存數量），以利於盤點稽核時使用。

4.設計定型檢查表格，每天定期測量溫度與濕度（例如，每天兩次），並保存記錄備查，對於溫度及濕度異常時，需訂定有反應規定（例如，溫度太高超過標準時如何處理）與後續追蹤改善等作業機制，以免流於形式而沒有功用。

5.訂定保養維護契約，定期確實執行初級及後續維護保養工作。

6.盤點：

(1)盤存的目的：

◎進貨、存貨及出貨之核對。

◎騰空儲存位置。

◎對於很久未使用貨品，提供採購單位重新運用或處理。

◎瞭解實際庫存量，做爲日後採購之參考。

(2)盤存的分類：

◎依時間：分定期、不定期、時常三種。

◎依方法：分全部、循環、區劃、下限四種。

(3)盤存方法：

◎貨卡。

◎貨物標籤。

◎盤存卡。

（二）倉庫發貨原則

基本上，爲求有效控制餐飲成本，凡物料出庫，必須依照規定提出領料申請文件，並根據庫房負責人簽章之出庫文件，每天分類統計，記載於存品帳內（或庫卡），每日清點核對庫存量，以確實掌握物品之流向，做好餐飲成本控制工作。

重點摘要

餐飲管理十大作業：

一、採購之原料驗收管理作業。

二、原料儲存期間管理作業。

三、食物材料之切割與清洗管理作業。

四、加熱烹調管理作業。

五、已烹調食品之熱藏管理作業。

六、配膳管理作業。

七、包裝管理作業。

八、標示管理作業。

九、送餐管理作業。

十、定期問卷調查管理作業。

問題與討論

一、請列舉出菜單設計應考慮的因素。

二、請列舉出採購的方式及應注意之事項。

三、請列舉出驗收的方式及管理原則。

四、請列舉出庫房管理的方式及原則。

五、請問實務上，零下-18℃之冷凍（含調理）食品，如何驗收（顯然解凍方式與解凍時間均不允許現場驗收）？

參考書目

汪忠明（2005）。國內酒品製造業品保制度。食品工業。37(2)，9-20。

德育食品科教師、匯華編輯部（2000）。營養師試題全輯。台北：匯華圖。

邱健人（2000）。食品品質衛生安全管理學。台北：藝軒。

樂爲良譯（2002）。六標準差團隊實戰指南。台北：美商麥格羅希爾國際股份有限公司台灣分公司。

王瑤芬（2000）。食物烹調原理與應用。台北：偉華。

黃韶顏（2002）。團體膳食裝備。台北：華香園。

餐具的清洗管理

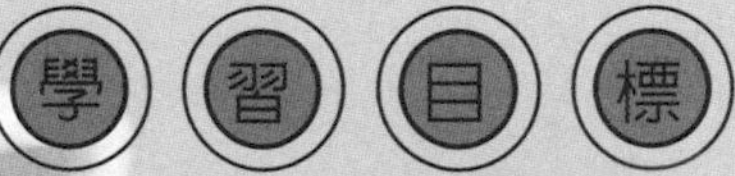
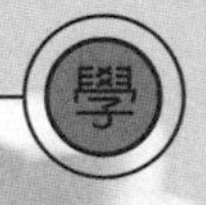

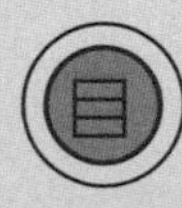

學習目標

1.如何將餐具洗淨
2.如何簡易檢驗確定餐具清洗乾淨

第九章

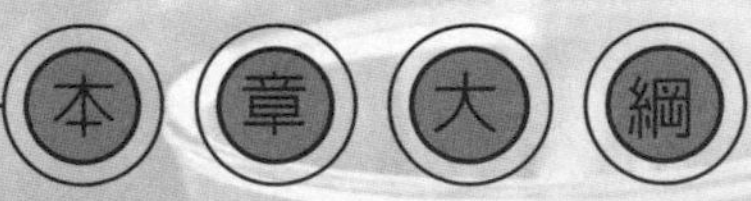
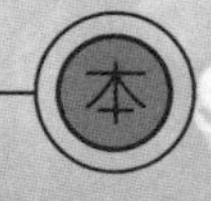
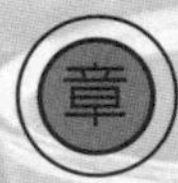

本章大綱

前言

三十多年前，許多人會使用「無患子」來做為清潔劑，無患子這個名字，經常讓人聯想到「不患無子」及「多子多孫」。而事實上，「無患子」指無患樹的種子，其顏色黑而且堅硬。至於「無患」到底是指無患什麼呢？據説古人相信，如果使用無患樹的樹幹製成的木棒，可以棒殺鬼怪；因為無患鬼怪，所以稱其為「無患」。

無患子屬於無患子科植物（同科的植物還有荔枝與龍眼等），是一種自古以來，即已存在之植物，又稱為黃目子，早期人們發現，拿無患子的果實（尤其以外型已稍加破裂者為佳），置於水中用雙手加以搓揉，可以搓出泡沫，做為清潔等用途，因此被先民拿來作為清潔劑使用，舉凡洗手、洗衣物、洗頭、 洗碗筷、洗碟盤，甚至黃金洗滌等都可以加以利用。無患子在本草綱目又名木患子、油珠子、菩提子及鬼見愁。

對於人類來説，無患子是一種經濟作物，是早期西方人到東方來，發現的科學性資源物種之一，所以植物學家又稱無患子為「印度人的肥皂」。無患子在有的書籍中記載為「黃目樹」，形容其果實「色黃皮皺，用以幹衣，功同皂角」。由於果皮用水搓揉後，會產生泡沫，過去台灣先人拿來洗衣等用途，至少已有數百年的歷史。由於含有黃色素，衣服洗久以後，需小心被染黃。另相傳以此搓洗頭髮，可常保頭髮烏黑亮麗，兼具清潔與潤絲的功效！因此，也曾有媒體報導，有老婆婆因為長期使用無患子，因而到老頭髮仍烏黑光亮；也因此市場上有無患子洗髮精。無患子除了含有皂素外，還含有油脂，洗滌器具後會產生光澤，因此，珠寶界，直到今天仍有拿無患子做為清洗首飾使用呢。

後來台灣文明日漸進步，市場上出現各種肥皂、香皂及清潔劑，因此，無患子之使用逐漸為人所遺忘，而無患子的清洗功能，現在早已被各種化學清潔劑所取代！

而當市場出現洗衣粉後，當時有許多人將洗衣粉當做「萬用清潔劑」，除了洗衣服外，還拿來洗滌瓜果、蔬菜與餐具，甚至於還有人拿來洗頭髮，認為它有去污、消毒及殺菌的作用。可是殊不知，這樣子也可能會導致洗衣粉進入人體。專家提醒，即使進入體內的洗衣粉數量十分微小，因為含有螢光增白劑，也會引起毒害。皮膚長期直接接觸鹼性洗衣粉後，皮膚表面的弱酸環境就會遭到破壞，其抑制細菌生長的作用也會消失，容易導致皮膚搔癢，甚至引起過敏性皮炎等症狀，或在皮膚上留下色素沉著等後遺症。所以，千萬別用洗衣粉洗頭髮或長期接觸皮膚，如果要直接以手清洗衣物時，最好還是使用肥皂。

至於餐具經過肥皂及各種清潔劑清洗之後，如何確定其清洗效果，現在市場上，已經出現有專門外包專業清洗及處理餐具之公司，不但負責清潔餐具，還同時負責提供高級磁器餐具呢！可是如何確定清洗效果呢？如何能快速判定清洗效果，對於餐飲業而言是非常重要的，因為總不能等檢驗結果出爐後，才發現不合格的餐具，怎麼早已經提供消費者使用過了！

廚師身上不應該為了方便而將抹布掛在脖子上，另外，餐具洗滌後，也不可以拿抹布擦乾，以避免污染，抹布雖可擦爐台，但是炒菜時絕不能拿來擦鍋子，而有缺口或裂縫之餐具，不得存放食品或供人使用，另外，絕對禁止為節省經營成本，將稍有缺口餐具，經清潔後繼續使用。

第一節 餐具清洗及衛生管理

所謂之餐具，係指經洗滌及有效殺菌後供消費者使用之器具、容器；或經加工製成後，不再經洗滌，即可供使用之免洗餐具。而食品用洗潔劑是指使用於食品、食品器具或食品容器之食品包裝之洗潔劑。

食品用洗潔劑之去污能力，主要靠其中所含有的界面活性劑成份。如果一次攝取大量界面活性劑時，會對人體發生生命危險。而如果每天殘留在食物或餐具上的清潔劑被吃下，積少成多，也將會對人體器官，例如，肝臟等造成損害，因此使用後必須清洗乾淨。

一、餐具洗滌

(一) 餐具的洗滌

過去餐飲業者，包括現在的許多攤販，經常是以一桶水清洗全部設備與碗筷；進步一點的，或許有兩桶水，不過即使許多餐飲業者，已經在硬體上，設置三槽式洗滌設備，但是對於洗滌、沖洗及有效殺菌之三個重要的餐具洗滌步驟，不是不清楚，就是未落實執行；特別在小型餐飲業，頂多做到洗滌與沖洗乾淨之動作，這仍欠缺最重要的消毒或有效殺菌動作；而有些業者，雖然有消毒之觀念，卻在餐具消毒之後，拿毛巾一個一個擦拭，想早一點弄乾淨，卻不知如此一來，反而污染了全部之餐具。

良好的餐具清洗管理，提供乾淨與衛生安全餐具，符合政府重複使用之環保政策與規定，成本適當並可以避免浪費。

餐具洗滌的過程計有：

1.預洗：洗滌，一般用43～49℃加上清潔劑。
2.清洗：沖洗，室溫流動水沖洗，將清潔劑沖洗乾淨。
3.消毒：有效殺菌。

使用高溫自動洗滌設施及人工三槽式餐具洗滌設施，應具有洗滌、沖洗、有效殺菌之功能，相關作業要求如下：

1.洗滌槽：具有45℃以上且含有洗潔劑之熱水。
2.沖洗槽：具有充足流動之水，且能將洗潔劑沖洗乾淨。
3.有效殺菌槽：得以下列方式之一達成：
 (1)水溫應在80℃以上（人工洗滌應浸二分鐘以上）。
 (2)110℃以上之乾熱（人工洗滌加熱時間三十分鐘以上）。
 (3)餘氯量200ppm（百萬分之二百）氯液（人工洗滌浸泡時間二分鐘以上）。
 (4)100℃以上之蒸氣（人工洗滌加熱時間二分鐘以上）。
4.水溫、水壓未達標準時，不得洗滌。

高溫自動洗滌設施，應設有溫度計、壓力計及洗潔劑偵測器，溫度計及壓力計，每三月應作校正並保存記錄一年備查。

洗滌設施所使用之洗潔劑、殺菌劑及乾燥劑，應符合食品衛生法之要求。

洗滌、沖洗、有效殺菌三種功能外之其他附加於自動洗滌機之設施，應具有功能加成之效果（例如，超音波）。

乾燥處理：經洗淨之餐具，如未經乾燥處理者，不得重疊放置，乾燥處理得以下列方式之一爲之：

1.乾熱法：以110℃以上之乾熱，加熱時間三十分鐘以上（木質及低耐熱材質塑膠不適用）。
2.乾燥劑處理法：應使用食用性安全之乾燥劑，其安全性之資料應提供行政院衛生署備查。
3.除濕機法：於密閉室內，開啓除濕機，以達乾燥效果。
4.自然晾乾法：應於具通風良好，且有防止病媒及塵埃入侵設施之場所，以適當容器或櫥櫃盛放。
5.其他經行政院衛生署認可之乾燥法。

經洗淨乾燥之餐具，置於暫存區，不得超過三十分鐘，應立即送至清潔區放置。

（二）食品用洗潔劑衛生標準

餐具用後需要清洗，而清洗時需使用含有清潔功能的界面活性劑等成份，由於製作食品清潔劑之許多廠商，很多是屬於家庭式化工業者，許多甚至於是自己看書，到化工原料行買原料，就自行調配販賣；雖然家庭式並沒有什麼不好，只是如果使用的原料，沒有依照規定使用「食品級」原料；而使用較低成本的化工級原料時，將因爲非食品級的原料，可能含有重金屬等有害人體健康物質，使用後殘留會危及人體健康；因此政府爲了確保安全，特別訂定有食品用洗潔劑之衛生標準，以避免使用到有害人體健康之食品用洗潔劑。

食品用洗潔劑之衛生標準所稱之食品用洗潔劑，係指使用於食品、食品器具、食品容器之食品包裝之洗潔劑。但是固態肥皂、供餐具自動洗淨機使用之洗潔劑、酸液、鹼液及漂白水等，均不適用。

以下爲食品用洗潔劑之衛生標準：

1.有害物質限量標準：

(1)砷：0.05ppm以下（AS_2O_3計）；以產品標示使用濃度稀釋之溶液爲基準。

(2)重金屬：1ppm以下（以鉛Pb計）；以產品標示使用濃度稀釋之溶液爲基準。

(3)甲醇含量：1mg/ml以下（即0.1%）。

(4)螢光增白劑：不得檢出。

2.使用之香料及著色劑應以准用之食品添加物爲限。

3.食品用洗潔劑之標示除應符合食品衛生管理法第十七條規定外，並應標示主要成份之化學名稱、適用對象（用途）、標準使用方法及使用注意事項。

二、餐具衛生管理

餐具衛生標準中，大腸桿菌、油脂、澱粉及烷基苯磺酸鹽（Alkylbenzenesulfonate, ABS）等應爲陰性（即不得檢出）。餐具標準適用之對象包括有：盤類、碗類、杯類、湯匙、碟子、筷子、刀子及叉子等餐具。

餐具是否確實清洗，利用檢驗其殘留之界面活性劑ABS成份，或油脂殘留等項目，就可以判斷清洗效果；常見利用化學實驗中，碘溶液遇到澱粉，會產生變色之化學反應，同理化學試劑蘇丹試劑遇到油脂時，也會變色；而利用以上原理，以適當試劑進行簡易檢查，就可以檢測出餐具是否清洗乾淨。

當滴下含碘之試劑，而在餐具表面形成紫藍色時，代表餐具上面有澱粉殘留（米飯等），也代表著清洗作業不完全不乾淨，以至於仍有澱粉殘留，同時可能有其他危險成份未清洗乾淨，而可判定不合格。

而除了清潔劑以外，使用的清洗用水，如果有問題，那麼用再好的清潔劑也是沒有用！而場所其他設備及管理，對於餐具衛生安全之確保，也是不可或缺的，以下即逐項說明其要求：

（一）餐具清洗場所衛生標準

1.洗滌場所，應有充足之流動自來水，並具有洗滌、沖洗及有效殺菌之三槽式餐具洗滌殺菌設施；水龍頭高度應高於水槽滿水位高度，以防止發生水逆流而造成污染；假如無法供應充足之流動自來水，則餐飲業者必須供應用畢即行丟棄之餐具。

2.使用之竹製、木製筷子或其他免洗餐具，限使用畢即行丟棄。共桌分食之場所，應提供分食專用之匙、筷、叉（即公筷母匙）。

3.製備之菜餚，應於適當之溫度分類貯存及供應，並應有防塵及防蟲等，貯放食品及餐具之衛生設施。

（二）設備與器具清洗衛生規定

1.食品接觸面應保持平滑、無凹陷或裂縫，並保持清潔。

2.用於製造、加工、調配、包裝等之設備與器具，使用前應確認其清潔狀況，使用後應再清洗乾淨；已清洗與消毒過之設備和器具，則應避免再受污染（例如，前述用乾毛巾擦餐具就會造成再污染)。

3.設備與器具之清洗與消毒作業，應防止清潔劑或消毒劑污染食品、食品接觸面及包裝材料。

(三) 餐具清洗用水規定

1.凡與食品直接接觸，及清洗食品設備與用具之用水及冰塊，應符合飲用水水質標準。

2.應有足夠之水量及供水設施。

3.使用地下水源者，其水源應與化糞池、廢棄物堆積場所等污染源，至少保持十五公尺以上之距離。

4.蓄水池(塔、槽)應保持清潔，其設置地點應距污穢場所，或化糞他等污染源三公尺以上。

5.飲用水與非飲用水之管路系統應完全分離，管線及出水口並應明顯區分(以顏色或文字區分或說明)。

(四) 清潔及消毒等化學物質及用具管理

1.病媒防治使用之藥劑，應符合相關主管機關(衛生署、環保署)之規定方得使用，並應明確標示，存放於固定場所，不得有污染食品或食品接觸面之慮，且應指定專人負責保管，必須保有管理記錄。

2.食品作業場所內，除維護衛生所必須使用之藥劑外，不得存放使用。

3.清潔劑、消毒劑及有毒化學物質，應符合相關主管機關之規定方得使用，並應予明確標示，存放於固定場所，且應指定專人負責保管。

4.有毒化學物質，應標明其毒性、使用方法及緊急處理辦法。

5.清潔、清洗和消毒用機具，應有專用場所妥善保管。

（五）使用食品用洗潔劑之一般建議

1.使用時須同時戴上塑膠手套和口罩；當清洗油煙罩（抽油煙機）時，更是需要配帶護目鏡以保護眼睛。

2.儘量選用具有迅速去除油垢、能分解乾黏食物能力、經測試後其性質，最好溫和不會傷害人體肌膚（不過一般使用時，若要求除油垢效果良好，成份中一定會含有傷害人體黏膜及皮膚之成份，此時穿戴塑膠手套、口罩及護目鏡等保護措施，絕對不可省略；而當不小心碰到化學藥劑時，需先以大量清水進行沖洗後，立即送醫治療）、及具有有效除菌，保持碗盤清潔衛生。屬於「無磷」或「低磷」等之清潔劑，因屬於可被生物分解的界面活性劑，可以避免其中的磷酸鹽，造成環境危害，例如，水質優氧化等，建議優先採用。

3.使用前先閱讀標示，瞭解洗潔劑之注意事項。用完之空罐不要隨便亂丟。存放應單獨存放。使用各種清潔劑應單獨使用，不可自行任意混合使用，以免因爲混合產生化學變化，產出有毒氣體或成份。因爲再好的清潔劑，若使用不當，也會給健康帶來不良的影響。

4.對於標示有「小心」、「易燃」、「注意」、「危險」及「腐蝕性」等字句的產品，於尚未用完儲藏時必須集中，保持罐身直立，不要讓兒童誤食或誤觸。

5.清洗餐具時，應打開窗戶以保持通風。清洗後，一定要用清水充分沖洗。

第二節　確定餐具清洗效果之簡易檢查

如何快速確定餐具在清洗之後，其中大腸桿菌、油脂、澱粉及烷基苯磺酸鹽等項目，符合衛生標準「沒有殘留（陰性）」之規定，以下爲衛生署公布之簡易檢查方式，每家餐飲業均可自行進行檢查。另外生菌數檢查法可以檢出生菌數量，金黃色葡萄球菌檢查法則可快速檢驗出病原菌金黃色葡萄球菌。

金黃色葡萄球菌，由於常存在於人體之手指、皮膚、毛髮及鼻腔及咽喉等黏膜，爲身體受傷化膿原因菌，因此，也大量存在於化膿的傷口與感染瘡疤。由於對環境的抵抗力很強，故容易污染淡水之魚貝類，也極易經由人體及其他動物而污染食品；檢驗出病原菌金黃色葡萄球菌，代表餐具於經過清洗及有效殺菌後，再度遭到二次污染，需要立即找出原因進行改善。

一、澱粉性殘留物檢查法

澱粉性殘留物檢查法，通常使用於檢查餐具或食物容器是否清洗乾淨，是否有澱粉質（例如，米飯等）殘留。以下列舉碘試液的檢查方法供參考：

■試藥：碘試液

碘化鉀20g溶於100ml水中，再加入碘12.7g；待溶解後，取1ml加水稀釋至1,000ml即爲碘試液。

■檢查方法：

1.取澱試液。

2.滴在供檢驗的餐具或容器上。

3.慢慢迴轉，使碘試液擴及全面。

4.有殘留澱粉時，會變成藍紫色。

■建議：

1.若有澱粉殘留，應改進洗滌方式，最好改用三槽式洗滌殺菌設備。

2.無法供應良好的洗滌設備時，應使用衛生筷等免洗餐具，用完即丟。

二、脂肪性殘留物檢查法

脂肪性殘留物檢查法用於檢查餐具或食物容器上有無殘留油脂，判定是否清洗乾淨：

■試藥：蘇丹四號（sudan IV）或蘇丹三號（sudan III）

酒精

蘇丹試液：取蘇丹四號或蘇丹三號0.1g溶於酒精100ml即成

■檢查方法：

1.將試液滴在供檢驗之餐具或容器上。

2.慢慢迴轉使其擴及全面。

3.用水輕輕沖洗。

4.如有殘留油脂會呈現紅色的斑點（以有斑點為測定依據，塑膠容器若為粉紅色至紅色背景，測試後以水無法去除時，可以藥用酒精回復原狀）。

■建議：

1.若有油脂殘留，應改進洗滌方法，最好改用三槽式洗滌殺菌設備。

2.無良好洗滌設備時，請使用免洗餐具。

三、ABS殘留物（清潔劑）檢查法

ABS殘留物檢查法，用於檢查餐具是否殘留有洗潔劑：

■試藥、器材：甲醇
丙酮
1%花紺（Azure A）試液
10%鹽酸溶液
氯仿
滴管、試管
pH試紙

■檢查方法：

1.試管、滴管使用前，先以甲醇及丙酮洗淨。

2.以5ml水洗滌餐具樣品。

3.將洗滌液收集至試管中。

4.加入1%花紺試液一滴。

5.加入10%鹽酸溶液調至酸性pH3，混合均勻。

6.加入與洗滌液等量之氯仿振搖混合後靜置。

7.若氯仿呈藍色，則表示樣品表面有殘留清潔劑ABS成份。

■建議：

1.使用洗潔劑清洗餐具，應先浸漬後，以流水沖洗至少五秒鐘以上。

2.不可用洗衣粉洗餐具或蔬果。

四、生菌數檢查法

用簡單器具在二十四小時內測定出被採樣的飲食物、餐具、容器等之生菌數量（CFU/g）。

■目的：用以檢測生菌數，以判定樣品是否保存良好或已遭到污染。

■試藥、器材：恆溫箱
滅菌生理食鹽水（稀釋用）
滅菌吸管
培養膜
滅菌稀釋瓶

■檢查方法：

1.檢體之調製：依一般食品微生物之檢驗方法調製檢體，並適當稀釋成10倍、100倍、1000倍、10000倍等稀釋檢液。

2.培養方法：

(1)從密封的錫箔包取出培養膜。

(2)翻開上塑膠膜，用滅菌吸管取稀釋檢液1ml放置在下塑膠膜中央。每種稀釋倍數之稀釋檢液都做雙重複。

(3)放入檢液後，蓋上上塑膠膜，然後在放檢液的地方，用塑膠擴散器（Spreader）壓成20cm²的圓圈，並避免氣泡之產生。

(4)放置1分鐘讓膠凝固後，不必倒置，放到培養箱（恆溫器）

於35℃培養24～48小時。

(5)培養後，取出培養膜，計算菌落在20～200個間之紅色菌落數（或紅點）。

註：事先備好無菌吸管及稀釋液，在採樣現場即可進行檢驗後帶回培養即可，受測之實體樣品，就可以不必帶回實驗室。

五、金黃色葡萄球菌檢查法

金黃色葡萄球菌檢查法，可快速檢驗出有無金黃色葡萄球菌（Staphylococcus aureus）殘留。

■試藥器材：市售金黃色葡萄球菌快速檢驗試紙劑套組或其他同類型套組

■檢查方法：

1.利用試劑套組中之紙卡或在載玻片上以油性簽字筆畫二個圓圈（直徑約1.5cm）。

2.以套組中之牙籤或接種環沾取數個菌落，點在二個圓圈內。

3.在下邊圈內加入一滴對照試劑，在上邊圈內加入一滴測試試劑。

4.以套組中之牙籤或接種環先在下邊塗抹，使成均勻懸浮，然後以同法在上邊。

5.於塗抹過程中約三十秒內，在上邊圈內即可看到凝集反應發生，否則宜拿起載玻片前後左右搖動，於二分鐘內觀察。

■說明：

1.典型金黃色葡萄球菌，在對照組之圓圈（下邊）內沒有凝集反應，而於加測試劑之圓圈（上邊）內有凝聚反應時，視爲正反應（陽性），若加測試劑之圓圈，沒有凝集反應，則爲負反應（陰性）。

2.反應之快慢與細菌特性、培養基之類別皆有相關，一般而言，生長於Trypticasesoy agar, Nutrient agar或Blood agar上之金黃色葡萄球菌，皆有良好之凝集反應。若超過二分鐘，才發生凝集，則視爲負反應，另外若對照組亦發生凝集反應，此時之結果爲無法判讀（Uninterpret-able）。

3.一般使用菌落（1～2mm或以上）二～六個即可進行凝集反應，使用太多菌體時，則可能產生僞陽性（False positive）反應。鑑定菌落以使用隔夜培養之新鮮菌落爲佳。但一般培養多日之菌落，仍可以得到良好之結果。

4.若反應結果產生黏稠絲狀（Stringy）時，當其背景同時變得較爲清徹時，則爲正反應，若背景仍爲牛乳狀之外觀（Milky background）則爲負反應。

5.檢驗試劑套組，應存放於2～8℃，使用前乳膠微粒試劑應充分搖勻後再測試，若儲存期間乳膠微粒偶有變粗現象，以超音波振盪器（Sonicator）振動二至三分鐘，應可予以有效改善。試劑中含有抑菌劑NaN_3（Sodium azide），勿觸及眼睛、皮膚及誤食，若不愼接觸時，應以大量清水清洗。

六、大腸桿菌屬細菌檢查法

■目的：在十～十五小時內，定性判斷被採樣的食物餐具、器具、容器、手指等有無大腸桿菌屬細菌，以判斷其清潔或消毒效果。

■試藥器材：大腸桿菌屬細菌檢查試紙、無菌水、恆溫器

■檢查方法：

1.先將無菌水1ml注入塑膠袋內之大腸桿菌屬細菌檢查試紙。

2.取出於被檢驗物上，有規律擦拭後，裝回袋內封存。

3.放置於攝氏38℃左右之恆溫器，經一夜就可以檢出。

4.有大腸桿菌屬細菌時，試紙發生紅點，若大腸桿菌屬細菌及雜菌甚多，則試紙全體變紅或紅點變成模糊。

重點摘要

一、澱粉性殘留物檢查法。

二、脂肪性殘留物檢查法。

三、ABS殘留物檢查法。

四、生菌數檢查法。

五、金黃色葡萄球菌檢查法。

問題與討論

一、餐具洗滌的方法。

二、餐具清洗管理的重要性。

三、舉出三種餐具清洗之簡易檢查。

四、餐具衛生標準。

五、食品清潔劑使用注意事項。

六、按餐飲業者良好衛生規範之規定，洗滌場所應具有洗滌、沖洗及有效殺菌之三槽式設施，試以餐具爲例列舉四種前述之有效殺菌方式。

七、試述公共飲食場所之餐具及其他飲食設備所適用的殺菌方法。

八、試列舉五種適用於公共飲食場所實施餐具殺菌的方法。

九、顧及食品衛生安全，餐飲從業人員工作中，如何使用及管理餐具？

十、試以污染預防的觀念，說明您將如何採取措施來面對保利龍餐具所可能造成之污染。

十一、請舉例說明塑膠餐具的安全性問題。

十二、餐具容器洗淨度之檢驗方法，用何種試劑測試，以及判定標準爲何？

參考書目

德育食品科教師、匯華編輯部（2000）。營養師試題全輯。台北：匯華。

邱健人（2000）。食品品質衛生安全管理學。台北：藝軒。

黃韶顏（2002）。團體膳食製備。台北：華香園。

黃韶顏、徐惠群（1995）。團體膳食食品品質管制。台北：華香園。

衛生署（1986）。食品簡易檢查手冊。台北：行政院衛生署。

餐飲從業人員衛生管理

第十章

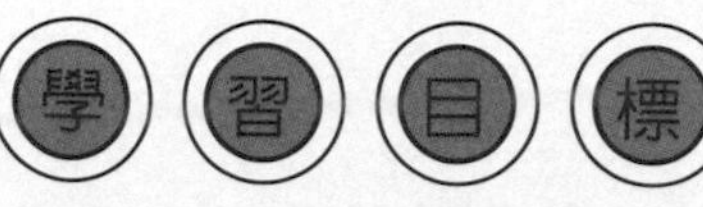
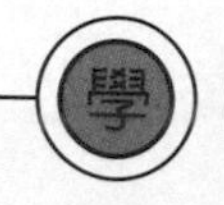

1.員工健康檢查之重要性
2.防範員工錯誤動作以避免污染食品
3.設備使用時注意事項

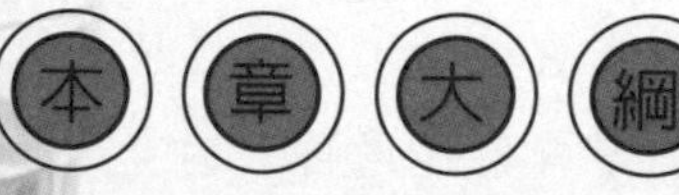
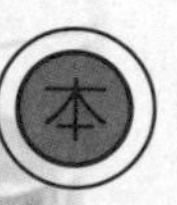

前言

特殊風味餐的由來：

從前有一位老廚師，因其工作經驗豐富，烹調手藝極佳，烹調製作出來的菜餚色香味俱全，吸引很多人前來拜師學藝。而這位老廚師為了傳承烹調功夫，也不吝於傳授。因此，桃李滿天下，還吸引一位洋徒弟，從美國遠渡重洋，前來拜師。

美國洋徒弟，由於日後預備回到美國開業，深怕漏掉任何一個細節，日後路途遙遠難以彌補，因此，特別用心學習；終於學成出師回國，在美國也順利開業，當起大廚師。只是隨著日子過去，洋大廚的實際烹飪經驗，雖然日益增加，卻每在夜深人靜之時，心中一直有一個疑問：「為什麼自己經過再三的努力，烹調成品的菜餚口味，總好似差老廚師一點點？」是個人手藝問題或火候掌握功力不足？還是刀工或烹飪次序之問題？經過再三反覆演練推敲、精心調配與研究，確定自己確實已經完全遵照老廚師的教導程序執行無誤，刀工及火候等各方面也沒有問題，但是菜餚之口味，還是與老廚師不同，此時洋大廚之心中不禁懷疑：「該不會老廚師有所謂的留一手沒有傳授之情形，以至於自己迄今仍無法達到相同之口味？」

為瞭解決心中之疑惑，洋大廚再度遠渡重洋回到台灣，美其名是感恩之旅，感謝老廚師過去之教導，及向老廚師感恩請安，實際上則是想再一探究竟，找出心中疑惑的答案。這一次，洋大廚可是睜大了眼睛，注意老廚師所有的烹調細節，深怕再漏掉任何一個細節，而遺憾終身，終於皇天不負苦心人，洋大廚說道：

「我找到啦！」他終於找到答案啦！

原來，老廚師沒有藏私留一手沒有傳授；而是在每次在熱鍋之前，老廚師有一個動作，因為國情之不同，他疏忽沒有照做，而這個動作就是影響口味之關鍵。

過去的廚房工作環境，因為接近火爐所以溫度較高，環境悶熱，所以廚師們均習慣在脖子上面圍一條毛巾，以便工作時隨時擦汗，而毛巾除了擦汗以外；老廚師在每次熱鍋時，為了求快速去除鍋中多餘的水份，習慣都會取下脖子上的毛巾，將鍋子擦一下，以快速除去多餘水份，以利繼續後續烹調作業，而這就是老廚師獨特口味的由來！

口味與安全；安全與健康；營養與口味；到底哪一個比較重要？

第一節 個人衛生管理

由第一章傷寒瑪麗之個案，得知餐飲從業人員個人衛生之重要性。食品良好衛生規範（附錄三）第六條第二項中規定：「新進從業人員應先經衛生醫療機構檢查合格後，始得聘僱。僱用後每年應主動辦理健康檢查乙次。從業人員在A型肝炎、手部皮膚病、出疹、膿瘡、外傷、結核病或傷寒等疾病之傳染或帶菌期間，或有其他可能造成食品污染之疾病者，不得從事與食品接觸之工作。」

因此，餐飲從業人員之個人衛生檢查項目，除了傷寒、結核病或梅毒性病等傳染病外，重點是A型肝炎、手部皮膚病、出疹、膿瘡及外傷等可能造成食品污染之疾病。

食品衛生管理人員之職責是食品良好衛生規範之執行與監督，食品安全管制系統之擬訂、執行與監督，及其他有關食品衛生管理及員工教育訓練工作。

一、餐飲從業人員個人衛生

（一）健康檢查

凡餐飲從業人員需通過健康檢查，經檢查罹患有：A型肝炎、手部皮膚病、出疹、膿瘡、外傷、結核病，或傷寒等疾病之傳染或帶菌期間，或有其他可能造成食品污染之疾病者，應立即停止與食品接觸有關之工作。檢查次數每年至少一次，最好是兩次以上（每半年一次以上），其體檢項目有：

1.手部皮膚病。

2.出疹、膿瘡。

3.結核病。

4.性病（梅毒）。

5.傷寒。

6.A 型肝炎。

（二）餐飲從業人員個人衛生作業要項

1.作業人員，工作時應穿戴整潔之工作衣帽（鞋），以防頭髮、頭屑及夾雜物落入食品中（因此衣服應準備兩套以上，以利換洗）；而工作衣帽，只可以在工作場所穿著，不可以穿著工作衣帽，離開工作場所。必要時應戴口罩。凡與食品直接接觸的從業人員，不得蓄留指甲、塗抹指甲油及佩戴飾物等，並不得使塗抹於肌膚上之化妝品及藥品等污染食品或食品接觸面。常見之缺失有：員工臉部化妝、塗抹口紅、手部飾品繁多、指甲過長及塗抹指甲油等。

2.作業人員工作中，不得有吸菸、嚼檳榔、嚼口香糖（廚房須設置吸煙區或休息室，供抽煙或嚼檳榔與口香糖使用）、飲食及其他可能污染食品（例如，長時間聊天或唱歌等）之行爲。

3.作業人員若以雙手，直接調理不經加熱即可食用之食品時，應穿戴消毒清潔之不透水手套，或將手部徹底洗淨及消毒。

4.其他：

(1)不可隨地吐痰、便溺。

(2)不可任意拋棄果皮或廢棄物。

(3)試菜時，應以小碗盛裝，試菜後不得將剩餘菜餚倒回。

(4)新進人員必須接受職前訓練，訓練內容包括：

◎衛生管理規定。

◎食品中毒原因分析與預防方法。

◎防止食品劣變方法。

◎良好衛生習慣訓練。

◎環境衛生維護。

◎禮儀教學。

◎勞工安全衛生。

(5)非必要，不得大聲交談（大聲交談，除了容易造成記憶不集中，而使得食品於無形中容易受到污染外，因為大聲交談，口水將會亂噴，容易將炒飯噴成燴飯，並有礙衛生）。

(6)工作場所不得晾曬私人衣物。

(7)不可坐、躺、臥在工作檯上，以免造成污染。

(8)打噴嚏或咳嗽時，使用衛生紙或毛巾等掩住口鼻，以免污染食物或餐具。

二、餐飲從業人員個人衛生檢查重點

假設一般餐飲從業人員之指甲長0.05公分時，細菌之數目約四千二百個；而當指甲長至0.15公分時，細菌數目會增至約五萬三千個，即增加近十三倍；而當指甲長約0.2公分時，細菌數目增加至約六十三萬個，即增加近一百五十倍；而當指甲長約0.3公分時，細菌數目將增至三百四十萬個，即增加近八百一十倍；顯然工作人員衛生習慣良好與否，嚴重影響食品衛生安全，因此，餐飲業需要每日走動式管理與進行稽查。

(一)每日檢查要點

每日檢查員工個人衛生之重點有:

1.當手部患有皮膚病、出疹、膿瘡、吐瀉與外傷時,絕對不得從事與食品接觸工作;特別是膿瘡與外傷,經常極可能因化膿,產生病原性金黃色葡萄球菌,即使手部外表包有繃帶,仍不可以直接與食物接觸。
2.更換衣帽應於更衣室中更換。
3.工作帽應能包裹前後頭髮。
4.避免短褲、拖鞋及涼鞋。
5.手部飾品。
6.頭髮:要經常修整整齊並保持清潔。
7.指甲是否過長或塗抹指甲油。
8.工作衣帽應以「白色」爲原則。
9.工作中不要挖鼻孔、抓頭髮、搔屁股或碰觸皮膚。
10.臉部化妝與口紅;不可塗抹化妝品及藥品。
11.洗手後不得以衣服擦乾手。
12.不可用手直接接觸食品,配膳、盛飯或運送時,手指不可直接接觸到食品。
13.如廁後或手部受污染時,需洗手或(及)消毒。

(二)餐飲從業人員管理注意事項

餐飲衛生安全中,人員除了會造成細菌性污染外,對於人員之環境安全,也是必須要注意的,因爲再好的原料與技術,如果一個不小心,造成瓦斯氣爆或引起火災,此時製備再好的餐食都沒有用，人員安全中比較會發生問題的，包括有：水、電、瓦斯與刀具等設備，針對危險的項目，餐飲業必須自行訂定適合自己的標準作業程序控管，並據以執行，以確保安全。

爐灶如果是屬於供應團膳之大型爐具，一般會有母火與大火，以點燃50爐嘴爐灶爲例，必須先點燃母火後，再打開瓦斯引燃爐灶大火；當母火沒有點燃並繼續打開瓦斯之狀況下，會有瓦斯外洩情形，累積一定瓦斯量時，一有火源則會發生爆轟或氣爆，因此，大型爐灶母火是否確定點燃，是使用爐灶必須確定之安全動作。

烹調過程中，滷煮等方式，由於常使用水與小火，疏忽時頂多燒焦黏鍋，危險性不大，但是如果是油炸食品時，因爲溫度較高，加上油品容易引燃，又不易撲滅，因果廚師在進行油炸工作一半突然有事離開時，如果未先關火，即使是小火，也可能引發廚房大火，是管理者必須特別小心注意的，而針對瓦斯、水電與刀具等設備使用時，訂定注意事項（或標準作業程序），並要求確實執行，是餐飲業預防勞安意外事件之不二法門。

1.使用爐灶注意事項：

(1)點火時應蹲下去點火，並目視確定已將母火點著，如第一次點火未著時，應俟瓦斯散去後，再行點火，以免因爲前一次未點燃瓦斯堆積而造成爆轟。

(2)需先點燃母火，再引燃主火。

(3)點火時，必須先確定母火已點燃後，始能繼續下一動作。

(4)油炸食品鍋時，規定一人操作一鍋，使用中絕對不可以離開。

(5)每一餐當師傅離開不用爐灶欲休息時，即應熄滅母火，不得以下一位即將使用而搪塞不關，如果有接續者欲接續使用時，除非現場交接，並互相確定母火點燃，否則仍需由下一位重新開火，以釐清責任之歸屬。

2.使用切菜機注意事項：刀具容易造成人員傷害，特別是切菜機等高速轉動之刀具，如果未依照規定操作，一個疏忽，往往就會導致工作人員，切斷手指等不幸悲劇，因此，新進人員，一定需要先受過充足的訓練，並經過測驗確認已熟悉規定操作過程後，始能讓其操作；而平時也需加強稽查，是否依照標準作業程序操作，以為防範，否則一個疏忽，就是悲劇。

(1)拿取刀具時，需注意刀具之刀刃面，以避免被割傷。

(2)檢查刀具是否鎖緊，方向是否正確。

(3)測試安全開關功能是否正常。

(4)切菜機上有雜物必須清除（清除前必須先停電關機）。

(5)若有異狀時先停止使用，並立即反應。

(6)安全護蓋是否全程掛妥、鎖緊，不得以任何理由在工作中私自取下。

(7)確認插頭本身沒有變形、破損及潮濕等狀況，以策安全。

(8)操作時身體必須維持離開切菜機，不可碰觸或依靠切菜機體，以免發生危險。

(9)手部必須保持乾燥，且手指勿接觸插頭前端鐵質部位以防觸電。

(10)不可將不同機器插入相同插座。

(11)發現跳電或其他異狀、氣味及聲響時應先停止使用，拔掉插頭並立即請修。

(12)注意勿同時碰觸或操作兩台機器，以策安全。

(13)發現電源燈不亮時，先暫停使用，關掉開關、拔掉插頭並立即反應。

(14)切菜機之輸送帶鬆緊要適中並平整，不可扭曲或變形。

(15)需更換刀具時，先將刀具與輸送帶鈕歸零，關掉主控制開關，將插頭拔離插座，電源線盤整於主控制箱，帶上安全防護手套後，才能進行更換作業。

(16)輸送帶由於會自動將蔬菜帶入，切菜機內有有效切菜作業空間並切成段，並不需要以人工加以推擠，蔬菜進入切菜機內之量，一次不可太多，最好將蔬菜稍微整理併排一致，以不超過輸送帶寬度方式擺放。

(17)操作中絕對禁止將手伸入有效切菜作業空間，及上段輔助輸送帶與主輸送帶之夾角內，以防意外發生。

(18)根莖類切菜機，則將蔬菜投入漏斗槽內即可，不需加壓推擠，絕對禁止將手伸入槽內，以防意外發生。

(19)操作中發現異狀或聲響，或因投入菜量過多發生卡住現象時，應立即停止使用，並關掉主控制開關、拔掉插頭，方可進行排除工作。

(20)禁止操作中，對切菜機沖水以防意外發生（特別是電源部分，沖水易發生導電而發生危險）。

(21)盛裝蔬菜，以不超過藍框圍邊之最上端爲原則，避免盛裝過高時，切好蔬菜回堵到有效切菜作業空間，操作時絕對禁止未停機時，將手指伸入有效切菜作業空間內撥取蔬菜，以免發生危險。

(22)中途若需換切不同種類蔬菜時，應先將刀具鈕及輸送帶鈕歸零，關掉主控制開關，再將插頭拔離插座，電源線盤整於主控制箱，再依照規定步驟進行。

(23)關閉之步驟，不可顚倒或省略，以免造成危險。

(24)旋轉或切開關時，手部必須保持乾燥，以防止觸電。

(25)沖洗切菜機時，水量不可太大，並防止沖水濺及其他機件部位造成危害。

(26)刀具取下或掛放時，均須戴防護手套以防止割傷。

3.使用鼓風爐注意事項：大部分餐廳，會使用鼓風爐，因爲加熱效果快速，但是需要注意到其產生的油煙多爲粒徑細小之粒狀污染物（液滴），研究顯示餐飲店有近20%未裝設廢氣處理設備，有近90%業者所裝設之廢氣處理設備效率不足，而造成工作環境污染問題，需要注意。

(1)檢查瓦斯是否有洩露情形。

(2)若發現有洩露、異味、或聲響，應停止使用並反應。

(3)易燃物不可靠近爐灶擺放。

(4)爐灶需與其他機械或器具保持安全距離。

(5)需以配置之引火棒進行引火，禁止以打火機或其他火源點燃引火，以防止意外發生；引火棒引火後，需自檢視孔伸入灶內，進行引火。

(6)禁止由灶面往下伸入方式引燃，以避免發生危險。

(7)注意火燄燃燒情形（顏色）並調整至適量。

(8)若母火及主火皆熄滅時，必須將所有開關關閉後，按標準程序重新操作。

(9)注意燃燒情形，以火舌不竄出灶牆外面爲原則。

(10)操作過程中，人員不可以離開鼓風爐灶，以策安全。

(11)引火棒管線勿折損或壓置。

(12)引火棒使用後，平放置於固定架上。

(13)千萬不可，以留母火方式來溫鍋。

(14)人若離灶，一定要關閉火源。

(15)待鼓風爐完全冷卻後，再做清潔工作，以免遭到燒燙傷。

(16)下班前，記得檢查爐灶旁所有開關，是否關妥。

4.使用自動洗碗機注意事項：大型團膳之洗碗機，會搭配殘菜處理機、過濾機與脫水機等設備使用，讓食物殘渣經過處理機過濾並脫水後，包裹再進一步處理（處理後之廚餘，再依據環保規定做廚餘或丟棄）。

(1)洗碗機操作前，先查看水槽內有無異物並清洗。

(2)洗碗機水位未達滿水位，勿開動機器，請注意溫度未達到標準時，將會影響到清洗之效果。

(3)洗碗機操作清洗中，應隨時注意清洗槽之溫度與水位。

(4)洗碗機操作時，若碗盤掉落卡住輸送帶時，應立即清除，惟開啓檢視門時，請特別小心，以免遭洩出蒸氣燙傷。

(5)洗碗機之乾精，一般國內機型由於沒有設置自動警報系統，應隨時察視其殘留劑量，缺乏時立即補足。

(6)洗碗機不用時，請關掉總開關，並打開檢視門，以保持通風。

(7)洗碗機需實施定期保養。

(8)洗碗機第三槽，如有溢水及其他異狀，需立即辦理請修。

(9)操作中，如水溝排水系統回流阻塞，請立即排除以免引起積水。

(10)殘菜處理機使用後，未將殘渣清乾淨時，會導致滴水，需要定期查察。

(11)操作中如果有工作人員爲了貪快，將水溝之濾網拿起，將會導致免洗餐具、蓋子、筷子、湯匙及其他雜物落入下水道，並造成日後下水道阻塞，所以絕對禁止。

(12)替換清洗水溝濾網時，應先將濾網附近之雜物清除，以免流入下水道。

(13)洗碗機水槽排水孔塞子，如因菜渣、筷子塞住，導致無法關緊而造成溢水時，請立即排除或請修。

(14)洗碗機操作時，如果執行進水動作兩次，將會導致溢水，進水前，請確定之前尚未執行進水動作。

(15)殘菜處理機脫水不完全時，不得立即關機，以免導致滴水。

5.瓦斯檢查注意事項：瓦斯管線使用一久，容易於接縫處漏氣，如果漏氣累積數量大時，即會有引發火災之危險，需要定期執行稽查工作。

(1)觀察瓦斯管線外觀是否有生鏽、彎曲、變形或破裂現象。

(2)塑膠管線是否有破損、裂痕或老化、變形現象。

(3)螺絲是否瑣緊，各接頭、彎頭部位是否有鬆動或斷裂。

(4)各開關功能是否正常。

(5)以刷子沾肥皂水來回刷洗瓦斯管線或接頭部位，注意有無泡泡變大或有無瓦斯氣味或聲響。

(6)火嘴是否鬆動、脫落或阻塞，燃燒情形有無異常火光或氣味。

(7)一有上述問題時，檢查結果註記記號爲 ○：正常。×：異常。△：其他（請註明）。

(8)檢查頻率及日期：每週至少檢查乙次，檢查後簽章，日期暫訂星期日（或五）執行檢查。

(9)隔月月初將檢查表彙整後陳核。

6.使用三層蒸箱注意事項：蒸箱因為使用蒸氣，打開時如果過於匆忙，易遭殘留蒸氣或其冷凝熱水燙傷。

(1)箱門應確實鎖緊，拉桿需扣緊到定位。

(2)開啓門時，小心避免遭蒸氣凝結之熱水滴下燙傷。

(3)開門時，動作需慢慢開啓，讓蒸氣先行排出，以避免發生危險。

(4)使用後，需做好清潔工作，並將箱門打開，以保持通風。

(5)定期實施保養檢查。

7.使用蒸烤兩用箱注意事項：

(1)不使用時，上下門扣不需扣緊，以保持內部通風、清潔與衛生。

(2)放水螺絲放鬆至可將水排出即可，「不用完全取下」並需小心以免遭到熱水燙傷。

(3)待蒸烤兩用箱完全冷卻後，再執行清潔工作，以避免燒燙傷。

(4)禁止使用水直接沖洗外部，尤其是電子控制面板及風扇出風口，以免水份滲入毀損電子線路，造成損壞必須換新。

(5)取出調理盆時，避免上層熱湯溢出造成燙傷。

(6)東西過重時，請人幫忙以策安全。

(7)電源開關未關閉前，禁止將門扇打開，以免發生危險。

(8)開啓上下門扣動作：人站立在蒸烤兩用箱之右側邊，右手在上左手在下，同時向逆時針方向開啓。

(9)先將上下門扣稍放鬆，確定沒有蒸氣壓力，安全無慮後再續操作。

(10)熱氣或蒸氣排出量太大時，勿強行打開門，以免燒燙傷。

(11)請注意並小心開啓門扇時滴下之熱水，以免燙傷。

(12)鈴聲響起時應立即處理。

(13)補水燈（紅色）未熄滅前，其他功能將無法操作。

(14)功能鍵分爲：蒸、蒸烤及烤三種，選妥後按下鍵上方指示燈，同時顯示功能。

(15)選擇蒸的功能時，溫控器要歸零。

(16)隨時留意設備運作情形及功能是否正常。

(17)操作中若發現任何異常，應先關掉電源開關，立即反應。

(18)食物必須放入調理盆內，再放置於層架格上，位置不可太高。液體避免放置於上層或填裝過滿，以免取出時濺出傷人。

(19)須待層架推達定位後，才可放入欲蒸烤之食物。

(20)層架推入內時，請勿太過用力，以避免撞損機器零件。

（三）餐飲從業人員洗手之正確方式

餐飲從業人員手部清潔與否，與外科醫師手術前是否確實消毒完全之重要性相同，外科醫師術前如果手部不乾淨，將會導致感染之問題，而餐飲從業人員工作中手部未維持清潔，將導致污染食品，而有引發食品中毒之慮

從業人員若遇到下列狀況時必須洗手：

1.碰觸到身體不衛生的部位，例如，如廁後。

2.使用手帕。

3.碰觸到不乾淨的設備與器具。

4.處理生的食品。

5.抽煙、咳嗽、打噴嚏。

6.清理餐桌或碗盤。

以下爲洗手時之正確洗手方式（圖10-1）：

1.使用適當溫度的水。

2.以肥皂、皂液或食品用清潔劑與水潤濕雙手。

3.若使用肥皂時，用後先將肥皂置於水龍頭下沖洗乾淨，再放回肥皂盛放盒。

4.以刷子刷洗指甲。

5.兩手心相互摩擦。

6.一隻手掌之手心持續搓揉另一隻手掌之手背至手指。

7.雙手用力搓揉。

8.做拉手姿勢清洗指尖。

9.手尖朝上，在水龍頭下沖洗。

10.使用烘乾機烘乾或以拭手紙將手擦乾。

三、衛生教育

依據危害分析及重要管制點（HACCP）制度規範，應對於各部門人員依據業務需要，制定年度各項訓練計畫，據以執行並做成記錄。衛生教育與訓練需求如何確立，一般是進行需求鑑定後，擬定訓練計畫，再據以實施訓練，訓練後必須有績效評估。

對於訓練計畫，5W2H可以做爲參考，5W2H爲WHY、WHO、WHAT、WHEN、WHERE、HOW、HOW MUCH，其中WHY代表爲什麼要辦訓練，辦理的目的是什麼，WHO代表訓練對象是哪些

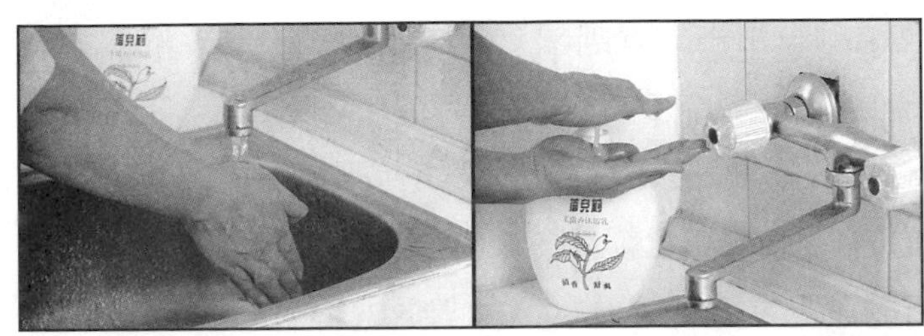

1.使用適當溫度的水。

2.以肥皂、皂液或食品用清潔劑與水潤濕雙手。

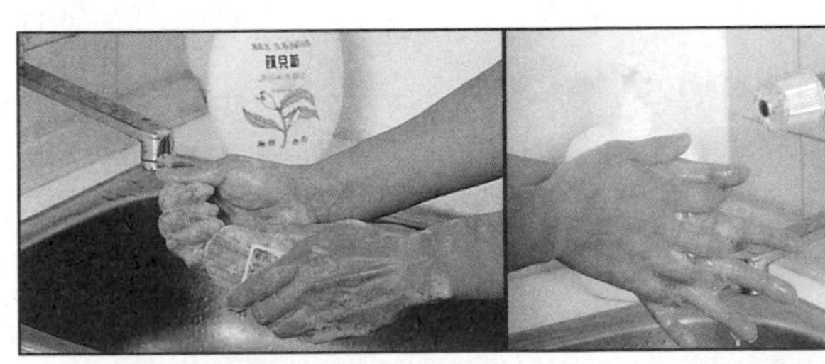

3.以刷子刷洗指甲。

4.兩手心相互摩擦。

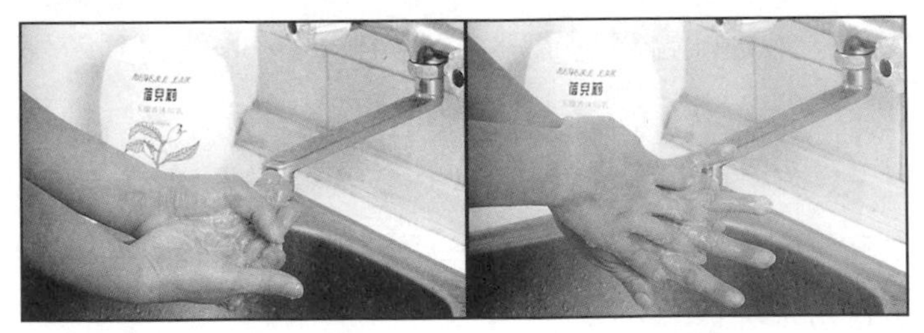

5.一隻手掌之手心持續搓揉另一隻手掌之手背至手指。

6.雙手用力搓揉。

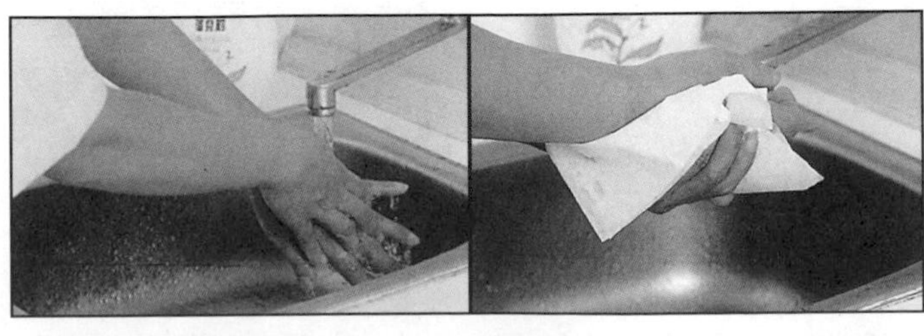

7.做拉手姿勢清洗指尖。

8.使用烘乾機烘乾或以拭手紙將手擦乾。

圖10-1 餐飲從業人員洗手隻正確方式

人，要聘請誰當講師及由誰負責訓練，WHAT則代表訓練的內容是什麼，WHEN爲訓練的時間、期間多久及時機，WHERE則是訓練場地與地點選擇，HOW爲訓練方法是什麼，如何訓練與需要辦理多少批次，HOW MUCH代表訓練之經費多少，是否符合經濟效益。

有關訓練目的設定，可以利用SMART及ABCD來輔助，SMART的S是SPECIFIC，代表明確，M是MEASURABLE可以衡量，A爲ATTANTABLE可達成的，R是REALISTIC實際的，TIME是時間恰當性。ABCD的A是AUDIENVE受訓練的對象是誰，B是BEAHAVIOR行爲，C是CONDITION環境，D是DEGREE程度；即教學目標是（A）受訓練的對象，在什麼環境下（C）做什麼（B），可以做到多好的程度（D）。

另外，年齡超過四十歲以上，與未超過四十歲的人相比較，在記憶與理解方面是有差別的，四十歲以上的人，記憶力衰退但是理解能力增強，因此，最好配合辦理實務方面的練習，才能達到較好的學習效果。

訓練資料如果只有自己閱讀之效果是10%，用聽的是20%，看的30%，聽加看是50%，但是如果讓受訓者，配合說話及實做的話，那麼效果可以達到90%以上。

記憶是可以靠練習增強的，一般來說，背下一段資料，需要背二十六次以上才能背下來，勤能補拙，多背幾次，再難背的都可以記下來，只是記的久不久，與年齡就有關係了，年齡小時背誦唐詩三百首，長大之後往往還可以隨口背出，長大之後所背誦的東西，如果不常常反覆背誦，一段時間之後就消失無蹤。

一般多數人，無法持續聚精會神二十分鐘以上，因此訓練時，如何將需要長時間訓練，做適當的切割，對於訓練效果是有很大的影響的，最好切割後休息，再搭配實做或其他輔助作業，才能達到最好的效果。所以有時坊間許多訓練是只由講師講，而且一講就是好幾個小時，那種訓練的經濟效益，可想而知是不高的。

訓練計畫訂定後，應該依據既定的訓練計畫。遴選受訓練者與講師，確定教學方法，注意教學輔助器材使用注意事項，選擇及佈置訓練場地，後訓練前有前測，瞭解受訓練者程度，訓練後也必須有後測，以瞭解訓練的效果。

所謂品質，品這個字有三個口，代表眾人都說好時，叫有品，質字有兩個斤一個貝，代表在成本斤斤計較下，還能夠獲得贊同時，才是質。因此，在有限的預算下辦理訓練，達到目標，並且眾人都肯定的訓練，就是有品質的訓練。

餐飲業者，須對所聘僱之員工，定期稽核其衛生作業，並應持續辦理衛生教育：

1.新進人員衛生訓練：例如，衛生管理規定、食品中毒原因分析與預防方法、防止食品劣變方法與良好衛生習慣訓練等內容。
2.在職人員繼續教育：例如，勞工安全與禮儀教學等。
3.衛生教育之方式與成效：爲了確定講習之效果，講習前後，除了要求簽到與簽退外，課程結束後，最好還配合有獎徵答或隨堂測驗，以瞭解講習成效，日後也才能對於演講者與聽講者之績效，進行檢討與改進。

第二節 衛生稽查

一、從業人員之個人衛生稽查管理

金黃色葡萄球菌，平常即存在於健康人們的皮膚和鼻子上，對於一般人頂多造成面皰和癤瘡等疾病。可是對於躺在醫院裡進行手術的病人而言，它們可是會要命的。因為它會造成傷口感染（例如，手部受傷會長膿，即為此菌所造成）、血液感染和肺炎等。八〇年代前，抗生素萬古黴素是醫治金黃色葡萄球菌的良藥。

但是金黃色葡萄球菌，本來就以具有產生對抗許多抗生素能力（抗藥性）而惡名昭彰，不久前的研究發現，葡萄球菌居然可以突破細菌抗戰的最後一道防線用藥「萬古黴素」而震驚醫學界。二〇〇二年六月，在美國密西根州底特律的一家醫院內，有一位足部潰爛的糖尿病病人身上，被發現具有抵抗萬古黴素的金黃色葡萄球菌，還好當時並沒有發生院內傳播，而得以免除釀成大禍。當餐飲從業人員，手部有創傷與膿腫時，會將金黃色葡萄球菌及其毒素，傳播至食品中，而導致食品中毒案件之發生，過去就曾發生過，從業人員手部有創傷與膿腫，包紮後仍繼續從事與食品接觸之工作，而將金黃色葡萄球菌及其毒素傳播至便當中，最後導致數千人食用便當發生食品中毒之案件。

因此，為了避免類似的事件發生，應要求被雇員工維持良好健康（衛生）狀況、當有受傷或生病時主動告知管理者、保持良好個人衛生習慣及維持無不良嗜好（抽煙或嚼檳榔）；並透過稽查工作，以防範錯誤的衛生習慣與方式，管理者在稽查時，尤其需特別注意以下事項：

1.手部有創傷與膿腫者。
2.保存食品未加蓋。
3.未著工作服。
4.配膳時未戴口罩。
5.生食與熟食交叉擺放。
6.餐廳乾淨但廚房髒亂。

二、餐飲從業人員衛生規定

在食品良好衛生規範（GHP）中規定，餐飲從業人員應符合下列規定（即管理者一般應稽查之事項）：

1.新進從業人員應先經衛生醫療機構檢查合格後，始得聘僱。僱用後每年應主動辦理健康檢查乙次。
2.從業人員在A型肝炎、手部皮膚病、出疹、膿瘡、外傷、結核病或傷寒等疾病之傳染或帶菌期間，或有其他可能造成食品污染之疾病者，不得從事與食品接觸之工作。
3.新進從業人員應接受適當之教育訓練，使其執行能力符合生產、衛生及品質管理之要求，在職從業人員應定期接受有關食品安全、衛生與品質管理之教育訓練，各項訓練應確實執行並作成記錄。
4.食品作業場所內之作業人員，工作時應穿戴整潔之工作衣帽（鞋），以防頭髮、頭屑及夾雜物落入食品中，必要時應戴口罩。凡與食品直接接觸的從業人員不得蓄留指甲、塗抹指甲油及佩戴飾物等，並不得使塗抹於肌膚上之化妝品及藥品等污染食品或食品接觸面。

5.從業人員手部應經常保持清潔，並應於進入食品作業場所前、如廁後或手部受污染時，依標示所示步驟正確洗手或（及）消毒。工作中吐痰、擤鼻涕或有其他可能污染手部之行爲後，應立即洗淨後再工作。

6.作業人員工作中不得有吸菸、嚼檳榔、嚼口香糖、飲食及其他可能污染食品之行爲。

7.作業人員若以雙手直接調理不經加熱即可食用之食品時，應穿戴消毒清潔之不透水手套，或將手部徹底洗淨及消毒。

8.作業人員個人衣物應放置於更衣場所，不得帶入食品作業場所。

9.非作業人員之出入應適當管理。若有進入食品作業場所之必要時，應符合前列各目有關人員之衛生要求。

10.從業人員於從業期間應接受衛生主管機關或其認可之相關機構所辦之衛生講習或訓練。

11.食品業者應指派衛生管理專責人員針對建築與設施及衛生管理之情形填報衛生管理記錄，內容包括當日執行的前列各項工作之衛生狀況等。

12.凡以中式餐飲經營且具供應盤菜性質之觀光旅館之餐廳、承攬學校餐飲之餐飲業、供應學校餐盒之餐盒業、承攬筵席之餐廳、外燴飲食業、中央廚房式之餐飲業、伙食包作業、自助餐飲業等，其雇用之烹調從業人員，應具有中餐烹調技術士證，其持證比例如下：

(1)觀光旅館之餐廳：百分之八十。

(2)承攬學校餐飲之餐飲業：百分之七十。

(3)供應學校餐盒之餐盒業：百分之七十。

(4)承攬筵席之餐廳：百分之七十。

(5)外燴飲食業：百分之七十。

(6)中央廚房式之餐飲業：百分之六十。

(7)伙食包作業：百分之六十。

(8)自助餐飲業：百分之五十。

13.前述需持有中餐烹調技術士證之從業人員，應加入當地縣、市之餐飲相關公（工）會，並由當地衛生主管機關認可之公（工）會發給廚師證書。

14.廚師證書有效期限爲四年，期滿每次展延四年。申請展延者，應在該證書有效期限內接受各級衛生機關或其認可之餐飲相關機構辦理之衛生講習每年至少八小時。

15.製備時段內廚房之進貨作業及人員進出，應有適當之管制。

重點摘要

一、餐飲從業人員之個人衛生檢查項目，除了傷寒、結核病或梅毒性病等傳染病外，重點是A型肝炎、手部皮膚病、出疹、膿瘡及外傷等可能造成食品污染之疾病。

二、食品衛生管理人員之職責是食品良好衛生規範之執行與監督，食品安全管制系統之擬訂、執行與監督，及其他有關食品衛生管理及員工教育訓練工作。

三、危害分析及重要管制點制度規範，應對於各部門人員依據業務需要，制定年度各項訓練計畫，據以執行並做成記錄。衛生教育與訓練需求如何確立，一般是進行需求鑑定後，擬定訓練計畫，再據以實施訓練，訓練後必須有績效評估。

問題與討論

一、個人衛生管理中手部應注意哪些事項？

二、舉出三種錯誤衛生習慣與方式。

三、衛生教育方式有哪些。

四、爲什麼抽煙以後要洗手？

五、洗手時，指尖朝上有什麼意義？

六、法令寫的很清楚，「A型肝炎」……等疾病之傳染或帶菌期間，或有其他可能造成食品污染之疾病者，不得從事與食品接觸之工作。上面並未提及「B型肝炎」，可是中國人罹患「B型肝炎」並帶原者，爲數不少；如果發現是「B型肝炎」並帶原者應該如何處理？很多餐廳要求員工檢查B型肝炎，以確定是否爲帶原者，請問如果廚師檢查出來是B型肝炎帶原者，可不可以繼續擔任廚師？

七、體檢時，檢查A型肝炎是檢查A型肝炎抗炎或A型肝炎抗體？

參考書目

衛生署（2004）。食品從業人員A型肝炎檢驗項目。93年1月19日衛生署衛署食字第○九三○四○○四○○號函。行政院衛生署。

教育部（2003）。學校餐廳廚房員生消費合作社衛生管理辦法。92年5月2日教育部台參字第○九二○○五六二三八A號令。教育部。

衛生署（1999）。台灣省營業衛生管理規則。88年8月5日公告。行政院衛生署。

德育食品科教師、匯華編輯部（2000）。營養師試題全輯。台北：匯華圖。

邱健人（2000）。食品品質衛生安全管理學。台北：藝軒。

衛生署（2001）。廚師良好作業規範圖解手冊。行政院衛生署。

黃韶顏（2002）。團體膳食製備。台北：華香園。

第十一章

食品良好衛生規範與餐飲衛生管理

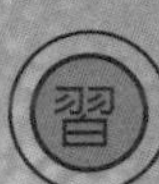

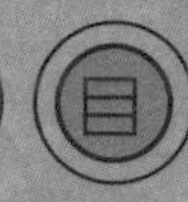

1.如何透過執行法規進而落實餐飲衛生安全
2.明瞭食品良好衛生規範與餐飲衛生安全之關係
3.適當區分作業場所清潔度重要性
4.如何規範動線以避免交叉污染

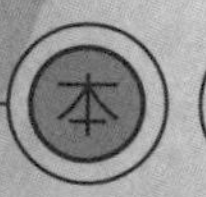

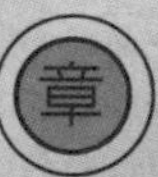

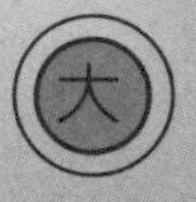

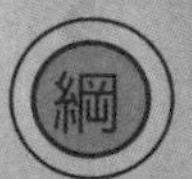

第一節　餐飲業者衛生規範
第二節　食品良好衛生規範實務
第三節　場所與設施衛生管理

前言

舒潔與純潔差在哪裡？－「擦」在屁股！這是大家耳熟能詳的網路笑話。腓力牛排與腓力重組牛排，差在哪裡？民國九十三年底，台灣國內知名牛排連鎖店所賣的牛排，被發現部分都是由碎肉所拼裝而成，烹調過程如果沒有全熟，吃下肚後，可能會有致命之危險。消息一披露，牛排業者生意大幅滑落，有些業者出面喊冤說，賣的不是拼裝牛肉，而是把牛排去筋後重塑成形之重塑牛肉。

重組牛排、重塑牛肉與完整牛肉到底「差」在哪裡？當然不是差在屁股；而是差在重組或重塑牛肉，如果沒有煎熟，因為在重組過程中，肉品已經與操作者手部接觸，可能已經感染細菌，甚至是病原菌，因此，可能會有引起食物中毒或致命之危險；而業者解釋會使用重組肉之理由，是因為把部分牛肉上面的筋，中間的筋，及上面的筋，為了口感緣故全部去除掉，而因為去除掉後，會產生許多小塊肉，而為了不浪費並順利賣出這些小塊肉，所以就只能重整再利用。又說重塑跟重組不同，重組牛排，是使用板腱肉與碎肉拼裝後，再用機器切割成一塊一塊的牛排。

但是主要的問題是，基於衛生安全，在美國規定重組牛肉，要經過全熟的烹飪過程後，才能供應。而國內業者在販賣重組牛肉時，卻問顧客「請問要幾分熟？」更惡劣的是，還有業者明知使用重組牛肉，卻標榜是選用進口高級牛肉，還建議顧客最好食用七分熟，如此一來，將導致消費者吃的牛排因為沒有全熟，健康可能大受危害。結果事情一經爆發，業者生意一落千丈，因為沒有消費者喜歡受欺騙的感覺，特別是花大錢，又吃到低價品時，更是令人生氣。

三千元的松板牛排，如果煮全熟時，有點暴殄天物的感覺，而五十元的牛排如果吃三分熟，則是玩命。台灣發生之食品中毒，分析其中原因，將近有四成，是因為交互污染所引起，而要預防交互污染，感覺好像不太容易，但是其實只要能依照衛生署公告之「食品良好衛生規範（GHP)」確實執行，交互污染其實是可以輕鬆預防的。

所謂的交叉污染，是指透過手、用具、設備或不正確食物儲存方式，將有害的微生物從一種食物，傳遞到另一種食物；也是透過食品、食品添加物或食品加工環境，將生物或化學的污染物，轉移到另一食品的過程。

要預防食品發生交叉污染，食物方面，應確實分開生食與熟食，並將食物儲存於冰箱中；人員方面，在接觸未煮熟的食物後，要將雙手徹底洗淨，並適當的使用手套；在工作桌面、刀具或其他用具方面，應使用不同的砧板及工作桌面分開處理未煮生食及熟食，用具、工作檯、砧板或刀具使用後必須清潔與消毒。

過去餐飲業者之衛生標準，是以食品業者製造、調配、加工、販賣、貯存食品或食品添加物之場所及設施衛生標準（依據舊食品衛生管理法第二十一條訂定）規範為主，現在則演變為食品良好衛生規範。

依照食品良好衛生規範，每間餐廳都需進行自主管理，可是如果自主管理，只是徒具型式之書面記錄時，將無法達到確實之衛生安全，要確保餐飲衛生安全工作，重點是在於如何確實落實執行。

第一節　餐飲業者衛生規範

過去「食品業者製造調配加工販賣貯存食品或食品添加物之場所及設施衛生標準」（此標準已在民國九十二年三月三十一日廢止）中明訂：「場內不得飼養動物」，因此，如果有人問說：「可不可以在餐廳裡面養貓，以解決老鼠太多之問題？答案很明顯的是：「不可以的」，因爲貓明顯是動物，而規定是「場內不得飼養動物」。

但是，在民國八十九年修正的食品良好衛生規範中（現在之法令）相關規定訂爲「禽畜、寵物等應予管制，並有適當的措施以避免污染產品」。這樣子到底可不可以，在餐廳裡面，因爲老鼠太多，而養貓來解決呢？答案很明顯就比較有彈性，只要「有適當的措施進行管制而不會污染產品」即可。至於有什麼管制能達到避免污染產品，那就需要由業者，與衛生單位，彼此間互相取得共識才行。

食品良好衛生規範係指依據食品衛生管理法第二十條第一項制定之食品業者製造、加工、調配、包裝、運送、貯存、販賣食品或食品添加物之作業場所、設施及品保制度之管理規定。

一、食品良好衛生規範

食品良好衛生規範（GHP）計分爲下列九大程序：

1.製程及品質管制程序。

2.倉儲管制程序。

3.運輸管制程序。

4.檢驗與量測管制程序。

5.客訴管制程序。

6.成品回收管制程序。

7.記錄保存程序。

8.教育訓練程序。

9.衛生管理程序。

（一）製程及品質管制程序

美蘇冷戰期間，彼此諜對諜，有一次美國間諜為了炫耀其科技，向蘇聯間諜，誇耀其最新之食品工廠自動化設計，只要將豬由工廠的一端送入，另一端將順利產出火腿、香腸與肉罐等製品，過程完全自動化，中間全部不需要人工，屬於最新科技。蘇聯間諜不甘示弱，回應道：「這算什麼！在我們國家，只要在工廠的一端將豬肉放進去，另一端將會有豬走出來！」這是個笑話，將豬肉放入，想要產出活豬，是不可能的，因為程序不是如此！以下即為食品良好衛生規範之製程及品質管制程序。

1.使用之原材料，應符合相關之食品衛生標準或規定，並可追溯來源。

2.原材料進貨時，應經驗收程序，驗收不合格者，應明確標示，並適當處理，免遭誤用。

3.驗收時應備有原料、材料、半成品與成品之驗收（檢驗）規範（包括：品質、規格、檢驗項目、驗收標準、抽樣計畫與檢驗方法等）、檢驗分析方法、檢驗儀器操作與保養等標準與規格。

4.原材料之暫存，應避免使烹調過程中之半成品或成品產生污染，需溫溼度管制者，應建立管制基準。冷凍原料解凍時，應在能防止品質劣化之條件下進行。

5.原材料之使用，應依先進先出之原則，並在保存期限內使用。

6.原料有農藥、重金屬或其他毒素等污染之虞時，應確認其安全性，或含量符合相關法令之規定後方可使用。

7.食品添加物應設專櫃貯放，由專人負責管理，並以專冊登錄使用之種類、食品添加物許可字號、進貨量、使用量及存量等。

8.餐飲製作流程規劃，應符合安全衛生原則，避免食品遭受污染。

9.烹調過程中所使用之設備、器具及容器，其操作、使用與維護應避免食品遭受污染。

10.食品在烹調作業過程中，不得與地面直接接觸。

11.應採取有效措施，以防止金屬或其他外來雜物混入食品中。

12.非使用自來水者，應針對淨水或消毒之效果，指定專人每日作有效餘氯量（餘氯檢測：(1)取樣品注入比色管中。(2)樣品1cc加二氨二甲基聯苯試液一滴。(3)搖勻後，立即與標準色進行比色。(4)如呈黃色，其比色數字，即爲餘氯量之ppm）及酸鹼值之測定（酸鹼度檢測：(1)取樣品注入比色管中。(2)樣品1cc加溴甲異丙酚藍試液一滴。(3)搖勻後，立即與pH標準色進行比色。(4)呈現的數字，即爲其酸鹼值），並作成記錄，以備查考。

13.烹調過程中需溫溼度、酸鹼值、水活性、壓力、流速及時間等管制者，應建立相關管制方法與基準，並確實記錄。

14.食品添加物之使用，應符合「食品添加物使用範圍及用量標準」之規定。秤量與投料應建立重複檢核制度，確實執行，並作成記錄。

15.食品之包裝，應確保於正常貯運與銷售過程中，不致於使產品產生變質，或遭受外界污染。

16.不得回收之包裝材質，使用過者不得再使用；回收使用之容器，應以適當方式清潔，必要時應經有效殺菌處理。

17.每批成品應經確認程序後，方可出貨；確認不合格者，應訂定適當處理程序，並確實執行。

18.製程與品質管制，如有異常現象時，應建立矯正與防止再發措施，並作成記錄。

19.成品爲包裝食品者，其成份應確實標示。

（二）倉儲管制程序

倉庫不單單只是儲存的地方，除了前述前進先出之管理要求，還包括許多重要要求，例如：

1.原材料、半成品及成品倉庫應分別設置或予適當區隔，並有足夠之空間，以供物品之搬運。

2.倉庫內物品應分類貯放於棧板、貨架上，或採取其他有效措施，不得直接放置地面，並保持整潔及良好通風。

3.倉儲作業應遵行先進先出之原則，並確實記錄。

4.倉儲過程中需溫溼度管制者，應建立管制方法與基準，並確實記錄。

5.倉儲過程中應定期檢查、並確實記錄。如有異狀應立即處理，以確保原材料、半成品及成品之品質及衛生。

6.有造成污染原料、半成品或成品之虞的物品或包裝材料，應有防止交叉污染之措施，否則禁止與原料、半成品及成品一起貯存。

(三) 運輸管制程序

「羊沒有呼吸，猜一個成語」，答案是：「揚眉吐氣（羊沒吐氣）」。過去有個朋友，回台南老家探親，返家時帶回兩隻活雞，預備要回家飼養，日後年節時可以加菜。結果雞放在箱型車後面，因爲白天日照使得車子內溫度過高，兩隻雞竟然不耐高溫而「揚眉吐氣」。

因此，食品運輸過程中，除了裝載數量外，溫度等的控制也是非常重要的，特別是CAS產品，要求自產製後至銷售期間之溫度，應該維持在-18℃以下。

1.運輸車輛應於裝載前檢查其裝備，並保持清潔衛生。
2.產品堆疊時應保持穩固，並能維持適當之空氣流通。
3.裝載於低溫食品時，所有運輸車輛之廂體，應能確保產品維持有效保溫狀態。
4.運輸過程中應避免日光直射、雨淋、激烈的溫度，或溼度變動，與撞擊及車內積水等。
5.有造成污染原料、半成品或成品之虞的物品，或包裝材料，應有防止交叉污染之措施，否則禁止與原料、半成品或成品一起運輸。

(四) 檢驗與量測管制程序

檢驗要有標準與依據，結果要有公信力，並足以在判別後，據以進行控制與改善。

1.凡設有檢驗場所者，應具有足夠空間與檢驗設備，以供進行品質管制，及衛生管理相關之檢驗工作。必要時，得委託具有公信力之研究或檢驗機構代爲檢驗。
2.凡設有微生物檢驗場所者，應與其他檢驗場所適當隔離。
3.用於測定、控制或記錄之測量或記錄儀，應能發揮功能且須準確，並定期校正。
4.檢驗中可能產生之生物性，與化學性之污染源，應建立管制系統，並確實執行。
5.檢驗所用之方法，如係採用經修改過之簡便方法時，應定期與原有檢驗方法核對，並予記錄。

（五）客訴管制程序

前述一個公司的品質，如果能符合消費者的期望與需要，就能獲得消費者的認同，就有其價值。基於這種觀念，當有顧客對公司進行抱怨時，公司必須當成是送禮物的，因爲一般企業只能聽到4%消費者的抱怨，代表著消費者不滿意時，其中96%選擇默默離去，而離去中高達91%將不再光臨，所以當有一件申訴抱怨時，代表著已經有二十五個消費者不滿意，並且其中約二十二個人將不再光臨（如果處理不好的話），而當公司抱怨多時，代表著公司的管理有問題，必須徹底檢討；另外有一種說法是，當發生一件重大的顧客申訴抱怨處理（以下簡稱客訴處理）時，代表背後隱藏著二十九件中程度的問題，而又代表著有三百件小問題隱藏被忽略，而這就是一對二十九對三百法則。

有些企業爲了永續經營，因此，特別注重客訴處理，甚至於要求沒有隔日的客訴，以期迅速妥善處理顧客訴求並解決顧客困擾，重要的是挽回顧客的心，使其不至於因爲此次的不滿意而日後願意再消費。

因此在策略方面，許多知名公司採取現代之經營管理方式，認爲多聽顧客的意見就是商機，並且認爲惟有時時聆聽消費者的心聲，才能激發生產部門的創意安全，因此客訴的標準作業程序（SOP）訂定是必須的，甚至有些公司是電腦化管理，即所有的客訴案件都必須輸入電腦，以期迅速追蹤每一件客訴不滿意的案件，並迅速做出適當的回應（例如，接獲客訴後立即派層級不低的人員，前往消費者處進行瞭解，並表達公司之感謝），再將處理經過傳回公司。

依據消基會統計的申訴案件中，食品一直名列前茅，而申訴的內容多半爲標示不符合規定、仿冒、包裝瑕疵（破包或漏包等）、販賣過期食品、價格過高、不開發票或收據、食品中有異物、品質變質酸敗、添加物問題、食用後身體不適、銷售人員態度不佳、還有客訴人員態度不佳等等。

對消費者申訴案件之處理應作成記錄，以供查核：

1.確認工作。接到客訴時，避免爭論，並應立即到現場蒐集情報。
2.確認有效且可以避免日後再度發生。
3.必要時可以與檢舉品實物進行比對。
4.處理過程與結果記錄存檔備查，日後可進行分析與評估，作爲改善之依據。

客訴流程可以區分爲顧客申訴（顧客服務中心）→受理申訴並編號（顧客服務中心）→現場訪慰處理（一定層級人員）→鑑定原

因（品管部門）→檢討眞因（生產、品管及相關部門）→預防再發提出改善對策（生產、品管及相關部門）→追蹤存檔或訂定標準作業程序（管理部門）。

（六）成品回收管制程序

食品產品於銷售期間發生衛生安全與品質異常時，當衛生單位指示必須回收時，爲確保消費者安全，應訂定回收產品之回收程序。

其回收之時機如下述：

1.衛生主管機關依法命令實施產品回收時。
2.違反食品衛生管理法或其他相關法令規定時。
3.產品確定品質有問題有必要回收時。
4.消費者對製品有抱怨，而產品有重大瑕疵有必要回收時。

必須有成品回收作業程序，並對成品回收之處理作成記錄，以供查核。

衛生署在八十九年一月十四日以衛署食字第八九〇〇二三五八號公告「食品回收指引」，目的是爲確保食品衛生安全與品質，維護國民健康，而訂定作爲廠商實施回收行動之準則；而適用於食品對民眾之飲食發生，或可能發生危害，或其品質不符規定時之廠商回收行動。

（七）記錄保存程序

記錄是確實執行程序之證據，記錄必須確實，才能做爲日後追蹤及改善之依據。如果只是橡皮圖章，每天蓋章了事，不如不做！

因此，如何讓每份記錄，代表員工確實已落實執行之成果，則需要搭配管理者有技巧之稽查與要求，必要時需要佐以獎懲，才能收到實際之效果。

1.衛生檢查表。
2.機器設備操作與維護、清洗消毒記錄。
3.員工健康檢查記錄。
4.教育訓練表單。
5.異常處理記錄。
6.儀器校正記錄。
7.倉儲溫（濕）度記錄。
8.客訴處理記錄。
9.成品回收記錄。
10.有品質記錄處理程序，餐飲製作業者對本規範所規定之有關記錄，至少應保存至該批成品之有效日期後六個月。

（八）教育訓練程序

新進人員需要職前訓練，在職人員更需要在職訓練，由於人員是企業永續經營之最佳資產，而資產之提昇，就得靠教育訓練。

1.應視業務需求，決定必要的訓練課程，特別是食物中毒預防、衛生安全、消防演練、勞工安全、及專業在職訓練等課程。
2.對於必要的訓練課程，應訂定年度教育訓練計畫表，確實執行且評估訓練結果，對於員工營運目標達成之貢獻度及有效性。

3.對於所有的教育、訓練、貢獻度及有效性，均應維持適當記錄。

（九）衛生管理程序

訂定以上程序之後，接續如何執行，得靠著選派適當位階的管理人員，定期與不定期進行走動式管理，以進行稽查工作，而將上述程序，予以真正的落實。

1.依據衛生檢查表進行衛生檢查程序。
2.依據衛生環境管理程序進行檢查。
3.依據廠房設施衛生管理程序進行檢查。
4.依據人員衛生管理程序進行檢查。
5.依據清潔及消毒物質及用品管理程序進行檢查。
6.依據添加物管理程序進行檢查。
7.依據廢棄物處理程序進行檢查。
8.應設置食品衛生負責人，負責衛生管理工作，且應確實執行自主檢查工作，並留存記錄。

第二節 食品良好衛生規範實務

在食品良好衛生規範中，餐飲業者應符合一般規定與專業規定這兩大類之規定。

一、食品業者良好衛生規範之一般規定

（一）食品業者建築與設施

1.食品作業場所之廠區環境應符合下列規定：

(1)地面應隨時清掃，保持清潔，不得有塵土飛揚。

(2)排水系統應經常清理，保持暢通，不得有異味。

(3)禽畜及寵物等應予管制，並有適當的措施，以避免污染產品。

2.食品作業場所建築與設施應符合下列規定：

(1)牆壁、支柱與地面：應保持清潔，不得有納垢、侵蝕或積水等情形。

(2)樓板或天花板：應保持清潔，不得有長黴、成片剝落、積塵、納垢等情形；食品暴露之正上方樓板，或天花板，不得有結露現象。

(3)出入口、門窗、通風口及其他孔道：應保持清潔，並應設置防止病媒侵入設施。

(4)排水系統：排水系統應完整暢通，不得有異味，排水溝應有攔截固體廢棄物之設施，並應設置防止病媒侵入之設施。

(5)照明設施：光線應達到一百米燭光以上，工作檯面或調理檯面應保持二百米燭光以上；使用之光源應不致於改變食品之顏色；照明設備應保持清潔，以避免污染食品。

(6)通風：應通風良好，無不良氣味，通風口應保持清潔。

(7)配管：配管外表應保持清潔，並應定期清掃或清潔。

(8)場所區隔：凡清潔度要求不同之場所，應將場所加以有效區隔及管理。

(9)病媒防治：不得發現有病媒或其出沒之痕跡，並應實施有效之病媒防治措施。

(10)蓄水池：蓄水池（塔、槽）應保持清潔，每年至少清理一次並做成記錄。

3.凡設有員工宿舍、餐廳、休息室及檢驗場所，或研究室者，應符合下列規定：

(1)應與食品作業場所隔離，且應有良好之通風、採光及防止病媒侵入，或有害微生物污染之設施。

(2)應有專人負負管理，並經常保持清潔。

4.廁所應符合下列規定：

(1)廁所之設置地點應防止污染水源。

(2)廁所不得直接面對食品作業場所，但如有緩衝設施，及有效控制空氣流向，以防止污染者，不在此限。

(3)廁所應保持整潔，不得有不良氣味。

(4)應於明顯處標示「如廁後應洗手」之字樣。

5.用水應符合下列規定：

(1)凡與食品直接接觸及清洗食品設備，與用具之用水及冰塊，應符合飲用水水質標準。

(2)應有足夠之水量及供水設施。

(3)使用地下水源者，其水源應與化糞池、廢棄物堆積場所等污染源，至少保持十五公尺之距離。

(4)蓄水池（塔、槽）應保持清潔，其設置地點應距污穢場所、化糞他等污染源，三公尺以上。

(5)飲用水與非飲用水之管路系統，應完全分離，出水口並應明顯區分。

6.洗手設施應符合下列規定：

(1)洗手及乾手設備之設置地點應適當，數目足夠，且備有流動自來水、清潔劑、乾手器或擦手紙巾等設施。必要時，應設置適當的消毒設施。

(2)洗手消毒設施之設計，應於使用時，防止已清洗之手部再度遭受污染，並於明顯之位置懸掛簡明易懂的洗手方法標示。

7.凡設有更衣室者，應與食品作業場所隔離，工作人員並應有個人存放衣物之箱櫃。

（二）食品業者衛生管理

1.設備與器具之清洗衛生應符合下列規定：

(1)食品接觸面，應保持平滑、無凹陷或裂縫，並保持清潔。

(2)用於製造、加工、調配、包裝等之設備與器具，使用前應確認其清潔，使用後應清洗乾淨；已清洗與消毒過之設備和器具，應避免再受污染。

(3)設備與器具之清洗與消毒作業，應防止清潔劑或消毒劑污染食品、食品接觸面及包裝材料。

2.從業人員應符合下列規定：

(1)新進從業人員，應先經衛生醫療機構檢查合格後，始得聘僱。僱用後，每年應主動辦理健康檢查乙次。

(2)從業人員在A型肝炎、手部皮膚病、出疹、膿瘡、外傷、結核病或傷寒等疾病之傳染或帶菌期間，或有其他可能造成食品污染之疾病者，不得從事與食品接觸之工作。

(3)新進從業人員，應接受適當之教育訓練，使其執行能力符合生產、衛生及品質管理之要求，在職從業人員，應定期接受有關食品安全、衛生與品質管理之教育訓練，各項訓練應確實執行，並作成記錄。

(4)食品作業場所內之作業人員，工作時應穿戴整潔之工作衣帽（鞋），以防頭髮、頭屑及夾雜物落入食品中，必要時應戴口罩。凡與食品直接接觸的從業人員不得蓄留指甲、塗抹指甲油，及佩戴飾物等，並不得使塗抹於肌膚上之化妝品，及藥品等污染食品或食品接觸面。

(5)從業人員手部，應經常保持清潔，並應於進入食品作業場所前、如廁後或手部受污染時，依標示所示步驟正確洗手或（及）消毒。工作中吐痰、擤鼻涕或有其他可能污染手部之行爲後，應立即洗淨後再工作。

(6)作業人員工作中，不得有吸菸、嚼檳榔、嚼口香糖、飲食及其他可能污染食品之行爲。

(7)作業人員若以雙手，直接調理不經加熱即可食用之食品時，應穿戴消毒清潔之不透水手套，或將手部徹底洗淨及消毒。

(8)作業人員個人衣物，應放置於更衣場所，不得帶入食品作業場所。

(9)非作業人員之出入，應適當管理。若有進入食品作業場所之必要時，應符合前述有關人員之衛生要求。

(10)從業人員於從業期間，應接受衛生主管機關，或其認可之相關機構，所辦之衛生講習或訓練。

3.清潔及消毒等化學物質及用具之管理：

(1)病媒防治使用之藥劑，應符合相關主管機關之規定方得使用，並應明確標示，存放於固定場所，不得污染食品或食品接觸面，且應指定專人負責保管。

(2)食品作業場所內，除維護衛生所必須使用之藥劑外，不得存放使用。

(3)清潔劑、消毒劑及有毒化學物質，應符合相關主管機關之規定方得使用，並應予明確標示，存放於固定場所，且應指定專人負責保管。

(4)有毒化學物質，應標明其毒性、使用方法及緊急處理辦法。

(5)清潔、清洗和消毒用機具，應有專用場所妥善保管。

4.廢棄物處理應符合下列規定：

(1)廢棄物不得堆放於食品作業場所內，場所四周，不得任意堆置廢棄物及容器，以防積存異物孳生病媒。

(2)廢棄物之處理，應依其特性，以適當容器分類集存，並予清除。放置場所，不得有不良氣味或有害（毒）氣體溢出，並防止病媒之孳生，及造成人體之危害。

(3)反覆使用的容器在丟棄廢棄物後，應立即清洗清潔。處理廢棄物之機器設備，於停止運轉時，應立即清洗，以防止病媒孳生。

(4)凡有直接危害人體，及食品安全衛生之虞之化學藥品、放射性物質、有害微生物、腐敗物等廢棄物，應設專用貯存設施。

5.食品業者，應指派衛生管理專責人員，針對建築與設施及衛生管理之情形，填報衛生管理記錄，內容包括，當日執行的前列各項工作之衛生狀況等。

二、食品業者良好衛生規範之專業規定

(一) 餐飲業者作業場所

1.凡清潔度要求不同之場所，應加以有效區隔。

2.洗滌場所，應有充足之流動自來水，並具有洗滌、沖洗，及有效殺菌之三槽式餐具洗滌殺菌設施；水龍頭高度應高於水槽滿水位高度，以防水逆流污染；若無充足之流動自來水，必須供應用畢即行丟棄之餐具。

3.前款之有效殺菌，係指下列任一之殺菌方式：

(1)煮沸殺菌法：以溫度攝氏100℃之沸水，煮沸時間五分鐘以上（毛巾、抹布等）或一分鐘以上（餐具）。

(2)蒸汽殺菌法：以溫度攝氏100℃之蒸汽，加熱時間十分鐘以上（毛巾、抹布等）或二分鐘以上 （餐具）。

(3)熱水殺菌法：以溫度攝氏80℃以上之熱水，加熱時間二分鐘以上（餐具）。

(4)氯液殺菌法：氯液之有效餘氯量，不得低於百萬分之二百，浸入溶液中時間，二分鐘以上（餐具）。

(5)乾熱殺菌法：以溫度攝氏110℃以上之乾熱，加熱時間三十分鐘以上（餐具）。

(6)其他經中央衛生主管機關認可之有效殺菌方法。

4.廚房應設有截油設施，並經常清理維持清潔。

5.油煙應有適當之處理措施，避免造成油污，及油煙污染不同

場所及環境。

6.廚房應維持適當之空氣壓力及合適之室溫。

7.不設座之餐飲業者，其販賣櫃台應與調理、加工及操作場所有效區隔，以防止污染。

（二）餐飲業者衛生管理

1.凡以中式餐飲經營，且具供應盤菜性質之觀光旅館之餐廳、承攬學校餐飲之餐飲業、供應學校餐盒之餐盒業、承攬筵席之餐廳、外燴飲食業、中央廚房式之餐飲業、伙食包作業、自助餐飲業等，其雇用之烹調從業人員，應具有中餐烹調技術士證，其持證比例如下：

(1)觀光旅館之餐廳：百分之八十。

(2)承攬學校餐飲之餐飲業：百分之七十。

(3)供應學校餐盒之餐盒業：百分之七十。

(4)承攬筵席之餐廳：百分之七十。

(5)外燴飲食業：百分之七十。

(6)中央廚房式之餐飲業：百分之六十。

(7)伙食包作業：百分之六十。

(8)自助餐飲業：百分之五十。

2.前述需持有中餐烹調技術士證之從業人員，應加入當地縣、市之餐飲相關公（工）會，並由當地衛生主管機關認可之公（工）會，發給廚師證書。

3.餐飲相關公（工）會，辦理廚師證書發證事宜，應接受當地衛生主管機關之督導，如有違反事宜，當地衛生主管機關得終止認可。

4.廚師證書有效期限為四年，期滿每次展延四年。申請展延者，應在該證書有效期限內，接受各級衛生機關或其認可之餐飲相關機構辦理之衛生講習，每年至少八小時。

5.製備過程中，所使用之設備與器具，其操作與維護，應避免食品遭受污染，必要時，應以顏色區分。

6.使用之竹製、木製筷子或其他免洗餐具，限用畢即行丟棄。共桌分食之場所，應提供分食專用之匙、筷、叉。

7.製備流程規劃，應避免交叉污染。

8.製備之菜餚，應於適當之溫度分類貯存及供應，並應有防塵、防蟲等貯放食品，及餐具之衛生設施。

9.餐飲業外購即食菜餚，應確保其衛生安全。

10.廚房內所有之機械與器具，應保持清潔。

11.供應生冷食品者，應於專屬作業區調理、加工及操作。

12.生鮮原料蓄養場所，應與調理場所有效區隔。

13.製備時段內，廚房之進貨作業及人員進出，應有適當之管制。

14.外燴業者另應符合下列規定：

(1)烹調場所及供應之食物，應避免直接日曬、雨淋、接觸污染源，並應有遮掩設施。

(2)應有適當冷藏設備或措施。

(3)烹調食物時，應符合新鮮、清潔、迅速、加熱與冷藏之原則。

(4)烹調食物時，應避免交叉污染。

(5)餐具應確實保持乾淨。

(6)辦理逾二百人以上餐飲時，應於辦理前三日透過其所屬公

（工）會向衛生局（所）報備，內容應包括：委辦者、承辦者、辦理地點、參加人數及菜單。

15.伙食包作業者，另應符合下列規定：包作伙食前，應透過其所屬公（工）會向衛生局（所）報備，內容應包括：委包者、承包者、包作場所及供應人數。

第三節　場所與設施衛生管理

以前，高雄某餐飲界大亨，想要投資設廠生產魚餃等魚肉煉製品，他自認有一個具有「突破性且宏觀」的廠房設計方法，就是在工廠入口的一端，將新鮮的魚等原料送入，然後另外一端，則是「魚餃」等製品之產出，中間全部不加間隔分開，主要的目的，就是要讓消費者一目了然，以確定成品確實是使用新鮮的原料所製成。當工廠申請設廠許可時，立即被衛生單位，以違反法規之規定而駁回；結果大亨不服氣，動員許多所謂有力的民意代表，進行所謂的「關心與關切」，並要求衛生單位，同意依據其創舉設計進行設廠，結果最後還是被要求設置適當的分隔等改善措施後，才准予通過。

爲什麼需要設置適當的分隔等措施？這位餐飲界大亨「突破性且宏觀」的廠房設計方法，其實是很有創意的，也很有想像空間，對於消費者，應該是很有說服力；只是在實務上，「交叉污染」的問題在這種設計之下，一定會發生。因爲入口是新鮮的海洋水產品，在自然界即會帶著病原菌腸炎弧菌，如果不加以區隔，人員及器具在原料區與成品區來來去去，最後的魚餃等製品，保證也將因污染而帶有腸炎弧菌，所以必須採取適當的分隔措施，分隔出一般作業區與管制作業區（準作業區及清潔作業區），以確實預防交互污染。

一、動線與空間配置

「動線」是餐飲業設計時之主要考量，所謂的動線，指由驗貨區（一般作業區）→調理區（準清潔作業區）→配膳區（清潔作業區）→倉庫、外包裝室或出貨區（一般作業區）之路線，動線設計之最基本原則，就是不能發生交叉，如果動線交叉，代表區隔不完全，就有發生交互污染之可能。

1.餐飲業應依作業流程需要及衛生要求，進行有次序而整齊的配置，以避免交叉污染。
2.餐飲業應具有足夠空間，以利設備安置、衛生設施、物料貯存及人員作息等，以確保食品之安全與衛生。食品器具等應有清潔衛生之貯放場所。
3.製造作業場所內設備，與設備間或設備與牆壁之間，應有適當之通道或工作空間，其寬度應足以容許工作人員完成工作（包括：清洗和消毒），且不致因衣服，或身體之接觸，而污染食品、食品接觸面或內包裝材料。
4.如設置檢驗室，應有足夠空間，以安置試驗檯及儀器設備等，並進行物理、化學、官能及（或）微生物等試驗工作。微生物檢驗場所應與其他場所適當區隔，如未設置無菌操作箱者，須有效隔離，惟易腐敗即食性成品餐飲業之微生物檢驗室應有效隔離。如有設置病原菌操作場所應嚴格有效隔離。

5.廚房與營業場所面積比：商業午餐型：大於1：10。一般餐廳：1／3～1／5。觀光飯店：1／3。學校餐廳：1／2～1／5。

6.烹調過程應採取有效率之爐具，因爲目前之中餐廳，大多數使用鼓風爐，雖然加熱速度快，可是會產生大量廢熱，對於廚房空氣污染與環境衛生是很嚴重的問題，最好改用瓦斯旋轉鍋或蒸烤兩用箱，油炸之油品最好使用耐炸油，以免產生大量油煙與廢熱。

7.動線安排考量項目有：

(1)作業動線。

(2)物流動線。

(3)人員動線。

(4)廢棄物動線。

(5)水、氣（空氣與空調）與能源動線。

二、作業場所清潔度區分

1.凡使用性質不同之場所，（例如，原料倉庫、材料倉庫、原料處理場等）應個別設置或加以有效區隔。

2.凡清潔度區分不同（例如，清潔、準清潔及一般作業區）之場所，應加以有效隔離（如表11-1與表11-2）。

3.餐飲業結構：餐飲業之各項建築物應堅固耐用、易於維修、維持乾淨，並應屬於能防止食品、食品接觸面及內包裝材料遭受污染（例如，有害動物之侵入、棲息或繁殖等）之結構。

表11-1　一般餐廳清潔度區分

污染區	驗收、洗滌
準清潔區	製備、烹調
清潔區	包裝、配膳
一般作業區	辦公室、洗手間

資料來源：中華民國烹調協會美食世界雜誌社（2001）。廚師良好作業規範圖解手冊。行政院衛生署。

三、安全設施

1.餐飲業內配電，必須能防水。
2.電源必須有接地線，與漏電斷電系統。
3.高濕度作業場所之插座，及電源開關，宜採用具防水功能者。
4.不同電壓之插座必須明顯標示。
5.餐飲業應依消防法令規定，安裝火警警報系統。
6.在適當且明顯之地點，應設有急救器材和設備，惟必須加以嚴格管制，以防污染食品。

四、地面與排水

1.地面應使用非吸收性、不透水、易清洗消毒、不藏污納垢之材料鋪設，且須平坦不滑、不得有侵蝕、裂縫及積水（地面滑濕時，易引起人員滑倒受傷，工作效率低，污染機會增多，人事成本增加，及易孳生病原菌）。

表11-2　餐盒業各作業場所之清潔度區分

<table>
<tr><th>餐飲業設施（原則上依製程順序排列）</th><th colspan="2">清潔度區分</th></tr>
<tr><td>◆驗貨區
◆去包裝區
◆原料倉庫
◆材料倉庫
◆原料處理場
◆內包裝容器洗滌場
◆空瓶（罐）整列場
◆殺菌處理場（採密閉設備及管路輸送者）</td><td colspan="2">一般作業區</td></tr>
<tr><td>◆加工調理場
◆殺菌處理場（採開放式設備者）
◆內包裝材料之準備室
◆緩衝室
◆非易腐敗即食性成品之內包裝室</td><td>準清潔作業區</td><td rowspan="2">管制作業區</td></tr>
<tr><td>◆易腐敗即食性成品之最終半成品之冷卻及貯存場所
◆易腐敗即食性成品之內包裝室
◆分裝區
◆配膳區</td><td>清潔作業區</td></tr>
<tr><td>◆外包裝室
◆成品倉庫</td><td colspan="2">一般作業區</td></tr>
<tr><td>◆品管（檢驗）室
◆辦公室
◆更衣及洗手消毒室
◆廁所
◆其他（餐具清洗、廚餘回收、員工休息室、鍋爐室、水塔、電梯）</td><td colspan="2">非食品處理區</td></tr>
<tr><td colspan="3">註：1.如另有專業規定者，從其規定。2.內包裝容器洗滌場之出口處應設置於管制作業區內。3.辦公室不得設置於管制作業區內（但生產管理與品管場所不在此限，惟須有適當之管制措施）。</td></tr>
</table>

資料來源：食品工業發展研究所（2000）。GMP食品工廠認證制度及規章彙編。新竹：食品工業發展研究所。

2.作業場所，於作業中有液體流至地面、作業環境經常潮濕，或以水洗方式，清洗作業之區域，其地面應有適當之排水斜度（應在1／100以上）及排水系統。

3.廢水應排至適當之廢水處理系統，或經由其他適當方式，予以處理。

4.作業場所之排水系統，應有適當的過濾，或廢棄物排除之裝置。

5.排水溝應保持順暢，且溝內不得設置其他管路。排水溝之側面，和底面接合處，應有適當之弧度（曲率半徑應在三公分以上）。

6.排水出口，應有防止有害動物侵入之裝置。

7.屋內排水溝之流向，不得由低清潔區流向高清潔區，且應有防止逆流之設計。

五、屋頂及天花板

1.製造、包裝、貯存等場所之室內屋頂，應易於清掃，以防止灰塵蓄積，避免結露、長黴或成片剝落等情形發生。管制作業區及其他食品暴露場所（原料處理場除外）屋頂，若爲易藏污納垢之結構者，應加設平滑易清掃之天花板。若爲鋼筋混凝土構築者，其室內屋頂，應平坦無縫隙，而樑與樑及樑與屋頂接合處，宜有適當弧度。

2.頂式屋頂或天花板，應使用白色或淺色防水材料構築，若噴塗油漆，應使用可防黴、不易剝落且易清洗者。

3.蒸汽、水及電等之配管，不得設於食品暴露之直接上空，否則應有能防止塵埃，及凝結水等掉落之裝置或措施。空調風管等，宜設於天花板之上方。

4.樓梯或橫越生產線的跨道之設計構築，應避免引起附近食品，及食品接觸面，遭受污染，並應有安全設施。

六、牆壁與門窗

1.管制作業區之壁面，應採用非吸收性、平滑、易清洗、不透水之淺色材料構築（但密閉式發酵桶等，實際上可在室外工作之場所者，不在此限）。且其牆腳及柱腳（必要時牆壁與牆壁間、或牆壁與天花板間）應具有適當之弧度（曲率半徑應在三公分以上）以利清洗及避免藏污納垢，惟乾燥作業場所除外。

2.作業中需要打開之窗戶，應裝設易拆卸清洗，且具有防護食品污染功能之不生鏽紗網，但清潔作業區內，在作業中不得打開窗戶。管制作業區之室內窗檯，檯面深度如有二公分以上者，其檯面與水平面之夾角應達45°以上，未滿二公分者，應以不透水材料，填補內面死角。

3.管制作業區對外出入門戶應裝設能自動關閉之紗門（或空氣簾），及（或）清洗消毒鞋底之設備（需保持乾燥之作業場所，得設置換鞋設施）。門扉應以平滑、易清洗、不透水之堅固材料製作，並經常保持關閉。

七、照明設施

照明設施，一般之缺失爲光度不足或無燈光罩保護。

1.廠內各處，應裝設適當的採光及（或）照明設施，照明設備，以不安裝在食品加工線上，有食品暴露之直接上空爲原則，否則應有防止照明設備破裂，或掉落而污染食品之措施。

2.一般作業區域之作業面，應保持一百一十米燭光以上，管制作業區之作業面應保持二百二十米燭光以上，檢查作業檯面則應保持五百四十米燭光以上之光度，而所使用之光源，應不致於改變食品之顏色（請注意在食品業者良好衛生規範之一般規定中規範照明光線是一百米燭光，工作檯面或調理台應保持二百米燭光以上，是一般餐飲業之規定，若是工廠，例如，餐盒工廠，則需符合本條文之規定）。

八、通風設施

1.製造、包裝及貯存等場所，應保持通風良好，必要時應裝設有效之換氣設施，以防止室內溫度過高、蒸汽凝結，或異味等發生，並保持室內空氣新鮮。易腐敗即食性成品，或低溫運銷成品之清潔作業區，應裝設空氣調節設備。

2.在有臭味及氣體（包括：蒸汽及有毒氣體）或粉塵產生，而有可能污染食品之處，應有適當之排除、收集或控制裝置。

3.管制作業區之排氣口，應裝設防止有害動物侵入之裝置，而進氣口，應有空氣過濾設備。兩者並應易於拆卸清洗或換新。

4.餐飲業內之空氣調節、進排氣或使用風扇時，其空氣流向，不得由低清潔區流向高清潔區，以防止食品、食品接觸面及內包裝材料可能遭受污染。

5.在營業場所不可以聞到廚房炒菜之味道，否則代表其油煙量

大於油煙機排出最大量，油煙機缺乏清洗保養，以至於功能不彰，及廚房有過多廢熱及廢氣，代表廚房衛生有問題

九、供水設施

1.應能提供餐飲業各部所需之充足水量、適當壓力及水質之水。必要時，應有儲水設備及提供適當溫度之熱水。
2.儲水槽（塔、池）應以無毒，不致污染水質之材料構築，並應有防護污染之措施。
3.食品製造用水，應符合飲用水水質標準，非使用自來水者，應設置淨水或消毒設備。
4.不與食品接觸之非飲用水（例如，冷卻水、污水或廢水等）之管路系統，與食品製造用水之管路系統，應以顏色明顯區分，並以完全分離之管路輸送，不得有逆流，或相互交接現象。
5.地下水源，應與污染源（化糞池、廢棄物堆置場等）保持十五公尺以上之距離，以防污染。

十、洗手設施

1.應在適當且方便之地點（例如，在管制作業區入口處、廁所及加工調理場等），設置足夠數目之洗手及乾手設備。必要時，應提供適當溫度之溫水，或熱水及冷水，並裝設可調節冷熱水之水龍頭。
2.在洗手設備附近，應備有液體清潔劑。必要時（例如，手部不經消毒有污染食品之虞者）應設置手部消毒設備。

3.洗手檯，應以不鏽鋼，或磁材等不透水材料構築，其設計和構造，應不易藏污納垢，且易於清洗消毒。

4.乾手設備，應採用烘手器或擦手紙巾。如使用紙巾者，使用後之紙巾，應丟入易保持清潔的垃圾桶內（最好使用腳踏開蓋式垃圾桶）。若採用烘手器，應定期清洗、消毒內部，避免污染。

5.水龍頭，應採用腳踏式、肘動式或電眼式等開關方式，以防止已清洗或消毒之手部，再度遭受污染。

6.洗手設施之排水，應具有防止逆流、有害動物侵入，及臭味產生之裝置。

7.應有簡明易懂的洗手方法標示，且應張貼，或懸掛在洗手設施鄰近明顯之位置。

十一、洗手消毒室

1.管制作業區之入口處，宜設置獨立隔間之洗手消毒室（易腐敗即食性成品餐飲業則必須設置）。

2.室內應有泡鞋池，或同等功能之鞋底潔淨設備，惟需保持乾燥之作業場所得設置換鞋設施。設置泡鞋池時，若使用氯化合物消毒劑，其有效游離餘氯濃度，應經常保持在200ppm以上。

十二、更衣室

1.應設於管制作業區附近適當而方便之地點，並獨立隔間，男女更衣室應分開。室內應有適當的照明，且通風應良好。易腐敗即食性成品餐飲業之更衣室，應與洗手消毒室相近。

2.應有足夠大小之空間，以便員工更衣之用，並應備有可照全身之更衣鏡、潔塵設備及數量足夠之個人用衣物櫃及鞋櫃等。

十三、倉庫

1.應依原料、材料、半成品及成品等性質之不同，區分貯存場所，必要時應設有冷（凍）藏庫。

2.原材料倉庫及成品倉庫，應隔離或分別設置，同一倉庫貯存性質不同物品時，亦應適當區隔。

3.倉庫之構造，應能使貯存保管中的原料、半成品及成品的品質，劣化減低至最小程度，並有防止污染之構造，且應以堅固的材料構築，其大小應足以提供作業之順暢進行，並易於維持整潔，並應有防止有害動物侵入之裝置。

4.倉庫應設置數量足夠之棧板，並使貯藏物品距離牆壁、地面均在五公分以上，以利空氣流通及物品之搬運。

5.貯存微生物易生長食品之冷（凍）藏庫，應裝設可正確指示庫內溫度之指示溫度計、溫度測定器，或溫度自動記錄儀，並應裝設自動控制器，或可警示溫度異常變動之自動警報器。

6.冷（凍）藏庫，應裝設可與監控部門連繫之警報器開關，以備作業人員，因庫門故障或誤鎖時，得向外界連絡並取得協助。

7.倉庫應有溫度記錄，必要時應記錄濕度。

十四、廁所

1.應設於適當而方便之地點，其數量應足以提供員工使用。
2.應採用沖水式，並採不透水、易清洗、不積垢且其表面可供消毒之材料構築。
3.廁所內之洗手設施，應符合規定，且宜設在出口鄰近。
4.廁所之外門，應能自動關閉，且不得正面開向製造作業場所，但如有緩衝設施及有效控制空氣流向以防止污染者不在此限。
5.廁所應排氣良好，並有適當之照明，門窗應設置不生鏽之紗門及紗窗。

十五、飲用水衛生管理

1.凡與食品直接接觸，及清洗食品設備與用具之用水及冰塊，應符合飲用水水質標準。
2.應有足夠之水量及供水設施。
3.使用地下水源者，其水源應與化糞池、廢棄物堆積場所等污染源，至少保持十五公尺之距離。
4.蓄水池（塔、槽）應保持清潔，其設置地點，應距污穢場所、化糞他等污染源三公尺以上。
5.飲用水與非飲用水之管路系統，應完全分離，出水口並應明顯區分。

十六、工作環境衛生管理

1.地面應隨時清掃，保持清潔，不得有塵土飛揚。
2.排水系統，應經常清理，保持暢通，不得有異味。
3.禽畜、寵物等應予管制，並有適當的措施以避免污染產品。

十七、自主管理制度與記錄處理

（一）記錄管理

1.衛生管理專責人員，除記錄定期檢查結果外，應填報衛生管理日誌，內容包括當日執行的清洗消毒工作，及人員之衛生狀況，並詳細記錄異常矯正及再發防止措施。品管部門對原料、加工與成品品管，及客訴處理與成品回收之結果，應確實記錄、檢討，並詳細記錄異常矯正，及再發防止措施。
2.配膳部門，應填報製造記錄，及製程管制記錄，並詳細記錄，異常矯正及再發防止措施。
3.各種管制記錄，應以中文爲原則。
4.不可使用易於擦除之文具填寫記錄，每項記錄，均應由執行人員，及有關督導複核人員簽章，簽章以採用簽名方式爲原則，如採用蓋章方式，應有適當的管理辦法。記錄內容如有修改，不得將原文完全塗銷，以致無法辨識原文，且修改後，應由修改人在修改文字附近簽章。

美國衛生福利部，之前訂定了食品記錄之新規範，該法規要求在兩年內，食品業者應建立與保存食品之履歷記錄，俾供追蹤危害人體健康，或有衛生安全虞慮之食品的來源與流向。食品業者，包括：製造、加工、包裝、運送、經銷、收受、存留或輸入食品者，惟農場、餐廳及某些特定業者，不在此限（餐廳雖不在此限，但是可以參考）。

食品業者，包括：製造、加工、包裝、經銷、收受、存留或輸入者，但不含食品運送業，應建立與保存之記錄規定如下：

1.來源記錄：能確認所有收受食品前一來源之記錄，包括國內及國外，但不含運送業。記錄項目包括有：

(1)廠商名稱、地址及電話（可以的話，包括：傳眞、電子郵件）。

(2)食品類型，包括：商標品及具體型類，例如，清楚標示出Brand X Cheddar Cheese，而非僅是Cheese；或標示Romaine lettuce而非僅是Lettuce的方式。

(3)收受日期。

(4)包裝之數量與類型，例如，12盎司、瓶裝。

(5)運送者名稱、地址及電話（可以的話，包括：傳眞、電子郵件）。

(6)對於製造、加工及包裝業者，來源產品若有辨識批號，亦應記錄之。

2.流向記錄：能確認所有出廠食品，隨後流向之記錄，隨後之收受者，不包括運送業，記錄項目包括有：

(1)廠商名稱、地址及電話（可以的話，包括：傳眞、電子郵件）。

(2)食品類型，包括：商標品及具體型類。

(3)出廠日期。

(4)包裝之數量與類型。

(5)運送者名稱、地址及電話（可以的話，包括傳真、電子郵件）。

(6)對於製造、加工及包裝業者，出廠產品，若有辨識批號，亦應記錄之。

(7)每批成品，應有各組成原料之必要記錄，以供追蹤其特定來源。

食品運送業者，係指僅以運輸爲目的，而在美國境內擁有、保管或控制食品者，其運送方式包括：陸運（公路、鐵路）、水運及空運 。此外，運送業者，亦包括在美國國境運送食品之外國業者，不論其是否僅以運輸爲目的而擁有、保管或控制食品 。記錄項目包括有：

1.前一來源與隨後收受者之名稱。
2.啓運點與目的地。
3.接貨裝載日期與卸貨。
4.貨品數量。
5.運送路徑之描述。
6.轉運點。

（二）記錄核對

所有製造和品管記錄，應分別由配膳和品管部門審核，以確定所有作業，均符合規定，如發現異常現象時，應立刻處理。

（三）記錄保存

規定有關之記錄（包括：出貨記錄）至少應保存三年備查。

重點摘要

一、餐飲業者良好衛生規範計分成：

1.製程及品質管制程序。

2.倉儲管制程序。

3.運輸管制程序。

4.檢驗與量測管制程序。

5.客訴管制程序。

6.成品回收管制程序。

7.記錄保存程序。

8.教育訓練程序。

9.衛生管理程序。

二、場所與設施衛生管理計分成：

1.製程及品質管制程序：

(1)餐飲業配置與空間。

(2)餐飲業區隔。

(3)餐飲業結構。

(4)安全設施。

(5)地面與排水。

(6)屋頂及天花板。

(7)牆壁與門窗。

(8)照明設施。

(9)通風設施。

(10)供水設施。

(11)洗手設施。

(12)洗手消毒室。

(13)更衣室。

(14)倉庫。

(15)廁所。

2.飲用水衛生管理：

(1)工作環境衛生管理。

(2)自主管理制度與記錄處理。

問題與討論

一、餐飲業者良好衛生規範有哪些程序？

二、餐飲業者良好衛生規範之客訴管制程序規範什麼？

三、餐飲業各作業場所依清潔度如何區分？

四、庫房管理的方式有哪些？

五、飲用水衛生管理有哪些重點？

六、請問實務上，當管理者進行盤點庫房時，發現貨品發生：短少一點點、短少很多、超出一點點及超出很多時，各應該如何處理？

參考書目

衛生署（2002）。食品中毒案件統計資料。行政院衛生署。網址：http//www.doh.gov.tw。

衛生署（2005）。食品資訊網，法規資料，食品衛生類。行政院衛生署。網址：http//www.doh.gov.tw。

黃錦城（2003）。綜論食品安全管制系統。食品工業。35(4)，1-2。

汪忠明（2005）。國內酒品製造業品保制度。食品工業。37(2)，9-20。

德育食品科教師、匯華編輯部（2000）。營養師試題全輯。台北：匯華。

黃韶顏、徐惠群（1995）。團體膳食食品品質管制。台北：華香園。

邱健人（2000）。食品品質衛生安全管理學。台北：藝軒。

食品工業發展研究所（2000）。GMP食品工廠認證制度及規章彙編。新竹：食品工業發展研究所。

中華民國烹調協會美食世界雜誌社（2001）。廚師良好作業規範圖解手冊。台北：行政院衛生署。

危害分析及重要管制點制度

第十二章

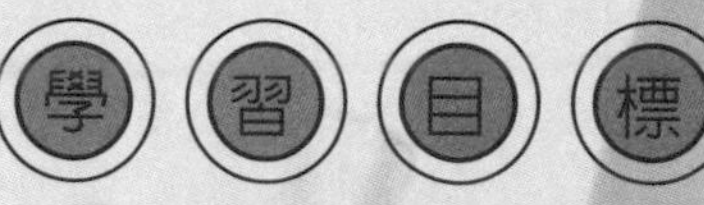
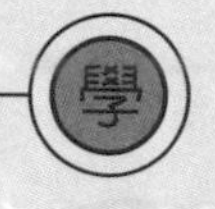

學習目標

1.如何透過危害分析及重要管制點制度防止食品中毒之發生
2.確保餐飲安全的程序
3.瞭解危害分析和評估方式
4.如何指定及建立重要管制點

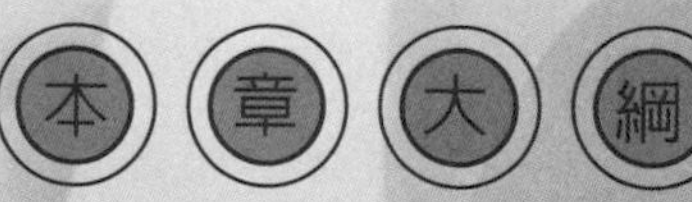
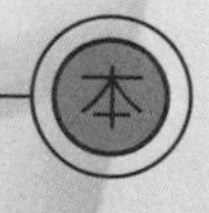
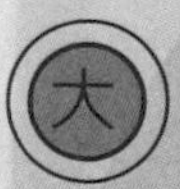
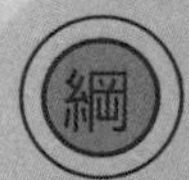

本章大綱

前言

民國九十五年，發生了台中縣豐南國中的學生午餐中出現老鼠屍體的事件。在供應學生的午餐當中，居然有兩個餐盒中發現了幼鼠的屍體。經過台中縣衛生局稽查後發現，該工廠內外有多個孔洞，足以讓老鼠進出，而病媒的防制也沒有做好；而檢討結果，只要執行危害分析重要管制點制度，即可避免類似狀況發生。

何謂危害分析重要管制點制度？其英文全名為Hazard Analysis Critical Control Point，中文譯為「危害分析重要管制點」。而危害分析重要管制點制度，係著重食品安全的品質保證系統，強調事前監控勝於事後檢驗。非零缺點的系統，而是為降低食品安全危害顧慮而設計，其實施是架構在食品良好衛生規範之上。實施危害分析重要管制點，不僅能夠有效事先預防食品污染或其他危害的發生，可有效利用人力、物力資源，以節省食品生產成本，同時，合理保證食品安全品質，提昇業者之衛生管理水準。

危害分析重要管制點系統制度，是目前世界公認，藉由控制食品安全危害，而達食品安全之最佳方法。用意是希望公司或生產廠商能透過此系統來減低，甚至防止各類的食品污染（包括：微生物、化學性和物理性）。建立制度時，藉由鑑別風險，確立生產流程中的重要管制點，設定管制限度，並建立管控之確效及驗證系統。此制度不僅能提高食品之安全性，使消費者的飲食衛生安全獲得更多保障外，亦能提供作為國際食品，相互認證之共同管理基準。

大陸總共發射了六十七個人造衛星，發射之結果其中有六個失敗（失敗率為8.96%），俄羅斯發射二百六十五個，其中四十個失敗（15.09%），美國共發射三百零四個，其中六十四個失敗（21.05%），請問哪一個國家的技術比較好？答案有兩個，第一個答案是「台灣」最好，因為台灣總共發射了兩個，卻沒有任何的失敗，不過大家都知道第二個答案，就是美國技術最好，而此結果似乎與前述的統計失敗率完全不同，所以數字是會騙人的，統計數字更是可以依照統計者目的的不同，而有不同的計算方式與呈現，然而餐飲衛生與管理，是要求得真正的衛生安全管理，而不是好看的表面的統計數字，因此，切忌表面敷衍，虛應故事之做法

還記得第一章之「蝴蝶效應」嗎？因為一隻蝴蝶持續煽動其翅膀，最後將會產生強烈巨大破壞威力的瘋馬颱風！一件表面上看來非常微小而毫無關連的事情，在不可測的混沌中，將扮演深具影響的關鍵角色，並招引巨大的改變。餐飲業在管理過程中，需要產生多一點正面的蝴蝶效應，以防止任何危害的產生；也就是應將所有會導致餐飲不安全的原因，透過分析彙整後，進行監控管理，以達到排除或預防。

台灣食品中毒事件，都半是細菌性食品中毒所引起，而分析其原因之後發現，主要是因為加熱烹調處理後之二次污染所造成，或許是因為不潔的設備、器皿、水源、病媒，或者是人員不當操作，或者是帶菌員工所造成；而食品安全管制系統，是設計用來預防及控制食品在製程中相關之危害，衛生署為了確保國人

飲食衛生安全，在輔導餐飲業者方面，除積極加強建立自主管理制度外，並推行危害分析及重要管制點（HACCP）制度與食品良好衛生規範（GHP）等工作，均屬於有效的食品安全管制系統，餐飲業如果能夠落實實施，將可以確保餐飲衛生安全。

推行危害分析及重要管制點制度，就是在產製過程中，有系統的分析食品，針對可能產生之危害，進行分析與控管。而食品潛在的危害可以分為三部分，分別是：生物性、化學性與物理性等三種危害。生物性之危害，包括有：病原菌和寄生蟲。化學性危害，包括有：農藥（殺蟲劑除草劑等）、動物用藥（抗生素）、藻類毒素、消毒藥劑（氯液、酒精）、環境污染物（重金屬、多氯聯苯）、天然毒素及非法之食品添加物；物理性危害，包括有：金屬、石塊和玻璃碎片等。針對以上之危害，餐飲業找出適合自己作業的重要的管制點，進一步加以管制，以防止危害之發生；使得危害能在餐食製造、包裝或食用前，因被矯正而不致於發生，是一套預防重於治療的系統。本章將介紹危害分析及重要管制點制度，以期餐飲衛生與管理，能求得更多的正面的蝴蝶效應。

第一節 危害分析及重要管制點制度簡介

危害分析重要管制點（Hazard Analysis Critical Control Points, HACCP）制度。係建立在食品良好衛生規範基礎上，分析食品製造過程中可能出現之危害，並於製程中尋找重要管制點予以即時控制，使危害不致發生於最後成品之預防系統。

危害分析及重要管制點制度（Hazard Analysis and Critical Control Points, HACCP）。係屬於一種評估、管制和鑑定危害的方法。

最早是在一九六〇年代末期，由美國航空總署（NASA）、美國陸軍NATICK技術研究所及PILLSBURY食品公司等單位，爲了提供太空人食物，保證其食物不會有遭遇病原菌污染，且確保食品安全的控制管理辦法。當初爲了要製造百分之百安全之太空食品，發現若僅應用當時一般之傳統品管方法，並無法充分保證，所產製食品之安全性，爲了解決此問題，評估之後認爲，只有管制整個食品生產流程與微生物污染及增殖，才能確保食品之安全性；於是發展出危害分析及重要管制點制度的概念及其方法，以求達成上述目的。而危害分析及重要管制點制度，是目前公認，藉由控制食品安全危害，達到食品安全之最佳方法之一。

危害分析及重要管制點制度適用之業別如下：

1.食品製造業包括：

(1)即食餐食工廠。

(2)餐盒食品製造業。

2.餐飲服務業包括：

(1)營業場所容納二十桌以上之宴席餐廳。

(2)觀光旅館（含國際觀光旅館及一般觀光旅館）。

(3)中央廚房。

(4)中、西式速食業。

(5)每餐製作五百人餐以上之伙食包作業。

一、實行危害分析及重要管制點制度之目的及優點

（一）目的

危害分析及重要管制點制度系統施行之目的有四：

1.判斷出餐飲業可能存在的危機。

2.評估危機所帶來可能的危險性。

3.研擬消除危機與危險性的方法。

4.若實務上，無法將危機與危險性避免時，則需提出積極之控制方法與可接受之限量標準。

（二）優點

由於一般的品管（品質管制）方式，僅著重於最終產品（成品）的檢驗，這樣子並不能充分保證產品一定安全。而如果想對每批產品均進行檢驗，以保證確實安全時，將由於採樣數量很大、檢驗費用高昂、時間過長，及導致成本過高等因素而變的不可行。另外易腐敗之食品，由於檢驗需要時間，並無法等到檢驗結果出爐，告知安全以後才出貨；而可耐久放之產品，若等待檢驗結果沒有問題才

出貨，則等待期間之倉儲花費，亦是很大之負擔。何況檢驗結果，只能告知成品是否有問題，而且當有問題時，有時又無法知道，究竟是什麼原因所造成的。加上許多食品衛生法令規範之有關作業準則或規定並不是很明確，使得管理人員並無法由法規中，知道確切之標準爲何，所以更無法瞭解是否確實符合規定。

然而危害分析及重要管制點制度之所以能夠受到重視，係其與一般品管方法有所差別，系統主要是集中在解決生產流程有問題的部分，且其標準與規定明確清楚，能確保食物材料、半成品及成品之規格，是否在所訂之規定控制內；因此，當據以執行時，將能夠確保餐飲衛生安全。

換言之，危害分析及重要管制點制度，並不仰賴傳統最終成品檢驗方式，而將重點集中在，管制與餐飲衛生安全有直接關聯的因素上。因此，對餐飲全部過程，從菜單設計、原料採購、製造、包裝、儲存、機器和器具洗淨消毒、從業人員衛生習慣與健康等過程，進行系統分析，決定出哪些製程必須嚴格管制，才不至於發生生產不安全或不衛生的產品。而當萬一餐食發生問題時，也能有效進行補救，以減少不良後果。所以危害分析及重要管制點制度，確實能使餐飲業有效的利用現行既有資源，進行危害管制控制，彌補傳統管制方法之缺失，而使得產製之餐食成品，更加安全與可靠。

傳統衛生管理，是著重於最終產品檢驗，花費許多人力費用於產品檢驗，但是檢驗結果出來後，往往食品已被食用，發生問題時，產品回收花費大且商譽受損，也無法於事後明確找出污染原因，因此，難以據以改善或預防，於是重複之製程，日後容易發生相同之問題與危害。

危害分析及重要管制點制度則因爲是全部製程進行管制，可以節省人力與成本，有效利用本身資源，對於微生物污染所造成的中毒較能掌握預防，能確保產品安全性，事前之預防管制制度，可以有效抑制危害發生，並且因為其安全製造出安全的太空食品之事實，據此規範執行，日後將可以獲得國際認證

二、危害分析及重要管制點制度組成項目及實施步驟

（一）組成項目

危害分析及重要管制點制度組成項目有：

1.進行危害分析和評估。
2.決定重要管制點。
3.建立重要管制界限。
4.建立監測系統。
5.建立矯正措施。
6.建立資料記錄保存系統。
7.確認危害分析及重要管制點制度有效性。

（二）實施步驟

1.危害分析和評估：
餐食之生物性危害包括有：肉毒桿菌、仙人掌桿菌、沙門氏菌、金黃色葡萄球菌、腸炎弧菌與病原性大腸桿菌；化學性危害包括有：天然存在之黃麴毒素、組織胺、熱帶性海魚毒、菇類毒素、貝毒等，與有目的添加之化學物質，例如，色素、防腐劑、抑菌劑、食品添加物，及無意中加入之化學

物質，例如，農藥、殺蟲劑、生長激素、荷爾蒙、抗生素殘留、重金屬元素、化合物、多氯聯苯等；物理性危害則包括有：金屬物質、蟲體、塑膠異物、絕緣物質、木屑、玻璃及個人小物品、碎骨頭等外來異物等等。

生物性危害防治方式有三：(1)殺菌以減少病原菌之存在，例如，利用烹煮、低溫滅菌、高溫殺菌及化學法殺菌等方式。(2)避免殘留之生物性危害繼續繁殖，常用方式爲調整水活性、pH值、氧氣及鹽份含量等，以抑制或減緩其生長與繁殖，或者是添加法規允許之抑菌物質以控制。(3)防止生物性危害在製程中之再污染。一般而言，污染來源包括：設備接觸表面、器皿、人員、空氣及水質等，此方面需要以落實執行食品良好衛生規範（GHP）才能獲得控制。

化學性危害防治包括：要求供應廠商，提供未含有化學物質的原料證明，配合定期訪查廠商，或者是透過第三者進行現場訪察稽核，或查察相關化學危害記錄等，並配合驗收時以抽驗等方式，進行控管。

物理性危害防治，主要是使用金屬檢出器，進行金屬異物檢查，不過，不論國內或國外，金屬異物，一直是經常被抱怨之物理性危害，顯然其防治效果，仍有待努力，此外對於蟲體、塑膠異物、絕緣物質、木屑、玻璃及個人小物品，及碎骨頭等外來異物等，則只能靠落實GHP進行管理，包括進行供應廠商評鑑，及加強源頭管理及人員目視檢查等，才能防止。

依據上述種種狀況，列出可能產生的危害因子後，再依其危害嚴重性，來決定管制點，就是危害分析和評估的目的。

2.指定及建立重要管制點：

指定重要管制點（Critical Control Points, CCPs）。重要管制點是否確實在管制範圍內，將直接影響到危害分析及重要管制點制度之執行成效。其原則如下：

(1)具有適當管制措施，可防止或減低危害發生。

(2)所管制的危害，應具有高度危險性或嚴重性，至少應有中度危險性。

(3)建立管制標準。

(4)該重要管制點必須能夠在操作前，或進行中受到適當監控，以確保管制。

(5)當監視結果顯示重要管制點失去管制時，能夠有適當的矯正措施。

一般常見之重要管制點，例如：

1.食材驗收、儲存及前處理之檢查與監視。

2.菜餚成品保存因子（例如，pH、水活性或防腐劑）。

3.溫度／時間控制（例如，烹調中心溫度與時間，及烹調後成品存放溫度與時間）。

4.設備與容器之清洗消毒。

5.空氣品質與環境設施。

6.菜餚處理與包裝。

7.操作人員衛生管理。

8.其他特別管制點。

（三）建立稽查重要管制點方式

建立稽查重要管制點方式有：

1.目視法：例如，目視察看進貨食材之標示、廠牌與規格，是否符合採購要求。
2.官能品評：例如，聞聞看是否有異味或不良之氣味。
3.物理方法：例如，使用X光機檢查肉品是否有針頭。
4.化學方法：例如，餐具簡易檢查以檢測清潔效果。
5.微生物檢驗：例如，生菌數或金黃色葡萄球菌之檢驗。

此外，每個監視方法均須符合下列四項原則：

1.正確。
2.固定檢測頻率（每批、每天或出貨前檢查）。
3.設定各測定項目的標準值班監控室。
4.失誤時的校正措施，這樣才能使監視的方法達到最大的效益。

（四）其他後續作業

1.修正及建立矯正措施。
2.建立記錄保存系統。
3.確認危害分析及重要管制點制度系統有效性。

第二節　餐飲業與危害分析及重要管制點制度實務

危害分析和評估、指定重要管制點、建立重要管制點、建立稽查重要管制點方式、修正－建立矯正措施、建立記錄保存系統及確認危害分析及重要管制點制度系統有效性等，是實施危害分析及重要管制點制度的各別實施步驟。

以下就實務上，由原料採購、原料儲存、前處理、生冷食品之儲存、調配、烹煮、室溫置放與熟食處理、配膳與包裝、食物展示等實務，一一依據危害分析及重要管制點制度實施步驟，進行危害分析、管制、監控與矯正措施等作業說明。

一、原料採購

(一) 危害分析

包括有：重金屬、農藥、微生物及抗生素之污染。原料的管制是危害分析及重要管制點制度非常重要的一環，因為原料若是遭到生物性、化學性或物理性危害，在之後的過程中，是很難加以去除的。例如，沙拉所用的生菜，如果在栽培過程中已經遭到農藥、病原菌或寄生蟲等污染，在清洗和消毒時，即使延長清洗時間，或提高消毒劑之濃度，也是徒勞無功的。因此，容易遭到污染及腐敗的原料，大都是列為重要管制點的：

1.考慮原料來源是否安全：

(1)容易污染原料物價：例如，病原菌、病原菌毒素、殘留農藥及殺蟲劑等化學物質，及鐵釘、塑膠線及金屬異物等。

(2)魚貝類是否來自污染水域。

(3)禽肉是否來自合格的屠宰場。

(4)是否可能違規添加食品添加物。

(5)罐頭食品是否有衛生署的登記字號。

(6)廠商信譽（是否曾販賣病死豬肉之不良記錄）。

2.原料包裝是否於運送時破損而汙染。

3.冷凍及冷藏食品，是否持續保持在規定冷凍或冷藏之溫度以下。

4.乾燥原料是否因受潮，導致發生微生物孳長現象。

一般生鮮原料，通常含有許多病原菌，例如，生鮮肉類、蛋類含沙門氏菌，魚貝類含腸炎弧菌，而米飯及蔬菜有仙人掌桿菌，因此在採購時應注意其來源是否安全，是否已有污染、污染嚴重性及是否危及餐飲安全。

（二）管制

1.選擇領有GMP、CAS或危害分析及重要管制點制度等政府認證之優良供應商供貨。

2.與供應商訂定原料品質及安全規格（含運送途中溫度控制）。

（三）監控

1.對於原料食材進行分析檢測、肉眼觀察顏色與氣味等監控作業，以瞭解原料食材是否新鮮正常。

2.檢查顧客投訴記錄中，是否與供應商責任有關。

3.食品包裝是否破損，標示是否完整（品名、重量容量或數量、製造日期及食品添加物名稱等)。

4.冷藏或冷凍食品是否保持在規定溫度下。

(四)矯正措施

1.避免向不合格或記錄不良供應商訂貨。

2.若遇有不合格之原料,應即退貨或丟棄,並做成記錄。爲降低此階段可能造成的危害,最好使用微生物分析,來配合檢驗原料,但是因爲微生物之檢測,由於需要時間,並不實際,所以實務上,多半改用其他方式進行監視,例如,察看進貨標示、廠牌、規格是否合乎訂購要求,並檢視包裝完整性、冷凍冷藏狀態、原料新鮮狀況等。有異樣者,應立即予以退貨或丟棄,作成記錄,並依違規情節處罰或考慮改向其他供應商購貨。

(五)記錄

1.採購記錄及原料規格書。

2.驗收記錄(含合格與不合格記錄)。

二、原料儲存

(一)危害分析

原料儲存時須注意微生物、病媒原(例如,老鼠、蟑螂及蒼蠅等)之危害:

1.原料依其特性與潛在危險性,可區分爲容易腐敗和儲存穩定兩種。

2.容易腐敗原料（例如，pH＞4.5，Aw＞0.85，富含營養素可供腐敗菌生長者），須以冷藏、冷凍法或其他有效防止原料腐敗之方式儲存。

3.儲存區需檢視是否有不潔物體（例如，污水滴入）或防護不當（例如，昆蟲或老鼠侵入）。

4.生鮮原料與熟食儲存放在一起時，是否會發生交互污染之虞。

（二）管制

依食材最適合之倉儲條件（溫度、濕度、清潔）儲藏，並依條件進行管制：

1.冷藏、冷凍之溫度不夠低時和原料儲存過久，都極易造成微生物孳長。

2.管制此作業之危害，應經常保持儲存區之清潔乾淨，並設置有效防止蟲鼠等病媒汙染措施。冷藏庫至少維持攝氏7℃以下，最好能達到攝氏1℃（或凍結點以上）；冷凍庫則應達攝氏-18℃以下。

3.原料的儲存不要超過儲存期限，使用時應採先進先出（以編號、記號、製造日期或其他有效註記食物儲存先後次序）之原則。

4.最好有分別儲存生原料與熟食的冷藏庫，或同一冷藏庫中將生原料與熟食，分區置放或將熟食置於上架，生原料置於下架，並以適當容器或包裝進行區隔。

5.散裝食品須儲存於有密閉蓋子的容器內。

6.化學物品必須與食材分開存放。

（三）監控

對原料儲存進行測量、檢查與記錄：

1.可用目視，檢查食品的儲存期限及儲存環境是否乾淨衛生。
2.應測量冷凍及冷藏庫之溫度，以確保原料儲放在安全溫度範圍。
3.冷凍冷藏櫃的門、地板、牆壁及其邊縫是否乾淨。
4.進行病媒（老鼠及蟑螂等）蹤跡調查。
5.查驗進貨編號或記號，以確定執行先進先出。
6.清潔劑等化學物品是否與食品分開擺放。

（四）矯正措施

1.食物以適當容器或器具儲存及區隔。
2.如發現食品有受到污染蹤跡時，應立即丟棄並記錄。
3.清潔不乾淨區域範圍，並加強清潔管理作業。
4.有病媒蹤跡時，應立即加強有效撲殺作業，並重點監控直到調查結果顯示已在安全監控值下。
5.對於沒有標記編號或記號之食品沒入應記錄。
6.原料之儲存，遇有機械異常故障時，應立即通知維護廠商修理，並檢討改善做成記錄備查。

（五）記錄

1.清潔記錄。
2.病媒調查記錄。
3.存貨沒入記錄。

三、前處理

（一）清洗

1.危害分析：針對清洗過程中，須注意水質及食材不良部分、附著危害物蟲體及異物等危害。

(1)生鮮原料前處理不當，爲造成交叉汙染第一步。尤其是動物性來源的生鮮原料，經常帶有許多病原菌。

(2)若員工的手、菜刀、容器、器具、抹布等與原料接觸後，未經清洗消毒，即用來處理熟食，或不需再加熱的生冷食品，就會發生交叉污染。

2.管制：清洗水之來源、清洗狀況，及配合稽查人員目視檢查：

(1)在控制上，規定員工於處理生鮮原料後應洗手，與此類原料接觸過之容器、器具及設備，均需立刻予以清洗及消毒。

(2)原料區與熱食區，應在空間或操作順序上予以分開；而且此兩區之抹布及盤子等，絕不可互用，以避免發生交叉污染。

3.監控：

(1)可目視觀察，員工是否有於接觸生鮮原料後洗手，或遵循上述原則。

(2)水質餘氯量檢測。

4.矯正措施：

(1)重洗、確認清洗設備功能和水量。

(2)違規員工列入平時考核記錄（做為再教育或扣薪之依據）。

(3)加強水塔管線及水值儲存設備清潔及加氯設備。

5.記錄：水質檢查記錄。

（二）切割

1.危害分析：員工指頭之二次污染、微生物增值及用具不潔。

2.管制：遵循「迅速」原則，控制時間、設計設備及管制個人衛生。

3. 監控：

(1)目視稽查，監視取樣化驗。

(2)員工手部指甲及微生物檢查。

4.矯正措施：

(1)員工個人衛生檢查記錄（含手部微生物檢查）。

(2)器具定期拆卸及確實之手指清洗動作。

5.記錄：員工衛生檢查記錄。

四、生冷食品之儲存

（一）危害分析

滷蛋、荷包蛋、豆干、酸菜等屬於為食用前將不再經過加熱處理食品，若其儲存溫度不適當時，易造成微生物生長；所以這類食品，不應長時間置放於室溫下，而應立即冷藏。高酸性食品，如果遇到含鋅、鍗、鎘及鉛等有毒的重金屬容器時，會將鋅、鍗、鎘與鉛等溶出，而產生危害。

（二）管制

1.生食與熟食是否有交叉污染可能性。

2.病原菌繁殖及其毒素產生。

3.不可將高酸性食品置入含重金屬的容器。例如，醋酸等高酸性食品，如果盛裝於鋁盆或鉛桶時，會將這些金屬溶出，因此應該改以玻璃瓶等不易被溶出之容器盛裝。

（三）監控

生冷食品之儲存須：

1.目視檢查儲存狀況，是否違反以上原則的操作。

2.測量冷藏庫之溫度，以確保原料儲放在安全溫度範圍。

3.儲存環境是否清潔衛生。

（四）矯正措施

1.重新區隔生食與熟食區域，並確實執行分開存放。

2.立即清潔儲存環境。

3.未於規定溫度下儲存的食品，如果有安全疑慮，立即丟棄並記錄。

4.冷藏設備，遇有異常故障時，須立即通知維護廠商修理。高酸性食品須以玻璃瓶等容器儲存。

（五）記錄

1.溫度檢查記錄。

2.清潔記錄。

3.存貨記錄。

五、調配

（一）危害分析

處理食物時，如果砧板、刀具及用具未確實執行預防交叉污染措施，及冷凍食材解凍時未依規定方式與時間解凍時，均將導致交叉污染及病原菌繁殖或產生毒素之可能性，而易發生食品中毒。

（二）管制

1.以顏色、材質或其他有效方法區別生食與熟食所使用之砧板、刀具及用具。

2.確定立即可食之蔬菜水果清潔衛生（沒有遭受其他可能病原菌之污染）。

3.冷凍食品以放入冷藏庫方式進行解凍，急用時改以包裝後置於清潔流動自來水中解凍，且必須有人全程監控。

4.解凍後之食材，置於室溫時間不可超過四小時（魚類不可超過二個小時）。

（三）監控

1.目視檢查處理食物之砧板、刀具及用具，是否確實分類執行有效預防交叉污染措施。

2.清洗蔬菜水果之程序。

3.解凍方法、解凍後食材放置室溫之時間。

（四）矯正措施

1.重新教育員工（內容：生食與熟食分開及正確解凍方法等內容）。
2.受污染食材立即丟棄。
3.檢討調配至烹煮之流程，以縮短解凍食材放置室溫之時間。

（五）記錄

1.員工再教育記錄。
2.矯正行動記錄表（含流程檢查）。

六、烹煮

（一）危害分析

注意微生物之殘留、器具清潔及個人衛生等：

1.烹煮過程，可以殺滅食物表面與內在之病原菌，及微生物營養細胞。
2.若因加熱溫度和時間不夠，或食物解凍不完全，極易造稱烹煮殺菌不足，而無法使病原菌死滅之狀況時，此時就可能發生食品中毒之問題。

（二）管制

透過衛生教育，以使員工瞭解微生物，引起食品中毒原因與預防之道。另外，加熱之時間與溫度，可利用溫度計、計時器及手錶，或其他溫度／時間指示記錄器，來測量烹煮時或完成後及其他的溫度，以確定烹煮過程是否充分。

（三）監控

可檢測人爲作業、環境、食品規格，及烹調食物之中心溫度：

1.在管制上，應使牛肉、禽肉的中心溫度達到攝氏74℃；豬肉則爲攝氏66℃。對有污染之嫌的食物，更應要求徹底煮熟。

2.監視烹煮溫度，是否已達到控制溫度以上，可在食物移開熱源後，持續測量其中心溫度，直至溫度開始下降爲止。

3.工作人員處理生食後是否立刻洗手、是否使用紙巾擦手。

（四）矯正措施

1.繼續烹煮食材至規定溫度與時間。

2.要求食物中心溫度達到85℃以上，時間須維持一分鐘以上。

（五）記錄

1.溫度記錄表。

2.食物烹煮中心溫度記錄表。

七、室溫置放與熟食處理

（一）危害分析

當器具清洗未完全時，將提供殘留病原菌，快速增殖的時間與環境：

1.造成食物中毒原因，大都是在烹煮以後，不當處理及污染所導致，故烹煮後的處理過程，應列爲危害分析的重點。通常烹煮後的食物在配膳前，或進行下一步處理之前，常被置於室溫放冷，而導致細菌的快速生長，因此是重要管制點。

2.烹煮後食物常因切、剁或不潔手部、容器等，再度遭受污染，而且如果不馬上食用，再加上儲存不當時，極易孳長病原菌或產生毒素。食物製備後，至食用之時間若過長，也是造成食物中毒的主要原因之一。即使馬上食用，若污染到少量的病原微生物仍會引起疾病。熟食處理亦爲重要管制點之一。

3.爲防止危害的發生，絕對不要將熱食，置於室溫（或危險溫度）半個鐘頭以上。對熟食之處理，不是加熱儲存就是迅速冷卻。此重要管制點之監視方法，就是留意食物，是否被置放於室溫儲放，並應控制其儲放時間。烹煮後食物常以熱存方式保溫，至販賣或供餐前。若熱存溫度保持不夠高時，則無法抑制病原菌的繁殖，因此，熱存亦是一個重要管制點。

4.欲管制此危害，供應之食物，應維持溫度於攝氏60℃以上，並至少保持在攝氏55℃。在溫度低於攝氏55℃以前，應予食用完畢。烹煮後食物，若冷卻不當，食物的溫度，會長時間落在病原菌生長溫度範圍內，而予病原菌繁殖的機會。熟食冷卻不當，是造成食物中毒最普遍的原因，故冷卻是一個極重要的重要管制點。

5.冷卻對於餐飲衛生安全重要性，相當於殺菌條件，對於低酸性罐頭的重要性。造成冷卻不當的原因，除了冷藏庫本身溫度不夠低以外，其他包括有：冷卻的食物堆積過量、容器高度，與食物於容器內的高度過高、容器彼此重疊，及容器加蓋密閉等狀況，均會影響冷卻速率。控制此危害的方法，包括：使用淺而寬的盤子，來盛裝欲待冷卻的食物，且容器及食物高度皆不宜超過十公分。冷卻時，不要將容器堆積在一起，上下左右應留有五公分的間隔；而在沒有污染的顧慮下，可以先不要加蓋，以幫助加速冷卻速度。

（二）管制

1.交叉污染預防。
2.病原菌繁殖與其毒素。
3.管制方面可加強清洗、烘乾與溫度之控制：
(1)禁止用手觸摸熟食。
(2)使用潔淨的器皿，處理食物。
(3)生鮮原料與熟食，所用之器具，應予分開。
(4)熟食若不馬上食用，亦不應該儲存太久。

（三）監控

1.冷卻過程，是否有適當的保護措施。
2.儲存容器之清潔。
3.冷卻容器高度少五公分。
4.須監控污染源及熱藏或冷藏之溫度：
(1)目視檢查員工，是否遵循以上操作。
(2)可測量熱存食物之中心溫度，來監視熱存溫度，是否維持在攝氏55℃以上。
(3)在監視上，應注意上述的原則是否有遵循；並測量食物的中心溫度，於冷卻時，是否在兩小時內，降至攝氏21℃以下，且在另一個四小時內，降至攝氏7℃以下。

（四）矯正措施

1.立即將食材物移離可能遭受污染之環境，已經遭到污染的食物立即丟棄。
2.重新清洗及消毒可能不潔的容器。
3.使用小於五公分高度的容器。
4.以分裝、容器浸泡冰水或經常攪拌的方式加速冷卻。
5.如果熱藏食物中心溫度低於攝氏55℃，超過兩小時時必須丟棄。
6.可添購烘乾及急速冷卻設備，及持續教育訓練員工，有關溫度控制之重要性。

八、配膳與包裝

（一）危害分析

注意微生物之生長、配膳人員手部，或器具交叉汙染、包材安全性、微生物殘留、器具清潔、個人衛生及環境清潔等：

1.配膳與包裝環境清潔程度，與工作人員衛生習慣，也是熟食之污染來源。
2.配膳與包裝場所，應保持環境之清潔。
3.工作人員應養成良好衛生習慣，以避免不潔皮膚、毛髮、口沫噴嚏，及身上物品，落入食品內。

（二）管制

控制作業時間、人員穿戴髮帽、口罩、手套，器具（湯匙、夾子）消毒、慎選包材、包材殺菌、隔離儲存、包裝完整性、包材使用時乾淨程度、食品填充量，及包材完整覆蓋食物，隔絕污染源。

（三）監控

以目視方式檢查人員是否穿戴髮帽、口罩及手套。

（四）矯正措施

滅菌效果試驗、手指衛生檢查、機械清洗效果確認、衛生教育工作、及受污染食物，隨即丟棄之更正動作。

九、食物展示（適用於自助餐）

（一）危害分析

立即可以食用的食物，如果與生食未分開及器具未區隔生食時，易使其遭受污染；新烹調出的食物如果與展示一段時間的食物混合時，將因部分食物置於展示溫度過久而影響品質與衛生；當熱藏中心溫度低於55℃及冰藏溫度（生魚片或生蠔等）時低於4℃，病原菌易繁殖及產生毒素。

（二）管制

1.熱藏中心溫度必須維持55℃以上。
2.冷藏溫度4℃以下。
3.即食食品與未煮熟食物應充分區隔展示。
4.需使用不同器具與容器處理即食食品與生食。
5.展示櫃展示過的食物，不得與新烹調出的食物混合。

（三）監控

1.展示櫃內溫度。

2.熱藏與冰藏食物展示狀況。

3.處理食物的狀況。

4.食物及冷藏櫃的溫度。

（四）矯正

1.熱藏展示中心溫度如果低於55℃，並超過兩小時以上時，即應丟棄。

2.疑似遭受污染的食物必須丟棄、檢討污染原因並採取有效日後預防措施。

3.檢討食物展示流程與方式。

4.重新教育訓練員工有關展示程序。

5.清洗及消毒受污染的器具與用具。

（五）記錄

1.熱存食品溫度記錄表。

2.冰藏櫃溫度記錄表。

重點摘要

清潔與消毒食用器具應該包括：將食物殘渣及污物去除、用清水洗淨、用清潔劑清洗、有效殺菌及風乾等步驟；而為了有效執行清潔作業，清潔工作於規範時，應包括：清潔範圍、用具及設備、清潔次數、使用設備與方法、使用化學物品及清潔系統與負責的工作人員等。

一、食品容器、砧板、刀具及烹調用具，於每次使用後，清除食物殘渣及污物，用清潔劑及水沖洗後，進行有效殺菌及風乾。

二、冷凍、冷藏、儲存及展示櫃，每週一次或有需要時，清潔後進行有效殺菌及乾燥。

三、工作檯與洗滌槽，於每次使用後，清除食物殘渣及污物，用清潔劑及水沖洗後，進行有效殺菌及風乾。

四、工作地面於每天完工或有需要時，清掃、去污及沖洗後，拖乾地面。

問題與討論

一、何謂危害分析及重要管制點制度？

二、何謂飲用水衛生管理注意事項？

三、危害分析及重要管制點制度組成項目及重要步驟。

四、生鮮原料與熟食儲存在一起時，是否會發生交叉污染？

參考書目

汪忠明（2005）。國內酒品製造業品保制度。食品工業。37(2)，9-20。

黃錦城（2003）。綜論食品安全管制系統。食品工業。35(4)，1-2。

彭瑞森（2003）。食品業HACCP制度之驗證及確效性分析。食品工業。35(4)，36-45。

李學愚（2001）。HACCP危害分析重要管制點。台北：品度。

方繼、鄭蕙燕（2002）。HACCP制度之實施經驗與現況：十個國家案例。台北：台灣食品良好作業規範發展協會。網址：http://www.gmp.org.tw/helpdetail.asp?id=616。

邱健人（2000）。食品品質衛生安全管理學。台北：藝軒。

第十三章

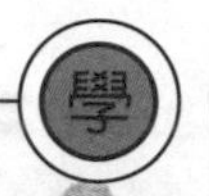

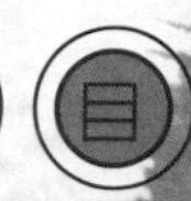

1.透過法律條文之規定，落實餐飲衛生安全
2.法規與落實衛生安全之轉化
3.瞭解罰金與罰鍰等差別
4.避免經營時違反法規

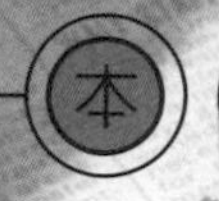

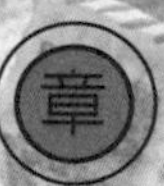

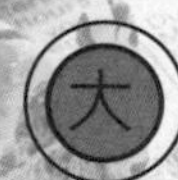

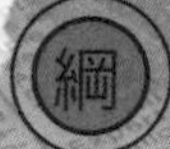

第一節　餐飲衛生安全相關法規
第二節　衛生標準與餐飲業衛生安全管理範例
第三節　市售國產食品常見可能造成之衛生品質問題
第四節　市售餐飲食品標示之可能遭遇到的違規問題
第五節　市售餐飲食品標示時應該注意之事項

前言

當廚房有很多老鼠時，有個管理高層建議說：「我們家都是養貓來抓老鼠的」，所以要求廚房工作人員養貓，來減少廚房之老鼠。而依據食品衛生之相關法規，廚房到底能不能養貓來抓老鼠？這是上一章針對新舊法令規定不同的討論問題；而食品標示玉米粒與玉米漿是否相同？如果不同，如果包裝內裝玉米漿，卻標示成玉米粒來販賣，很明顯將會有詐欺的嫌疑，只是對於詐欺行為之懲罰，是屬於檢察官與推事（法官）的權責；而在食品業之法規中，是否有類似規範防止業者有類似行為？

許多食品，明明標示不含防腐劑，結果後來卻被衛生單位，或消基會檢出亂放防腐劑，有些甚至於還添加有害的食品添加物；違規之業者，究竟會面臨哪些處罰。

「食品標示」除了製造日期或保存期限以外，依據食品衛生管理法第十七條之規定：「有容器或包裝之食品、食品添加物，應以中文及通用符號顯著標示下列事項於容器或包裝之上：一、品名。二、內容物名稱及重量、容量或數量；其為二種以上混合物時，應分別標明。三、食品添加物名稱。四、廠商名稱、電話號碼及地址。輸入者，應註明國內負責廠商名稱、電話號碼及地址。五、有效日期。經中央主管機關公告指定須標示製造日期、保存期限或保存條件者，應一併標示之。六、其他經中央主管機關公告指定之標示事項。經中央主管機關公告指定之食品，應以中文及通用符號顯著標示營養成份及含量；其標示方式及內容，並應符合中央主管機關之規定。」除了以上這麼多的規定之外，餐飲業者到底還應該注意哪些規定？

打開報紙，有些明明是屬於食品，卻標榜「增強性功能」等方面之字句與暗示，是否符合規定，這些好像並不在上述條文規範中；如果餐飲業者將自家餐食也如此標示，以招徠客户時，是否會被處罰？食品衛生管理法第十九條之規定：「對於食品、食品添加物或食品用洗潔劑所為之標示、宣傳或廣告，不得有不實、誇張或易生誤解之情形。食品不得為醫療效能之標示、宣傳或廣告。接受委託刊播之傳播業者，應自廣告之日起二個月，保存委託刊播廣告者之姓名（名稱）、住所、電話、身分證或事業登記證字號等資料，且於主管機關要求提供時，不得規避、妨礙或拒絕。」依照這規定，媒體刊登許多違規廣告，顯然是違反此項規定，可是事實上媒體卻經常看到這類廣告，衛生單位等相關單位是否有在取締處罰呢？如果有，為什麼還是有許多違規廣告繼續刊登，其中問題到底出在哪裡？其實問題主要是出在業者違規所獲得的利益，遠遠超過罰款，因此，即使天天被罰，因為能賺錢，所以業者就將罰款當做成本，仍然會天天刊登！而這問題應該如何解決？

食品衛生管理法中，哪些是餐飲業者要特別注意的？違反法令標示有「罰金」的法令將會被判刑（抓去關）！從事餐飲業，如果違反食品衛生管理法某些項目，因為處罰規定中載明有「罰金」，因此也可能會被判刑，這可是從事餐飲業不能不知道的。

第一節　餐飲衛生安全相關法規

餐飲衛生管理相關法規包括有「食品衛生管理法」（附錄一）、「各類食品衛生標準」（請參考行政院衛生署網站）、及「食品良好衛生規範」（附錄三）等，其中對於餐飲業之衛生管理、食品標示與廣告管理、市售食品之查驗取締，均有明確規定，希望餐飲業者能夠瞭解相關法規後，透過執行自主衛生管理工作，提供民眾「安全、衛生、營養」的產品，讓消費者「吃得飽」、「吃得好」、「吃得安心」及「吃得健康」。

市售蝦米經檢出二氧化硫含量超過法令規定之標準值時，係違反食品衛生管理法第十二條：「食品添加物之品名、規格及其使用範圍、限量，應符合中央主管機關之規定」，因此，依同法第三十三條規定懲處：「有下列行為之一者，處新臺台幣三萬元以上十五萬元以下罰鍰；一年內再次違反者，並得廢止其營業或工廠登記證照：

一、違反第十條規定經限期令其改善，屆期不改善者。

二、違反第十一條第八款、第九款、第十三條第二項、第十四條第一項、第十七條第一項、第十八條、第二十二條第一項規定者。

三、違反中央主管機關依第十二條、第十七條第二項所為之規定者。

四、違反中央主管機關依第二十條第一項、第二十一條所為之規定，經限期令其改善，屆期不改善者。

五、違反直轄市或縣（市）主管機關依第二十三條所定之管理辦法者。

六、經主管機關依第二十九條第二項命其回收、銷毀而不遵行者。」

因此市售蝦米經檢出二氧化硫含量超過法令規定之標準值時，由於違反食品衛生管理法第十二條，依同法第三十三條第三款規定，將被處罰新台幣三萬元以上十五萬元以下罰鍰。依照慣例，一般第一次被查獲時會處罰最低額度三萬元，如果再犯被查獲，將面臨三萬元以上十五萬元以下罰鍰，第三次違規時，除可能被罰十五萬元時，還將面臨遭廢止其營業或工廠登記證照。

依此原則，如果檢驗「牛肉乾」及「豬肉絲」，發現兩項食品中之防腐劑，苯甲酸及己二烯酸含量超過標準，另外一項「豬肉乾」被檢出含有防腐劑，雖然沒有超過標準值，但是卻沒有在包裝上註明有添加防腐劑；還有如果標榜「本產品不含防腐劑」的豬肉乾，卻被檢出添加防腐劑；另外有肉乾檢出實際測得內容物重量，小於CNS12924（中國國家標準）的規定時，由於均屬於違反食品衛生管理法之規定，均要受罰，但是處罰有什麼不同呢？由食品衛生管理法中將可找出適當解答。

政府採購法或促參法與餐飲業有什麼關係？跟政府機構做生意，是用採購法或促參法比較有利？爲什麼以前只聽過採購法，然而現在卻都半採用促參法呢？餐飲業者又不像「高鐵」般需要大量資金，爲何要瞭解促參法呢？根據瞭解，目前國內各大醫院及公立機構中，爲了提昇服務品質，及增加收入，均陸續開設商場，其中很多公家單位，都是採用促參法方式辦理；那麼如果想在公家單位之商場中，從事餐飲工作，瞭解促參法等相關法規之規定，也是非常重要的！

第二節　衛生標準與餐飲業衛生安全管理範例

夏天賣冰，被檢驗出大腸桿菌不符合規定；冬天賣冷凍食品，被檢驗出生菌數過高；販賣的乳品酸度過高；皮蛋含鉛太多變成「鉛球」；生鮮魚蝦甲基汞超量；罐頭凹罐或膨罐；及一般食品大腸桿菌群數量過高等等，都是經常聽到的違規品項，而自己經營餐飲業，難免因為疏忽而不小心發生上述違規情節，如果被查獲時會怎麼樣？

經營餐飲業，需事先瞭解法規，符合法令規定是基本要求，不能等到被查獲違規時，才說「我不知道有這個規定」或「為什麼不抓別人，卻先取締我？」違規時被罰事小，商譽一經媒體披露，往往已經大受損失，屆時再埋怨都是於事無補的，倒不如事前多瞭解法律規定，並確實遵守才是正途。

一、餐飲業衛生安全管理範例

（一）人員管理

1.應設置食品衛生負責人，負責衛生管理工作，且應確實執行自主檢查工作，並留存記錄（記錄要確實，避免千篇一律均合格之形式化記錄，當有問題時要確實註記，並且將追蹤改善結果，填寫補充）。

2. 餘詳見第十章餐飲從業人員衛生管理。

(二) 設備與機具管理

1.工作檯：食品之製作、調理等程序均須在工作檯上作業，工作檯之檯面，應使用不鏽鋼等易清洗之材質（常見食品材料直接放置地面上，容易遭到污染）。

2.冷凍及冷藏設備：食品及其原料，應設置冰箱及冷凍櫃貯存，必要時視需要（大量時）設置冷凍庫及冷藏庫，且冷凍食品應保持在-18℃以下，冷藏食品爲7℃以下至凍結點以上（常見冷藏溫度未達規定溫度，或者忽略所指的溫度是指食品的中心溫度）。

3.設備規劃與設置：各式食品料理烹調設備、排油煙機、電器、給水及排水等設備均應依作業流程，作合理之規劃、設置（宜設置空調設備，配膳區應爲正壓），且各式食品料理烹調設備宜標示。

4.洗滌設備：餐具及器具洗滌場所，須備有充足之流動自來水，並具有洗滌、沖洗及殺菌之三槽式餐具洗滌殺菌設備（洗碗機，常見殺菌未達規定的有效殺菌條件）。

5.洗手設備：食品料理調理場所，應設置洗手設備，並備置清潔劑及乾手等設備。

6.污水排放：餐廳排放之廢水，大於每天五十立方公尺者，應符合放流水標準，或納入公共污水下水道系統。

(三) 營業場所環境及設施

1.一般作業場所光度，在一百米燭光以上，工作檯面或調理檯光度在二百米燭光以上（設置後營業前，先以光度計進行檢查，日後每月再稽查一次，以免發生因燈具老舊導致光度不符合規定）。

2.餐廳營業區域應設有「禁菸區」，最好是加入衛生署國民健康局所推行之「無煙餐廳」，以提高餐廳形象，並維護消費者之健康。

3.調理場所內排水系統，應暢通完整，出口設置防止病媒侵入設施（特別是針對老鼠與蟑螂）。

4.調理場所，應有足夠數量洗手設備，水龍頭應使用避免清洗後再度遭受污染者。員工洗手前方或附近最好張貼正確洗手方式，以隨時教育員工，依照規定方式清潔手部。

5.切、剁之刀及砧板，應具備二組以上，並以顏色或其他方式加以明顯標示，分別使用於生（肉類、海鮮、青菜、水果）、熟食品的處理。

6.冷凍、冷藏櫃裝置時，應選擇通風良好，不靠近熱源的位置，及避免日光直射，並應定期清潔維護保養，及記錄備查。如有除霜之需要時，應特別注意除霜時，食品之安全。

7.營業場所內之桌椅宜採用易維護與清理之材質，並隨時保持乾淨清潔。

8.營業場所之廚房及設施，應符合「食品良好衛生規範」之相關規定。

(四) 營業場所衛生

1.營業場所，應定期實施噴藥消毒，以防蚊蟲病媒孳生。消毒效果，應以科學調查方式確認。例如，蟑螂以蟑螂指數（消毒前後，分別放置補蟑螂屋，以調查蟑螂數量），老鼠以入侵率（消毒前後，分別於老鼠可能行走路線，放置撒滑石粉之紙板，以調查老鼠活動情形）來確定消毒效果。

2.垃圾殘渣和製造過程中的廢棄物，需每天定期清理，在搬運、集中處理（垃圾區）時，必須防止病媒及微生物，造成食品之污染，並防範污染及惡臭之產生。另廚餘應回收，妥善委託合格環保業者處理並確定最終流向。

3.油炸器具每日結束後，應將油汲出，再使用符合國家標準之食品級清潔劑，徹底清潔洗淨。廢棄油品，應交由合格環保廠商處理，並確定其最終流向，以免再發生類似前述之餿水油事件。

4.瓦斯爐與快速爐冷卻後，如有堆積油質，應使用符合國家標準之食品級清潔劑擦淨；若火焰長度參差不齊，可將爐嘴卸下，用鐵刷刷除鐵鏽，或用細針穿通焰孔，以維護烹調作業之穩定。快速爐之防火泥等應定期（每年）檢查，如有崩落即應補實，否則熱能易散失，易影響供膳品質。

5.烤箱與微波爐於烹調完畢後，若需使用清潔劑進行清洗作業時，應使用符合規定之食品級清潔劑、泡棉或抹布去除污漬，且烤箱及微波爐外部亦應保持清潔狀態。

6.餐飲製作用之器材及用具必須隨時保持乾淨，並定期消毒，避免細菌之污染。消毒可依狀況需要，以75%酒精、熱水或臭氧等方式處理。

7.每一餐飲食品製作時，應有其標準製作流程與烹調步驟，並且張貼於烹調區附近，以利隨時查看與稽查，以維護餐食品質之穩定。

8.調理過程中如有需解凍處理者，應明訂其解凍條件，及衛生管理措施；對於易產生組織胺之魚類，必須訂有解凍管理稽核制度與記錄，以防止因為解凍過久，組織胺增加而導致消費者產生過敏性食品中毒。

9.倉庫必須適度規劃與管理，棧板與儲存架離地面與牆壁之空間，最好加大，以方便清理與檢視。

10.損壞品應儘速與其他物品分開，標示清楚並儘速處理。

11.餐飲及其搬運設備，應隨時保持清潔，並定期維護。

12.由包裝容器或器具倒出配料時，必須防止污染，宜使用適當器具盛接，以利於量之控制。

13.化學品（例如，清潔劑）或營運等不可食用之原物料，應與食品分開儲存，以避免污染。

（五）消防及勞安應變處理

1.營業場所之各項供電設施、消防設施、緊急用電及瓦斯管線，應設專人每日檢查、維護，檢查時應提供檢查項目與重點，檢查後應保有記錄備查，並注意使用之安全性，營業結束時應予關閉，並實施安全檢查。以瓦斯管線為例，最好每天使用前，以刷子沾肥皂水刷洗管線與其連結接頭，如有泡泡產生，即為瓦斯漏氣，應立即檢修，以免發生危險。

2.排油煙機，宜加裝高溫自動切斷，電源及風管之裝置，以防止火苗蔓延。油煙罩應每天定期清理，每年應清洗內部管路油污一次以上，以避免因內部積油垢，容易誘發火災。

3.若使用升降梯，協助餐飲食品之搬運時，應有安全防護措施；人員進出及使用應訂有規範並管制。

（六）服務作業

1.餐前服務準備：

(1)進行餐廳餐桌佈置及環境整理。

(2)進行餐桌佈置及餐具擺設時，應注意餐具或檯布，不得有缺角或污損。

(3)進行人員勤務分配、服裝儀容檢查及實施勤前教育。

2.餐中服務程序：一般服務作業程序如下：

領檯員引導賓客入座→調整餐桌擺設→送上菜單及飲料選單→小菜與茶水服務→接受點菜→複誦菜單→餐食提供服務→清理桌面→甜點服務→茶、咖啡或飲料服務→送上帳單→送客→重新擺設餐桌。

3.餐後整理：

(1)清理餐具、布巾、餐桌及場地。

(2)關閉機具電源、環境安全檢查（關水、電及瓦斯），熄燈及門窗關鎖。

（七）餐食銷售作業

餐食標示（菜單）：當消費者點選各式餐飲時，宜使用菜單與顧客進行溝通，但是要注意的是，當菜單附有照片或圖樣時，則供應顧客食用之餐飲內容應與其一致，否則即應事前在菜單上註明，或點菜時口頭補充說明，以免事後產生紛爭。

(八) 餐食貯存作業

1.餐食倉貯與保管：貯放場所應依餐食特性及儲藏需求，確實控制儲存場所之衛生、溫度及溼度（冷凍食品中心溫度應保持攝氏零下18℃以下，冷藏食品中心溫度應保持攝氏7℃以下至凍結點以上），並依餐食特性、類別加以區隔整齊置放，且應離牆、離地至少五公分，並加以適當的標示，及按先進先出原則出貨。

2.出售之餐食，應保留檢體一份，以適當容器冷藏儲存四十八小時以上。

3.冷凍冷藏食品包裝：冷凍冷藏食品，不得使用金屬材料釘封，或以橡皮圈等物來固定包裝封袋口，以維護食用時之衛生安全。

第三節 市售國產食品常見可能造成之衛生品質問題

台糖公司在民國九十五年爆發銷售長達十三年的「香健素」、「健素糖」及「健素」等產品，原料竟爲餵食動物的飼料級酵母粉，不論是否會對人體健康造成危害，依法都不准供人食用，衛生署在第一時間，立即發布消息，呼籲消費者立即停用該等產品，並令該公司全面下架、回收及停止生產。

「健素糖」是陪伴許多人成長過程中的小零嘴，在大家覺得吃零食同時補充營養的觀念下，其銷售量歷久不衰，甚至是一路長紅，爲台糖公司賺進大把鈔票。但台糖公司身爲知名企業，竟然以飼料混充食品原料製成產品供人食用，不論是否對人體健康造成危害，都已經違反食品衛生管理法，屬於攙僞或假冒人用食品。

依據嘉義縣衛生局及台南地檢署查證結果，台糖所生產的產品香健素、健素糖及健素都使用進口酵母粉，原料分別由台副企業有限公司及眾泓企業有限公司進口，在其進口報單上顯示，該酵母粉係供飼料用，而非供人食用；此事件屬蓄意假冒之行爲，已嚴重違反食品衛生管理法規範，除了應依法立即將產品下架沒入銷燬外，違法者還須面臨被處以詐欺等刑罰。

其他市售國產食品常見可能造成之衛生品質問題如下：

1.罐頭食品：
(1)來源不明或標示不完整、沒有進口商或製造廠商之名稱、地址等。
(2)嚴重凹凸罐、鏽罐。
(3)自動販售機之不當保溫販售。
(4)酸化罐頭未酸化完全（酸鹼質在4.6以上）。

2.冷凍食品：
(1)結霜。
(2)包裝不完整（塑膠袋打洞或以訂書機封口）。
(3)解凍不當。
(4)二重標示保存販售（同時標示冷藏與冷凍之保存條件，易造成品質不易控制，而冷凍食品必保存於-18℃以下）。
(5)販售時沒有依照製造業原來制定之保存條件。

3.冷藏食品：
(1)超過保存期限。

(2)冷藏不當。

(3)有異味。

(4)販售時沒有依照製造業原來制定之保存條件。

4.蜜餞：

(1)違法使用人工甘味料、防腐劑、色素、漂白劑等。

(2)異物及蚊蟲污染原料。

5.醃漬食品：

(1)酸菜及黃蘿蔔：非法使用黃色色素鹽基性芥黃。

(2)蘿蔔乾：非法使用吊白塊漂白。

(3)罐裝：沒有酸化。

6.烘焙食品：

(1)油脂酸敗而產生油耗味。

(2)餅乾失去脆度。

(3)烤盤不潔：底面黑色。

(4)使用不潔或不良的包裝紙及盒子。

(5)沒有包裝產品，沒有準備專用、清潔的夾子或籃、盤子，供應消費者取用。

(6)不新鮮或超過保存期限。

7.糖果：

(1)包裝紙顏色滲出而污染食品。

(2)使用非法定之色素。

8.麵類製品：

(1)違規使用硼砂、防腐劑（苯甲酸鹽等）。

(2)非法使用過氧化氫為漂白劑或殺菌劑。

(3)使用未取得衛生署許可字號之純鹼：氫氧化鈉。

(4)油麵、生麵（陽春麵）使用沒有衛生署許可字號之重合磷酸鹽。

9.速食麵：

(1)油脂酸敗。

(2)軟化。

(3)陽光直接照射。

10.黃豆加工食品：

(1)豆干、豆皮類超量使用防腐劑。

(2)違法使用非法定色素鹽基性芥黃及紅色二號。

(3)豆干絲、豆皮類、豆干卷等非法使用過氧化氫，以及使用違規吊白塊進行漂白。

(4)印有橘紅色大戳印之黃豆干，大部分皆有違規色素使用之情形。

11.水產煉製加工品：

(1)非法使用過氧化氫漂白。

(2)非法添加硼砂增加脆度。

12.肉製品：

(1)超量使用保色劑亞硝酸鹽，即食性之高水活性食品，例如，販賣時沒有冷藏或冷凍（例如，市場攤販）之西式火腿、香腸，若貯藏不當仍會造成微生物之增殖或食品中毒之可能。

(2)超量使用防腐劑。

13.洋菇、蘿蔔：使用螢光增白劑漂白。

14.皮蛋：含鉛、銅量超過衛生標準。

15.兒童玩具食品：

(1)防腐劑、色素、漂白劑等問題。

(2)所附之玩具可能對小朋友造成傷害。

16.板條及鹼粽：非法添加硼砂。

17.麵腸：

(1)違規使用過氧化氫漂白。

(2)違規添加防腐劑。

18.食用油脂：

(1)散裝、來歷不明。

(2)標示不完整或違規強調降低膽固醇。

19.乳製品：

(1)超過保存期限。

(2)保存溫度不當。

(3)內容物與標示不符。

20.特殊營養食品：

(1)未向行政院衛生署核備。

(2)來源不明，標示不完整。

21.醱酵食品：來源不明，標示不完整。

22.飲料：

(1)廣告違反規定，影射醫療效果。

(2)沒有衛生署查驗登記字號之低酸性飲料。

23.加工鹹魚：違法使用黃色色素鹽基性芥黃及紅色二號。

24.新鮮蔬菜水果：違法使用任何色素、殘留農藥。

25.新鮮活蝦：歐索林酸（抗生素）超量。

26.餐盒食品：

(1)長時間置於室溫下販售，使得病原菌得以大量繁殖。

(2)來歷不明，未標示製造商名稱、地址。

(3)包裝容器以釘書針縫合。

27.味精：未經衛生署查驗登記並取得字號（味精屬於食品添加物需查驗登記）。

28.蛋品：沙門氏菌污染。

29.花生、玉米及其製品：黃麴毒素污染。

30.生鮮肉品：

(1)未經屠宰衛生檢查。

(2)磺胺劑超量。

31.進口食品：

(1)來源不明，標示不完整（例如，沒有進口商及製造廠名稱、地址……等）。

(2)超過保存期限。

(3)未以中文顯著標示，內容物不詳。

第四節 市售餐飲食品之標示可能遭遇到的違規問題

如何辨識虛僞誇大的「食品」廣告？

1.慣用暗示或強調其效能的騙人口語、過度誇大效果、宣稱有醫療效能，例如，「治療癌症、立即見效」、「萬能」等廣告詞；或故意加入不適症狀的描述，讓人誤以爲具有療效。健康食品需具有特定的保健功效，但不是藥品，藥品才能治病。

2.標榜「天然物」、「因爲食品所以安全」、「保證無副作用」等語句。因「天然」不等於有效。

3.有些以食品名義製造或進口，卻打著藥品名義來欺騙大眾。

4.假借新科技或傳統療法爲名義，宣稱「新科學結晶」、「奇蹟療法」、「祖傳秘方」等。

5.利用醫師等專家及藝人現身作證。

6.不斷地利用媒體疲勞轟炸，造成「三人成虎」讓人信以爲眞；或以大幅畫面報導、利用藥房寄售、郵政劃撥、電話專送、或以直銷方式來逃避處罰，常是欺騙消費者的方式。

7.市售標榜「健康食品」，或衛生署檢驗核可，大多不是衛生署所核可的健康食品。【合格的健康食品】的包裝上應有「衛署健食字第A○○××」字號及標準圖樣、成份、製造商名稱地址、有效期限等標示。衛生署核准的健康食品，共有七十多種，可至衛生署網站查詢。

常見標示涉及虛僞誇張與涉及療效的部分有：

1.市售鮑魚罐頭，有以「LOCOS」罐頭假冒爲鮑魚罐頭出售者，雖其加註「如貝殼魚類」中文標示，但如已標示「鮑魚」，則已涉嫌假冒（因爲市場價格中鮑魚較高）（74.3.19.衛署食字第五二一三一九號）。

2.松木纖維可屬一般食品原料管理，且該品依其加工方法係爲一種糊精，並非纖維，因此使用其所製成食品成份標示不得以「天然纖維」、「植物纖維」或「天然植物纖維」等稱之（78.9.15.衛署食處字第二六○七號）。

3.「久食輕身不老延年神仙」亦顯係誇大之詞（79.1.11.衛署食字第八五一六二三號）。

4.如「具有整腸、消化的功能」文詞係常用於藥品製劑之效能，例如，作食品之標示、廣告、易使人誤認有醫藥效能，違反食品衛生管理法第十九條、第二十條之規定（79.2.8.衛署食字第八四六三〇〇號）。

5.如「腦樂寧」之品名及其標示「加恩類似片仔黃素」，涉屬虛僞、誇張或易使人誤認有醫藥效能，係違反食品衛生管理法第十九條規定（80.9.7.衛署食字第九六七八三五號）（註：加恩爲Cayenne pepper屬Capsicum之食品，片仔黃素爲中藥之成份）。

6.如「蜂農牌純粹蜂蜜」標示「健康美容」，係違反食品衛生管理法第十九條規定（80.9.27.衛署食字第九八一一二三號）。

常見涉及醫療效能的情形的部分有：

1.宣稱有預防、改善、減輕、診斷或治療疾病或特定生理情形等字句，例如，治療近視、恢復視力……等。

2.宣稱減輕或降低導致疾病有關之內容成份，例如，解肝毒、降肝脂、抑制血糖濃度……等。

3.宣稱對疾病及疾病症候群或症狀有效，例如，改善更年期障礙、消渴……等。

4.涉及中藥材之效能，例如，補腎……等。

5.引用或摘錄出版品、典籍或以他人名義並述及醫療效能者。

常見涉及虛僞誇張或易生誤解情形的部分有：

1.涉及生理功能者，例如，強化細胞功能……等。

2.未涉及中藥材效能而涉及五官臟器者，例如，保肝……等。

3.涉及改變身體外觀者，例如，豐胸……等。

4.涉及引用衛生署相關字號，未就該公文之旨意爲完整之引述者，例如，衛署食字第88012345號。

第五節　市售餐飲食品標示時應該注意之事項

市售餐飲食品在標示時應該注意之重點包括以下各點：

1.品名：

(1)果汁飲料之品牌或品名不得使用「肝得健牌、干得健」等。類似藥品名稱或影射療效之字句。（70.5.27衛生署藥字第三二七八一九號）。丸、散、膏、丹係藥品專用名稱，食品不得引用。（78.4 .25衛生署食字第八〇一九四三號）。

(2)關於「機能性食品」目前並沒有明確定義，且其並非食品衛生管理法第十七條所稱之品名，不得使用作爲食品之品名（79.8.22衛署食字第八一九九五六號）。以自來水爲原料產製之瓶裝水，不宜標示「天然礦泉水」（78.8.24衛署食字第八二三二七〇號）。

2.內容物：罐頭食品罐外標示內容量及固形量之合理誤差範圍判定，應依國家標準CNS九七四食品罐頭檢驗法（裝量測定）之規定（78.11.8衛署食字第八四○四二四號）。

3.食品添加物名稱：

(1)添加阿拉伯樹膠之食品得標示含有「天然纖維」字樣（79.8.22衛署食字第八一九九五六號）。

(2)食品中添加有防腐劑、抗氧化劑或漂白劑者，應標示其名稱及用途名。 例如，「已二烯酸（防腐劑）」。

(3)食品中添加有香料者，得以「香料」標示之，如添加之香料屬天然者，得以「天然香料」標示之（78.6.12衛署食字第八一○五八六號）。

(4)自民國七十五年十一月一日起製造之食品添加物（含加工、製造、 調配、改裝及輸入產品）除應於容器或包裝之上加標示衛生署查驗登記發給之許可證字號外，並應顯著標示「食品添加物」字樣（75.10.5衛署食字第六二○四○六號）。

(5)自民國七十七年一月一日起有容器或包裝之食品添加物，應以中文及通用符號顯著標示該品之使用食品範圍、用量標準及使用限制於容器或包裝上（76.6.4.衛署食字第六六一八九一號）。

4.製造廠商名稱、地址及製造日期：

(1)食品衛生管理法第十七條所稱「地址」，不得以郵政信箱、電話號碼或其他方式代替（74.4.4.衛署食字第五二五二二五號）。

(2)食品之製造日期凡以公元年月日（西曆）標示者，其年分

之前兩位數字得省略之（例如，「1990」可標爲「90」）（79.2.7衛署食字第八五七四七八號）

(3)鮮乳、脫脂乳、淡煉乳、加糖全脂煉乳、加糖脫脂煉乳、乳油、調味乳、酵乳、合成乳及其他液態乳製品應加標示保存期限及保存條件（75.8.24衛署食字第六○九四八四號）。

(4)保存期限的訂定，應由廠商就其產品的包裝及保存狀況等而自行決定，只要在此期限內產品沒有變質、腐敗及其他食品衛生管理法規定之事情發生，並在此期內負全責；縮短保存期限，自不與食品衛生管理法相悖（72.9.10衛署食字處第二六九八號）。

(5)其他經主管機關公告指定之標示事項。

5.食品原料：食品原料應標示如下（78.6.12衛署食字第八一○五八 六號）：

(1)食品原料（成份）爲二種或二種以上者，應依其含量多寡由高至低標示之。

(2)食品原料（成份）如有主、副原料區分者，得以主原料及副原料分別標示之，惟各部分原料爲二種或二種以上者，仍應以其含量多寡由高至低標示之。

6.乳品及嬰兒配方食品：「嬰兒配方奶水」之標示除應符合本法第十七條及衛生署75.12.31衛署食字第六三六五二四號公告外，並應於瓶外顯著標示（79.12.27衛署食字第九二三二六○號）：

(1)衛生署核備字號。

(2)僅供醫院使用。

(3)保存期限。

婴兒配方食品及供四個月以上嬰兒食用之完整配方食品之容器及其標示不得有嬰兒圖片或優於母乳等理想化的文辭及圖片（80.7.24衛署食字第九七〇五九六號公告）。

7.冷凍食品類：冷凍食品類除應標示食品衛生管理法所規定之事項外，另應標示下列事項：

(1)冷凍鮮魚介類。

(2)冷凍生食用牡蠣。

(3)冷凍生食用魚介類。

(4)冷凍食用鮮肉類。

(5)冷凍蔬果類：

◎直接供食者。

◎需加熱調理後始得供食者。

◎保存方法及條件。

◎需調理後供食者，其調理方法（76.5.19衛署食字第六六一五六五號）。

8.含咖啡因飲料茶、咖啡及可可飲料：

(1)咖啡因含量不得超過500ppm。咖啡因含量未超過 200ppm者，得免標示含咖啡因；咖啡因含量超過200ppm者，應標示咖啡因含量或「含咖啡因超過200ppm」字樣。

(2)標示「低咖啡因」者，其咖啡因含量不得超過20ppm。

茶、咖啡及可可以外之飲料，若含啡啡因，其咖啡因含量不得超過200ppm且應標示「含有咖啡因」（75.11.21衛署食字第六二一四六三號）。

重點摘要

一、「牛肉乾」及「豬肉絲」苯甲酸及己二烯酸含量超過標準，其處罰方式與前言中二氧化硫含量超過法令規定之標準值，違反食品衛生管理法第十二條：「食品添加物之品名、規格及其使用範圍、限量，應符合中央主管機關之規定」之規定，依同法第三十三條規定可處罰三～十五萬元罰鍰。

二、「豬肉乾」被檢出含有防腐劑，沒有超過標準值，但是卻沒有在包裝上註明添加防腐劑；係違反食品衛生管理法第十七條：有容器或包裝之食品、食品添加物，應以中文及通用符號顯著標示下列事項於容器或包裝之上：

1.品名。
2.內容物名稱及重量、容量或數量；其爲二種以上混合物時，應分別標明。
3.食品添加物名稱。
4.廠商名稱、電話號碼及地址。輸入者，應註明國內負責廠商名稱、電話號碼及地址。
5.有效日期。經中央主管機關公告指定須標示製造日期、保存期限或保存條件者，應一併標示之。
6.其他經中央主管機關公告指定之標示事項。

經中央主管機關公告指定之食品，應以中文及通用符號顯著標示營養成份及含量；其標示方式及內容，並應符合中央主管機關之規定。

依同法第三十三條規定：

「有下列行爲之一者，處新臺幣三萬元以上十五萬元以下罰鍰；一年內再次違反者，並得廢止其營業或工廠登記證照：

1.違反第十條規定經限期令其改善，屆期不改善者。
2.違反第十一條第八款、第九款、第十三條第二項、第十四條第一項、第十七條第一項、第十八條、第二十二條第一項規定者。
3.違反中央主管機關依第十二條、第十七條第二項所爲之規定者。
4.違反中央主管機關依第二十條第一項、第二十一條所爲之規定，經限期令其改善，屆期不改善者。
5.違反直轄市或縣（市）主管機關依第二十三條所定之管理辦法者。
6.經主管機關依第二十九條第二項命其回收、銷毀而不遵行者。」

因此「豬肉乾」被檢出含有防腐劑，沒有超過標準值，但是卻沒有在包裝上註明添加防腐劑時，可處罰三～十五萬元罰鍰。

三、標榜「本產品不含防腐劑」的豬肉乾被檢出添加防腐劑；處罰方式與上例相同。

而肉乾中檢出實際測得內容物重量，小於CNS12924的規定，係違反食品衛生管理法第十九條「對於食品、食品添加物或食品用洗潔劑所爲之標示、宣傳或廣告，不得有不實、誇張或易生誤解之情形」。依同法第三十二條規定：「違反第十九條第一項規定者，處新臺幣三萬元以上十五萬元以下罰鍰」；罰款金額與前述相同，但是引用處罰之法條卻不一樣。

四、消基會二〇〇四年二月消費者報導指出，市售酸菜、榨菜及醃白菜47%的包裝有標示缺失，23%防腐劑超過標準值，其中以榨菜較爲嚴重，50%漂白劑超過標準值，以酸菜及榨菜較爲嚴重，散裝又比包裝之違規率高。

五、消基會二〇〇四年六月十四～十六日，檢測十六家市售冰品發現，三件生菌數超過規定，大腸桿菌群一件不合格，大腸桿菌全部合格。生菌數是單位樣品中存活細菌之總數，可做爲評估冰品製造過程中衛生指標，生菌數不合規定（太高）代表業者在用水、冰塊、食材原料等製造或調配過程遭到汙染，或是儲存環境不佳，導致微生物孳長，即店家衛生狀況有問題。大腸桿菌群，則廣泛存在於動物的腸道內，或是污水及土壤等外在環境中，因此檢出代表著，食材、器具容具、或者是操作人員衛生狀況不佳。大腸桿菌則主要存在於動物的腸道內，會隨著糞便排出體外，因此檢出時，代表食品遭到動物之糞便污染。

六、民國九十三年八～十月，消基會於大台北地區，連檢測二十四件生菜沙拉與十件三明治發現，檢出十三件生菜沙拉生菌數超過標準。五件三明治檢出大腸桿菌群超過標準。

七、第四章之案例，某航業股份有限公司高雄分公司所屬輪船，船上餐廳，於民國八十九年六月二十九、三十日製售午餐供遊客食用，發生部分遊客（六月二十九日發病者計有二十三人；六月三十日發病者計有四十二人）分別於民國八十九年六月二十九日、三十日晚上約十一時起，陸續出現嘔心、嘔吐、腹痛、腹瀉、輕微發燒等症狀，送醫門診治療或住院治療。經澎湖縣衛生局採得病情較嚴重尚住院治療患者（病情較輕者經治療後即離去）肛門檢體十八件，送衛生署疾病管制局第四分局檢驗。結果，其中十二件檢出腸炎弧菌K6型，陽性比率高達66.7%。結果業者被依違反食品衛生管理法第十一條第四款之規定，依同法第三十一條第一款規定處罰。

讀大學的時候，有一次參加輔大基督徒團契，有一位學長講了一個故事，令人印象深刻。

故事是敘述一位教會長老，擁有一匹馬，它具有聽懂人話的特質。如果你要它開始走路，就得說「感謝主」。如果你要它跑很快你就得說「讚美主」或「哈利路亞」。但是如果你要它停下來只能說「阿門」。

有一天長老多年朋友來訪，看到這匹馬，覺得非常神奇，於是要求長老將馬借給他幾天，讓他回家與親友分享這匹奇妙的馬。長老迫於是多年好友，不好意思拒絕，只得出借。

長老好友騎著馬，一開口說出感謝主時，馬就聽話開始行走，一路上隨著「感謝主」、「讚美主」、「哈利路亞」的聲音，馬也不停的變換速度，不久長老好友肚子餓了，想停下來吃點東西，可以突然發現自己忘了怎麼讓馬停下來的口令，於是心裡開始著急，開始不停嘗試讓馬停下來的句子，「感謝主」、「讚美主」、「哈利路亞」沒有用！「救呀命」、「STOP」、「停車」還是沒有用！

馬一直跑，一直跑，過了許久還是沒辦法讓它停下來；但是問題來啦，因爲馬已經跑到懸崖前方，再不停下來，眼見就要粉身碎骨了，就在最危急的時候，生命潛力被激發出來－「阿門」終於喊出！那匹馬也停下來，由於緊急煞車（馬），一陣煙霧瀰漫之後停止下來，發現馬不偏不倚正好即時停在懸崖前面，再多一步就是粉身碎骨，長老好友心想「好佳在」，不自主的講了一句話：「感謝主」！

讀者讀到此處，恭喜您對於餐飲衛生與管理之認識，應該已經有著很專業的瞭解；至於要「感謝主」從頭開始，或是「阿門」停下來，可以自己決定。

問題與討論

一、「食品標示看什麼？」除了製造日期或保存期限以外，要注意什麼？

二、買到不良食品或發現違規食品，消費者如何自保？

三、對於違規食品之檢舉，政府有沒有什麼獎勵措施？

四、食品衛生管理法哪幾條是餐飲業者要注意的？違反哪些規定，除了罰款以外，可能會被判刑？

五、衛生標準與良好衛生規範，差別在哪裡？

六、違反食品衛生管理法第十七條之規定，處罰三～十五萬元後，請問違規的食品依法你覺得應該如何處理？法律的規定是應該如何？

參考書目

消基會檢驗委員會（2004）。零嘴一口口，愈吃愈順口？。消費者報導。1，p.32。

消基會檢驗委員會（2004）。美味大口嚼，風險免不了！。消費者報導。2，p.31-37。

消基會檢驗委員會（2004）。借問冰品衛生何處尋？。消費者報導。8，p.45-48。

消基會檢驗委員會（2004）。市售生菜沙拉、三明治衛生量紅燈。消費者報導。11，p.24-33。

消基會檢驗委員會（2004）。香菇籠罩漂白陰影？。消費者報導。2，p.49-50。

消基會檢驗委員會（2004）。硼砂、人工色素不要來。消費者報導。2，p.54。

汪忠明（2005）。國內酒品製造業品保制度。食品工業。37(2)，9-20。

衛生署（2000）。食品良好衛生規範。89年9月7日公告實施。行政院衛生署。

衛生署（2005）。食品資訊網，法規資料，食品衛生類。行政院衛生署。網址：http//www.doh.gov.tw。

德育食品科教師、匯華編輯部（2000）。營養師試題全輯。台北：匯華。

附錄

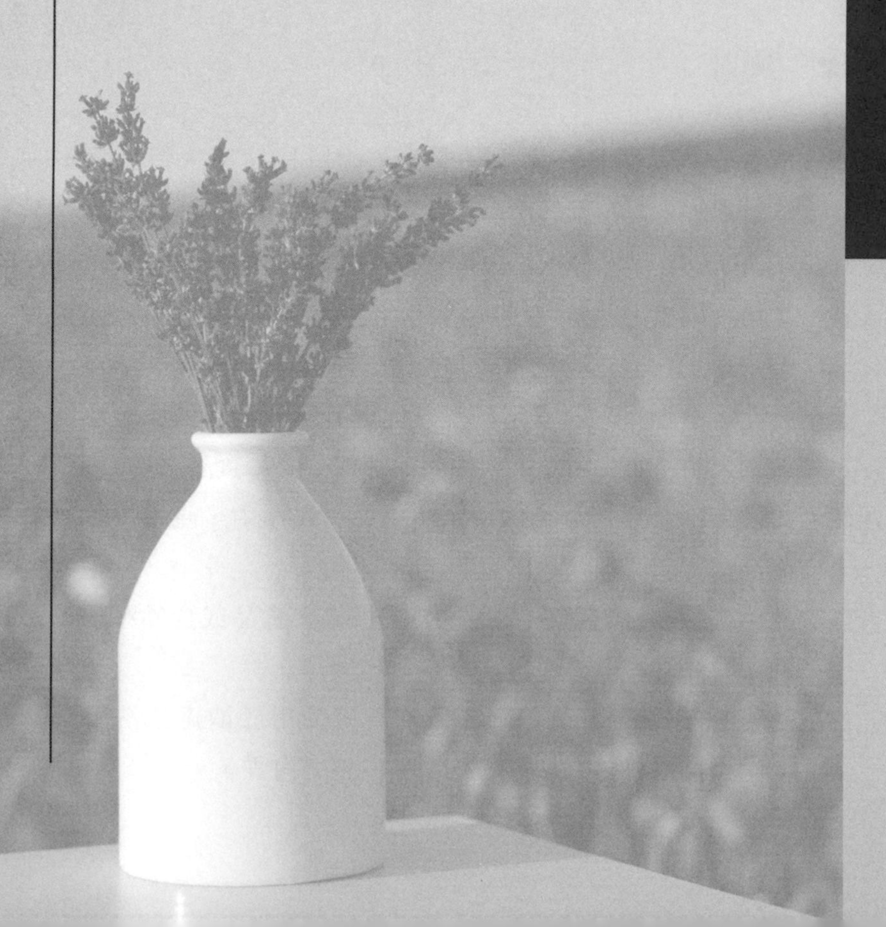

附錄一　食品衛生管理法

中華民國六十四年一月二十八日總統（64）台統（一）義字第472號令制定公布全文32條。

中華民國七十二年十一月十一日總統（72）台統（一）義字第6260號令修正公布全文38條。

中華民國八十六年五月七日總統（86）華總（一）義字第8600104850號令修正公布第17、38條條文。

中華民國八十九年二月九日總統（89）華總一義字第8900031590號令修正公布全文40條；並自公布日起施行。

中華民國九十一年一月三十日總統（91）華總一義字第09100020680號令修正公布第14、27、29、33、35、36條條文；並增訂第29-1條條文。

第一章　總則

第一條　爲管理食品衛生安全及品質，維護國民健康，特制定本法；本法未規定者，適用其他有關法律之規定。

第二條　本法所稱食品，係指供人飲食或咀嚼之物品及其原料。

第三條　本法所稱食品添加物，係指食品之製造、加工、調配、包裝、運送、貯存等過程中用以著色、調味、防腐、漂白、乳化、增加香味、安定品質、促進發酵、增加稠度、增加營養、防止氧化或其他用途而添加或接觸於食品之物質。

第四條　本法所稱食品器具，係指生產或運銷過程中，直接接觸於食品或食品添加物之器械、工具或器皿。

第五條　本法所稱食品容器、食品包裝，係指與食品或食品添加物直接接觸之容器或包裹物。

第六條　本法所稱食品用洗潔劑，係指直接使用於消毒或洗滌食品、食品器具、食品容器及食品包裝之物質。

第七條　本法所稱食品業者，係指經營食品或食品添加物之製造、加工、調配、包裝、運送、貯存、販賣、輸入、輸出或經營食品器具、食品容器、食品包裝、食品用洗潔劑之製造、加工、輸入、輸出或販賣之業者。

第八條　本法所稱標示，係指於下列物品用以記載品名或說明之文字、圖畫或記號：

一、食品、食品添加物、食品用洗潔劑之容器、包裝或說明書。

二、食品器具、食品容器、食品包裝之本身或外表。

第九條　本法所稱主管機關：在中央爲行政院衛生署；在直轄市爲直轄市政府；在縣（市）爲縣（市）政府。

第二章　食品衛生管理

第十條　販賣之食品、食品用洗潔劑及其器具、容器或包裝，應符合衛生安全及品質之標準；其標準，由中央主管機關定之。

第十一條　食品或食品添加物有下列情形之一者，不得製造、加工、調配、包裝、運送、貯存、販賣、輸入、輸出、贈與或公開陳列：

一、變質或腐敗者。

二、未成熟而有害人體健康者。

三、有毒或含有害人體健康之物質或異物者。

四、染有病原菌者。

五、殘留農藥含量超過中央主管機關所定安全容許量者。

六、受原子塵或放射能污染，其含量超過中央主管機關所定安全容許量者。

七、攙僞或假冒者。

八、逾有效日期者。

九、從未供於飲食且未經證明爲無害人體健康者。

第十二條　食品添加物之品名、規格及其使用範圍、限量，應符合中央主管機關之規定。

第十三條　屠宰場內畜禽屠宰及分切之衛生檢查，由農業主管機關依畜牧法之規定辦理。

運出屠宰場之屠體、內臟或分切肉，其製造、加工、調配、包裝、運送、貯存、販賣、輸入或輸出之衛生管理，由主管機關依本法之規定辦理。

第十四條　經中央主管機關公告指定之食品、食品添加物、食品用洗潔劑、食品器具、食品容器及食品包裝，其製造、加工、調配、改裝、輸入或輸出，非經中央主管機關查驗登記並發給許可證，不得爲之。登記事項有變更者，應事先向中央主管機關申請審查核准。

前項許可證，其有效期間爲一年至五年，由中央主管機關核定之；期滿仍需繼續製造、加工、調配、改裝、輸入或輸出者，應於期滿前三個月內，申請中央主管機關核准展延。但每次展延，不得超過五年。

第一項許可之廢止、許可證之發給、換發、補發、展延、移轉、註銷及登由中央主管機關定之。

第一項之查驗登記，得委託其他機構辦理；其委託辦法，由中央主管機關定之。

第十五條　食品器具、食品容器、食品包裝或食品用洗潔劑有下列情形之一者，不得製造、販賣、輸入、輸出或使用：

一、有毒者。

二、易生不良化學作用者。

三、其他足以危害健康者。

第十六條　醫療機構診治病人時發現有疑似食品中毒之情形，應於二十四小時內向當地主管機關報告。

第三章　食品標示及廣告管理

第十七條　有容器或包裝之食品、食品添加物，應以中文及通用符號顯著標示下列事項於容器或包裝之上：

一、品名。

二、內容物名稱及重量、容量或數量；其為二種以上混合物時，應分別標明。

三、食品添加物名稱。

四、廠商名稱、電話號碼及地址。輸入者，應註明國內負責廠商名稱、電話號碼及地址。

五、有效日期。經中央主管機關公告指定須標示製造日期、保存期限或保存條件者，應一併標示之。

六、其他經中央主管機關公告指定之標示事項。經中央主管機關公告指定之食品，應以中文及通用符號顯著標示營養成份及含量；其標示方式及內容，並應符合中央主管機關之規定。

第十八條　食品用洗潔劑及經中央主管機關公告指定之食品器具、食品容器、食品包裝，應以中文及通用符號顯著標示下列事項：

一、廠商名稱、電話號碼及地址。輸入者，應註明國內負責廠商名稱、電話號碼及地址。

二、其他經中央主管機關公告指定之標示事項。

第十九條　對於食品、食品添加物或食品用洗潔劑所為之標示、宣傳或廣告，不得有不實、誇張或易生誤解之情形。

食品不得為醫療效能之標示、宣傳或廣告。

接受委託刊播之傳播業者，應自廣告之日起二個月，保存委託刊播廣告者之姓名（名稱）、住所、電話、身分證或事業登記證字號等資料，且於主管機關要求提供時，不得規避、妨礙或拒絕。

第四章　食品業衛生管理

第二十條　食品業者製造、加工、調配、包裝、運送、貯存、販賣食品或食品添加物之作業場所、設施及品保制度，應符合中央主管機關所定食品良好衛生規範，經中央主管機關公告指定之食品業別，並應符合中央主管機關所定食品安全管制系統之規定。

食品業者之設廠登記，應由工業主管機關會同主管機關辦理。

食品工廠之建築及設備，應符合中央主管機關會同中央工業主管機關所定之設廠標準。

第二十一條　經中央主管機關公告指定一定種類、規模之食品業者，應投保產品責任保險；其保險金額及契約內容，由中央主管機關會商有關機關後定之。

第二十二條　經中央主管機關公告指定之食品製造工廠，應設置衛生管理人員。

前項衛生管理人員設置辦法，由中央主管機關定之。

第二十三條　公共飲食場所衛生之管理辦法，由直轄市、縣（市）主管機關依據中央主管機關頒布之各類衛生標準或規範定之。

第五章　查驗及取締

第二十四條　直轄市、縣（市）主管機關得抽查食品業者之作業衛生及記錄；必要時，並得抽樣檢驗及查扣記錄。對於涉嫌違反第十一條或中央主管機關依第十二條所爲之規定者，得命暫停作業，並將涉嫌物品封存。

中央主管機關得就食品、食品添加物、食品器具、食品容器、食品包裝或食品用洗潔劑，於輸入時委託經濟部標準檢驗局爲前項之措施。

中央主管機關於必要時，得就市售之前項物品爲第一項之措施。

第二十五條　食品衛生檢驗之方法，由中央主管機關公告指定之；未公告指定者，得依國際間認可之方法爲之。

第二十六條　食品衛生之檢驗，由各級主管機關所屬食品衛生檢驗機構行之。但必要時，得將其一部或全部委託其他檢驗機構、學術團體或研究機構辦理；其委託辦法，由中央主管機關定之。

第二十七條　本法所定之抽查、檢驗；其辦法，由中央主管機關定之。但查驗工作涉及其他機關職掌者，應會同有關機關定之。

中央主管機關得就食品衛生查驗業務，辦理國內及國外驗證機構之認證；其認證項目及管理辦法，由中央主管機關定之。

前項認證工作，得委任所屬機關或委託相關機關（構） 或團體辦理；其委託辦法，由中央主管機關定之。

第二十八條　主管機關對於檢舉查獲違反本法規定之食品、食品添加物、食品器具、食品容器、食品包裝、食品用洗潔劑、標示、宣傳、廣告或食品業者，除應對檢舉人身分資料嚴守秘密外，並得酌予獎勵。

前項檢舉獎勵辦法，由中央主管機關定之。

第六章　罰則

第二十九條　食品、食品添加物、食品器具、食品容器、食品包裝或食品用洗潔劑，經依第二十四條規定抽查或檢驗者，由當地主管機關依抽查或檢驗結果爲下列之處分：

一、有第十一條或第十五條所列各款情形之一者，應予沒入銷毀。

二、不符合中央主管機關依第十條、第十二條所爲之規定，或違反第十三條第二項、第十四條第一項規定者，應予沒入銷毀。但實施消毒或採行適當安全措施後，仍可使用或得改製使用者，應通知限期消毒、改製或採行適當安全措施；屆期未遵行者，沒入銷毀之。

三、標示違反第十七條、第十八條或第十九條第一項規定者，應通知限期回收改正；屆期不遵行或違反第十九條第二項規定者，沒入銷毀之。

四、依第二十四條第一項規定命暫停作業並封存之物品，如經查無前三款之情形者，應廢止原處分，並予啓封。

前項第一款至第三款應予沒入之物品，應先命製造、販賣或輸入者立即公告停止使用或食用，並予回收、銷毀。必要時，當地主管機關得代為回收、銷毀，並收取必要之費用。

前項應回收、銷毀之物品，其回收、銷毀處理辦法，由中央主管機關定之。

製造、加工、調配、包裝、運送、販賣、輸入、輸出第一項第一款或第二款物品之食品業者，由當地主管機關正式公布其商號、地址、負責人姓名、商品名稱及違法情節。

輸入第一項物品經通關查驗不符規定者，中央主管機關應管制其進口，並得為第一項各款、第二項及前項之處分。

第二十九之一條　直轄市、縣（市）主管機關對於檢驗結果不合規定之物品，其原餘存檢體，包括容器、包裝及標籤，應保存六個月，逾期即予銷毀。但依其性質於六個月內變質者，以其所能保存之期間為準。

食品業者對於檢驗結果有異議者，得於收到有關通知後十五日內，向原抽驗機關申請複驗，受理複驗機關應於七日內就其餘存檢體複驗之。但檢體已變質者，不得申請複驗。

申請複驗以一次爲限，並應繳納檢驗費。

第三十條　食品、食品添加物、食品器具、食品容器、食品包裝或食品用洗潔劑，發現有第二十九條第一項第一款或第二款情事，除依第二十九條規定處理外，中央主管機關得公告禁止其製造、販賣或輸入、輸出。

前項公告禁止之物品爲中央主管機關查驗登記並發給許可證者，得一併廢止其許可。

第三十一條　有下列行爲之一者，處新臺幣四萬元以上二十萬元以下罰鍰；一年內再次違反者，並得廢止其營業或工廠登記證照：

一、違反第十一條第一款至第七款或第十五條規定者。

二、違反前條之禁止命令者。

第三十二條　違反第十九條第一項規定者，處新臺幣三萬元以上十五萬元以下罰鍰；違反同條第二項規定者，處新臺幣二十萬元以上一百萬元以下罰鍰；一年內再次違反者，並得廢止其營業或工廠登記證照；對其違規廣告，並得按次連續處罰至其停止刊播爲止。

傳播業者，違反第十九條第三項規定者，處新臺幣三萬元以上十五萬元以下罰鍰，並得按次連續處罰。

主管機關爲第一項處分同時，應函知傳播業者及直轄市、縣（市）新聞主管機關。傳播業者自收文之次日起，應即停止刊播。

傳播業者未依前項規定，繼續刊播違反第十九條第一項或第二項規定之廣告者，由直轄市、縣（市）新聞主管機關處新臺幣六萬元以上三十萬元以下罰鍰並得按次連續處罰至其停止刊播爲止。

第三十三條　有下列行爲之一者，處新臺幣三萬元以上十五萬元以下罰鍰；一年內再次違反者，並得廢止其營業或工廠登記證照：

一、違反第十條規定經限期令其改善，屆期不改善者。

二、違反第十一條第八款、第九款、第十三條第二項、第十四條第一項、第十七條第一項、第十八條、第二十二條第一項規定者。

三、違反中央主管機關依第十二條、第十七條第二項所爲之規定者。

四、違反中央主管機關依第二十條第一項、第二十一條所爲之規定，經限期令其改善，屆期不改善者。

五、違反直轄市或縣（市）主管機關依第二十三條所定之管理辦法者。

六、經主管機關依第二十九條第二項命其回收、銷毀而不遵行者。

第三十四條　有第三十一條至前條行爲，致危害人體健康者，處三年以下有期徒刑、拘役或科或併科新台幣十八萬元以上九十萬元以下罰金。

法人之代表人、法人或自然人之代理人、受僱人或其他從業人員，因執行業務犯前項之罪者，除處罰其行爲人外，對該法人或自然人科以前項之罰金。

因過失犯第一項之罪者，處六個月以下有期徒刑、拘役或科新台幣十萬元以下罰金。

第三十五條　拒絕、妨礙或規避本法所規定之抽查、抽驗、查扣、不能或不願提供不符合本法規定物品之來源或經命暫停作業而不遵行者，處新臺幣三萬元以上十五萬元以下罰鍰；情節重大或一年內再次違反者，並得廢止其營業或工廠登記證照。

第三十六條　本法所定之罰鍰，除第三十二條第四項規定外，由直轄市或縣（市）主管機關處罰之。

前項罰鍰經限期繳納後，屆期仍未繳納者，依法移送強制執行。

第七章　附則

第三十七條　本法關於食品器具、食品容器之規定，於兒童直接接觸入口之玩具準用之。

第三十八條　中央主管機關依本法受理食品業者申請審查、檢驗及核發許可證，應收取審查費、檢驗費及證書費；其費額，由中央主管機關定之。

第三十九條　本法施行細則，由中央主管機關定之。

第四十條　本法自公布日施行。

附錄二　食品衛生管理法施行細則

（民國九十一年六月十二日修正）

第一條　本細則依食品衛生管理法（以下簡稱本法）第三十九條規定訂定之。

第二條　本法第十一條第三款所稱有毒，係指食品或食品添加物含有天然毒素或化學物品，而其成份或含量對人體健康有害或有害之虞者。

本法第十一條第三款所稱有毒或含有害人體健康之物質或異物，由中央主管機關認定之。

第三條　本法第十一條第四款所稱染有病原菌者，係指食品或食品添加物受病因性微生物或其產生之毒素污染，致對人體健康有害或有害之虞者。

前項病因性微生物，由中央主管機關認定之。

第四條　（刪除）

第五條　（刪除）

第六條　（刪除）

第七條　（刪除）

第八條　（刪除）

第九條　本法第十七條第一項第一款所稱之品名，其爲食品者，應使用國家標準所定之名義；無國家標準名稱者，得自定其名稱。其爲食品添加物者，應依中央主管機關規定之名稱。

依前項規定自定食品品名者，其名稱應與食品本質相符，

避免混淆。

第十條　本法第十七條第一項第二款所定內容物之標示，除專供外銷者外，應依下列規定辦理：

一、重量、容量以公制標示之。

二、液汁與固形物混合者，分別標明內容量及固形量。

三、內容物含量得視食品性質註明爲最低、最高或最低與最高含量。

四、內容物爲二種或二種以上時，應依其含量多寡由高至低標示之。

第十一條　本法第十七條第一項第三款所定食品添加物之標示，應依下列規定辦理：

一、食品添加物名稱應使用經依本法第十二條公告之食品添加物品名或通用名稱。

二、屬調味劑（不含人工甘味料、糖醇、咖啡因）、乳化劑、膨脹劑、酵素、豆腐用凝固劑、光澤劑者，得以用途名稱標示之；屬香料者，得以香料標示之；屬天然香料者，得以天然香料標示之。

三、屬防腐劑、抗氧化劑、人工甘味料者，應同時標示其用途名稱及品名或通用名稱。

第十二條　本法第十七條第一項第五款所定日期之標示，應印刷於容器或包裝之上，並依習慣能辨明之方式標明年月日。但保存期限在三個月以上者，其有效日期得僅標明年月，並推定爲當月之月底。

第十三條　有容器或包裝之食品及食品添加物之標示，應依下列規定辦理：

一、標示字體之長度及寬度不得小於二公厘。但最大表面積不足十平方公分之小包裝，除品名、廠商名稱及有效日期外，其他項目標示字體之長度及寬度得小於二公厘。

二、在國內製造者，其標示如兼用外文時，應以中文爲主，外文爲輔。但專供外銷者，不在此限。

三、由國外輸入者，應依本法第十七條之規定加中文標示，始得輸入。但需再經改裝、分裝或其他加工程序者，得於銷售前完成中文標示。

第十四條　食品或食品添加物工廠以外之食品業，建設主管機關應將其商業登記資料送交該管衛生主管機關進行稽查管理。

第十五條　主管機關人員執行本法第二十四條第一項及第三項所定職務時，應持各該機關發給之食品衛生檢查證；查獲違法嫌疑食品事件或定期封存者，應作成記錄，並由執行人員及物品持有人或在場人簽章；抽樣檢驗或查扣記錄者，並應出具收據。

前項檢查證、記錄表、收據之格式及檢驗項目與抽樣數量，由中央主管機關定之。

第十六條　本法第二十四條第一項所稱記錄，係指與抽查相關之原料來源、原料數量、作業、品保、銷售對象、金額或其他執行本法所需之相關資料。

第十七條　（刪除）

第十八條　食品、食品添加物、食品器具、食品容器、食品包裝或食品用洗潔劑，經依本法第二十九條規定沒入銷毀或通知限期消毒、改製或採行安全措施者，其範圍及於相同有效日期之產品；未標示有效日期或有效日期無法辨識者，其範圍及於全部產品；其爲來源不明而無法通知限期消毒、改製或採行安全措施者，沒入銷毀之。

第十九條　輸出食品如應買方要求向中央主管機關申請衛生查驗者，準用關於檢驗或查驗之規定辦理；其符合規定者，並核發衛生證明。

第二十條　本細則自發布日施行。

附錄三　食品良好衛生規範

（民國八十九年九月七日修正）

壹、總則

第一條　本規範依食品衛生管理法（以下簡稱本法）第二十條第一項規定訂定之。

第二條　本規範適用於本法第七條所定之食品業者。

食品工廠之建築與設備之設置除應符合食品工廠之設廠標準外，並應符合本規範之規定。

第三條　本規範爲食品業者製造、加工、調配、包裝、運送、貯存、販賣食品或食品添加物之作業場所、設施及品保制度之管理規定，以確保食品之衛生、安全及品質。

第四條　本規範用詞定義如下：

一、原材料：係指原料及包裝材料。

二、原料：係指成品可食部分之構成材料，包括主原料、副原料及食品添加物。

三、主原料：係指構成成品之主要材料。

四、副原料：係指主原料和食品添加物以外之構成成品的次要材料。

五、食品添加物：係指食品在製造、加工、調配、包裝、運送、貯存等過程中，用以著色、調味、防腐、漂白、乳化、增加香味、安定品質、促進發酵、增加稠度、增加營養、防止氧化或其他用途而添加或接觸於食品之物質。

六、係指所陳述者爲必要條件。

七、內包裝材料：係指與食品直接接觸之食品容器，如瓶、罐、盒、袋等，及直接包裹或覆蓋食品之包裝材料，如箔、膜、紙、蠟紙等。

八、外包裝材料：係指未與食品直接接觸之包裝材料，包括標籤、紙箱、捆包材料等。

九、半成品：係指產品再經後續之製造或包裝、標示等過程，即可製成成品者。

十、成品：係指經過完整的製造過程並包裝標示完成之產品。

十一、食品作業場所：包括食品之原材料處理、製造、加工、調配、包裝及貯存場所。

十二、清潔：係指去除塵土、殘屑、污物或其他可能污染食品之不良物質之清洗或處理作業。

十三、消毒：係指以符合食品衛生之有效殺滅有害微生物方法，但不影響食品品質或其安全之適當處理作業。

十四、外來雜物：係指在製程中除原材料外，混入或附著於原料、半成品、成品或內包裝材料之物質，使食品有不符衛生及安全之虞者。

十五、病媒：係指會直接或間接污染食品或媒介病原體之小動物或昆蟲，如老鼠、蟑螂、蚊、蠅、臭蟲、蚤、蝨及蜘蛛等。

十六、有害微生物：係指造成食品腐敗、品質劣化或危害公共衛生之微生物。

十七、防止病媒侵入設施：以適當且有形的隔離方式，防範病媒侵入之裝置，如陰井或適當孔徑之柵欄、紗網等。

十八、衛生管理專責人員：係指依本法第二十二條公告指定之食品工廠依規定應設置之衛生管理人員及其他食品業者依本規範規定應設置負責衛生管理之人員。

十九、檢驗：包括檢查與化驗。

二十、食品接觸面：包括直接或間接與食品接觸的表面，直接的食品接觸面係指器具及與食品接觸的設備表面；間接的食品接觸面係指在正常作業情形下，由其流出之液體會與食品或食品直接接觸面接觸之表面。

二十一、適當的：係指在符合良好衛生作業下，爲完成預定目的或效果所必須的（措施等）。

二十二、水活性：係指食品中自由水之表示法，爲該食品之水蒸汽壓與在同溫度下純水飽和水蒸汽壓所得之比值。

二十三、標示：係指於食品、食品添加物或食品用洗潔劑之容器、包裝或說明書以及食品器具、食品容器、食品包裝之本身或外表用以記載品名或說明之文字、圖畫或記號。

二十四、隔離：係指場所與場所之間以有形之方式予以隔開者。

二十五、區隔：係指較廣義的隔離，包括有形及無形之區隔手段。食品作業場所之區隔得以下列一種或多種方式予以達成，如場所區隔、時間區隔、控制空氣流向、採用密閉系統或其他有效方法。

二十六、食品製造業者：係指具有工廠登記證之食品工廠及免辦工廠登記證之食品製造業。

二十七、食品工廠：係指具有工廠登記證之食品製造業者。

貳、食品業者良好衛生規範一般規定

第五條　食品業者建築與設施：

一、食品作業場所之廠區環境應符合下列規定：

1.地面應隨時清掃，保持清潔，不得有塵土飛揚。

2.排水系統應經常清理，保持暢通，不得有異味。

3.禽畜、寵物等應予管制，並有適當的措施以避免污染產品。

二、食品作業場所建築與設施應符合下列規定：

1.牆壁、支柱與地面：應保持清潔，不得有納垢、侵蝕或積水等情形。

2.樓板或天花板：應保持清潔，不得有長黴、成片剝落、積塵、納垢等情形；食品暴露之正上方樓板或天花板不得有結露現象。

3.出入口、門窗、通風口及其他孔道：應保持清潔，並應設置防止病媒侵入設施。

4.排水系統：排水系統應完整暢通，不得有異味，排水溝應有攔截固體廢棄物之設施，並應設置防止病媒侵入之設施。

5.照明設施：光線應達到一百米燭光以上，工作檯面或調理檯面應保持二百米燭光以上；使用之光源應不致於改變食品之顏色；照明設備應保持清潔，以避免污染食品。

6.通風：應通風良好，無不良氣味，通風口應保持清潔。

7.配管：配管外表應保持清潔，並應定期清掃或清潔。

8.場所區隔：凡清潔度要求不同之場所，應加以有效區隔及管理。

9.病媒防治：不得發現有病媒或其出沒之痕跡，並應實施有效之病媒防治措施。

10.蓄水池：蓄水池（塔、槽）應保持清潔，每年至少清理一次並做成記錄。

三、凡設有員工宿舍、餐廳、休息室及檢驗場所或研究室者，應符合下列規定：

1.應與食品作業場所隔離，且應有良好之通風、採光及防止病媒侵入或有害微生物污染之設施。

2.應有專人負責管理，並經常保持清潔。

四、廁所應符合下列規定：

1.廁所之設置地點應防止污染水源。

2.廁所不得正面開向食品作業場所，但如有緩衝設施及有效控制空氣流向以防止污染者，不在此限。

3.廁所應保持整潔，不得有不良氣味。

4.應於明顯處標示「如廁後應洗手」之字樣。

五、用水應符合下列規定：

1.凡與食品直接接觸及清洗食品設備與用具之用水及冰塊應符合飲用水水質標準。

2.應有足夠之水量及供水設施。

3.使用地下水源者，其水源應與化糞池、廢棄物堆積場所等污染源至少保持十五公尺之距離。

4.蓄水池（塔、槽）應保持清潔，其設置地點應距污穢場所、化糞池等污染源三公尺以上。

5.飲用水與非飲用水之管路系統應完全分離，出水口並應明顯區分。

六、洗手設施應符合下列規定：

1.洗手及乾手設備之設置地點應適當，數目足夠，且備有流動自來水、清潔劑、乾手器或擦手紙巾等設施。必要時，應設置適當的消毒設施。

2.洗手消毒設施之設計，應能於使用時防止已清洗之手部再度遭受污染，並於明顯之位置懸掛簡明易懂的洗手方法標示。

七、凡設有更衣室者，應與食品作業場所隔離，工作人員並應有個人存放衣物之箱櫃。

第六條　食品業者衛生管理：

一、設備與器具之清洗衛生應符合下列規定：

1.食品接觸面應保持平滑、無凹陷或裂縫，並保持清潔。

2.用於製造、加工、調配、包裝等之設備與器具，使用前應確認其清潔，使用後應清洗乾淨；已清洗與消毒過之設備和器具，應避免再受污染。

3.設備與器具之清洗與消毒作業，應防止清潔劑或消毒劑污染食品、食品接觸面及包裝材料。

二、從業人員應符合下列規定：

1.新進從業人員應先經衛生醫療機構檢查合格後，始得聘僱。僱用後每年應主動辦理健康檢查乙次。

2.從業人員在A型肝炎、手部皮膚病、出疹、膿瘡、外傷、結核病或傷寒等疾病之傳染或帶菌期間，或有其他可能造成食品污染之疾病者，不得從事與食品接觸之工作。

3.新進從業人員應接受適當之教育訓練，使其執行能力符合生產、衛生及品質管理之要求。

在職從業人員應定期接受有關食品安全、衛生與品質管理之教育訓練，各項訓練應確實執行並作成記錄。

4.食品作業場所內之作業人員，工作時應穿戴整潔之工作衣帽（鞋），以防頭髮、頭屑及夾雜物落入食品中，必要時應戴口罩。凡與食品直接接觸的從業人員不得蓄留指甲、塗抹指甲油及佩戴飾物等，並不得使塗抹於肌膚上之化妝品及藥品等污染食品或食品接觸面。

5.從業人員手部應經常保持清潔，並應於進入食品作業場所前、如廁後或手部受污染時，依標示所示步驟正確洗手或（及）消毒。工作中吐痰、擤鼻涕或有其他可能污染手部之行爲後，應立即洗淨後再工作。

6.作業人員工作中不得有吸菸、嚼檳榔、嚼口香糖、飲食及其他可能污染食品之行爲。

7.作業人員若以雙手直接調理不經加熱即可食用之食品時，應穿戴消毒清潔之不透水手套，或將手部徹底洗淨及消毒。

8.作業人員個人衣物應放置於更衣場所，不得帶入食品作業場所。

9.非作業人員之出入應適當管理。若有進入食品作業場所之必要時，應符合前列各目有關人員之衛生要求。

10.從業人員於從業期間應接受衛生主管機關或其認可之相關機構所辦之衛生講習或訓練。

三、清潔及消毒等化學物質及用具之管理：

1.病媒防治使用之藥劑，應符合相關主管機關之規定方得使用，並應明確標示，存放於固定場所，不得污染食品或食品接觸面，且應指定專人負責保管。

2.食品作業場所內，除維護衛生所必須使用之藥劑外，不得存放使用。

3.清潔劑、消毒劑及有毒化學物質應符合相關主管機關之規定方得使用，並應予明確標示，存放於固定場所，且應指定專人負責保管。

4.有毒化學物質應標明其毒性、使用方法及緊急處理辦法。

5.清潔、清洗和消毒用機具應有專用場所妥善保管。

四、廢棄物處理應符合下列規定：

1.廢棄物不得堆放於食品作業場所內，場所四周不得任意堆置廢棄物及容器，以防積存異物孳生病媒。

2.廢棄物之處理，應依其特性，以適當容器分類集存，並予清除。放置場所不得有不良氣味或有害（毒）氣體溢出，並防止病媒之孳生，及造成人體之危害。

3.反覆使用的容器在丟棄廢棄物後，應立即清洗清潔。處理廢棄物之機器設備於停止運轉時應立即清洗，以防止病媒孳生。

4.凡有直接危害人體及食品安全衛生之虞之化學藥品、放射性物質、有害微生物、腐敗物等廢棄物，應設專用貯存設施。

五、食品業者應指派衛生管理專責人員針對建築與設施及衛生管理之情形填報衛生管理記錄，內容包括當日執行的前列各項工作之衛生狀況等。

參、食品製造業者良好衛生規範

第七條　食品製造業者除應符合本規範第貳章食品業者良好衛生規範一般規定外，並應符合下列相關專業規定。

第八條　食品製造業者製程及品質管制：

一、使用之原材料應符合相關之食品衛生標準或規定，並可追溯來源。

二、原材料進貨時，應經驗收程序，驗收不合格者，應明確標示，並適當處理，免遭誤用。

三、原材料之暫存應避免使製造過程中之半成品或成品產生污染，需溫溼度管制者，應建立管制基準。冷凍原料解凍時，應在能防止品質劣化之條件下進行。

四、原材料使用應依先進先出之原則，並在保存期限內使用。

五、原料有農藥、重金屬或其他毒素等污染之虞時，應確認其安全性或含量符合相關法令之規定後方可使用。

六、食品添加物應設專櫃貯放，由專人負責管理，並以專冊登錄使用之種類、食品添加物許可字號、進貨量、使用量及存量等。

七、食品製造流程規劃應符合安全衛生原則，避免食品遭受污染。

八、製造過程中所使用之設備、器具及容器，其操作、使用與維護應避免食品遭受污染。

九、食品在製造作業過程中不得與地面直接接觸。

十、應採取有效措施以防止金屬或其他外來雜物混入食品中。

十一、非使用自來水者，應針對淨水或消毒之效果指定專人每日作有效餘氯量及酸鹼值之測定，並作成記錄，以備查考。

十二、製造過程中需溫溼度、酸鹼值、水活性、壓力、流速、時間等管制者，應建立相關管制方法與基準，並確實記錄。

十三、食品添加物之使用應符合「食品添加物使用範圍及用量標準之規定。秤量與投料應建立重複檢核制度，確實執行，並作成記錄。

十四、食品之包裝應確保於正常貯運與銷售過程中不致於使產品產生變質或遭受外界污染。

十五、不得回收之包裝材質使用過者不得再使用；回收使用之容器應以適當方式清潔，必要時應經有效殺菌處理。

十六、每批成品應經確認程序後，方可出貨；確認不合格者，應訂定適當處理程序，並確實執行。

十七、製程與品質管制如有異常現象時，應建立矯正與防止再發措施，並作成記錄。

十八、成品爲包裝食品者，其成份應確實標示。

第九條　食品製造業者倉儲管制：

一、原材料、半成品及成品倉庫應分別設置或予適當區隔，並有足夠之空間，以供物品之搬運。

二、倉庫內物品應分類貯放於棧板、貨架上，或採取其他有效措施，不得直接放置地面，並保持整潔及良好通風。

三、倉儲作業應遵行先進先出之原則，並確實記錄。

四、倉儲過程中需溫溼度管制者，應建立管制方法與基準，並確實記錄。

五、倉儲過程中應定期檢查、並確實記錄。如有異狀應立即處理，以確保原材料、半成品及成品之品質及衛生。

六、有造成污染原料、半成品或成品之虞的物品或包裝材料，應有防止交叉污染之措施，否則禁止與原料、半成品及成品一起貯存。

第十條　食品製造業者運輸管制：

一、運輸車輛應於裝載前檢查其裝備，並保持清潔衛生。

二、產品堆疊時應保持穩固，並能維持適當之空氣流通。

三、裝載於低溫食品時，所有運輸車輛之廂體應能確保產品維持有效保溫狀態。

四、運輸過程中應避免日光直射、雨淋、激烈的溫度或溼度變動與撞擊及車內積水等。

五、有造成污染原料、半成品或成品之虞的物品或包裝材料，應有防止交叉污染之措施，否則禁止與原料、半成品或成品一起運輸。

第十一條　食品製造業者檢驗與量測管制：

一、凡設有檢驗場所者，應具有足夠空間與檢驗設備，以供進行品質管制及衛生管理相關之檢驗工作。必要時，得委託具有公信力之研究或檢驗機構代爲檢驗。

二、凡設有微生物檢驗場所者，應與其他檢驗場所適當隔離。

三、用於測定、控制或記錄之測量或記錄儀，應能發揮功能且須準確，並定期校正。

四、檢驗中可能產生之生物性與化學性之污染源，應建立管制系統，並確實執行。

五、檢驗所用之方法如係採用經修改過之簡便方法時，應定期與原有檢驗方法核對，並予記錄。

第十二條　食品製造業者客訴與成品回收管制：

一、對消費者申訴案件之處理應作成記錄，以供查核。

二、對成品回收之處理應作成記錄，以供查核。

第十三條　食品製造業者記錄保存：食品製造業者對本規範所規定之有關記錄至少應保存至該批成品之有效日期後六個月。

肆、食品工廠良好衛生規範

第十四條　食品工廠除應符合本規範第貳章及第參章規定外，並應符合下列相關專業規定。

第十五條　食品工廠衛生管理：

一、食品工廠應依據本規範第五點及第六點各款之規定，制定衛生管理標準作業程序，並據以執行。

二、作業場所配置與空間應符合下列規定：

1.凡依流程及衛生安全要求而定之作業性質不同之場所，應個別設置或加以有效區隔，並保持整潔。

2.應具有足夠空間，供設備與食品器具之安置、衛生設施之設置、原材料之貯存、維持衛生操作及生產安全食品之需要。

第十六條　食品工廠製程及品質管制：

一、食品工廠應依據本規範第八點各款之規定，制訂製程及品質管制標準作業程序，並據以執行。

二、製造過程之原材料、半成品及成品等之檢驗狀況，應予以適當標識及處理。

三、成品應作留樣保存，保存至有效日期，必要時應作保存性試驗，其有效日期之訂定，應有合理之依據。

四、製程及品質管制應作記錄及統計。

第十七條　食品工廠倉儲與運輸管制

一、食品工廠應依據本規範第九點各款之規定，制訂倉儲管理標準作業程序，並據以執行。

二、食品工廠應依據本規範第十點各款之規定，制訂運輸管理標準作業程序，並據以執行。

第十八條　食品工廠檢驗與量測管測：

食品工廠應依據本規範第十一點各款之規定，制定檢驗與量測之標準作業程序，並據以執行。

第十九條　食品工廠客訴與成品回收管制：

一、食品工廠應制定消費者申訴案件之標準作業程序，並確實執行。

二、食品工廠應建立成品回收及處理標準作業程序，並確實執行。

三、客訴與成品回收之處理應作成記錄，以供查核。

第二十條　食品工廠記錄保存：

食品工廠對本規範所規定有關之記錄至少應保存至該批成品之有效日期後六個月。

伍、食品物流業者良好衛生規範

第二十一條　食品物流業者應符合本規範第貳章食品業者良好衛生規範一般規定外，並應符合下列相關專業規定。

一、食品物流業者應制訂物流管制標準作業程序，並據以執行。

二、物流管制標準作業程序應包括下列內容：

1.不同食品作業場所應分別設置或予適當區隔，並有足夠之空間，以供物品之搬運。

2.物品應分類貯放於棧板、貨架上，或採取其他有效措施，並保持整潔，不得直接放置地面。

3.作業應遵行先進先出之原則，並確實記錄。

4.作業中需溫溼度管制者，應建立管制方法與基準，並確實記錄。

5.貯存過程中應定期檢查，並確實記錄。如有異狀應立即處理，以確保食品或原料之品質及衛生。

6.有造成污染原料、半成品或成品之虞的物品或包裝材料，應有防止交叉污染之措施。

7.低溫食品之品溫在裝載、卸貨前，均應加以檢測及記錄。

8.低溫食品理貨及裝卸貨作業均應在攝氏十五度以下之場所進行且作業應迅速，以避免產品溫度之異常變動。

9.食品物流業者不得任意改變製造業者原來設定之產品保存溫度條件。

三、配送作業應符合下列規定：

1.運輸車輛應於裝載前檢查其裝備，並保持清潔衛生。

2.產品堆疊時應保持穩固，並能維持適當之空氣流通。

3.裝載低溫食品前，所有運輸車輛之廂體應能確保產品維持有效保溫狀態。

4.運輸過程中應避免日光直射、雨淋、激烈的溫度或濕度變動與撞擊及車內積水等。

5.有造成污染原料、半成品或成品之虞的物品或包裝材料，應有防止交叉污染之措施，否則禁止與原料、半成品或成品一起運輸。

陸、食品販賣業者良好衛生規範

第二十二條　食品販賣業者除應符合本規範第貳章食品業者良好衛生規範一般規定外，並應符合下列之共同專業規定：

一、販賣、貯存食品或食品添加物之設施及場所應保持清潔，並設置有效防止病媒侵入之設施。

二、食品或食品添加物應分別妥善保存、整齊堆放，以防止污染及腐敗。

三、食品之熱藏（高溫貯存），溫度應保持在攝氏六十度以上。

四、倉庫內物品應分類貯放於棧板、貨架上，或採取其他有效措施，不得直接放置地面，並保持良好通風。

五、應有衛生管理專責人員於現場負責食品衛生管理工作。

六、販賣貯存作業應遵守先進先出之原則。

七、販賣貯存作業中須溫溼度管制者，應建立管制方法與基準，並據以執行。

八、販賣貯存作業中應定期檢查產品之標示或貯存狀態，如有異狀應立即處理，以確保食品或食品添加物之品質及衛生。

九、有造成污染原料、半成品或成品之虞的物品或包裝材料，應有防止交叉污染之措施，否則禁止與原料、半成品或成品一起貯存。

十、販賣場所之光線應達到二〇〇米燭光以上，使用之光源應不至改變食品之顏色。

第二十三條　販賣、貯存冷凍、冷藏食品之業者除應符合本規範第二十二點之良好衛生規範外，並應符合下列相關專業規定：

一、販賣業者不得任意改變製造業者原來設定之產品保存溫度條件。

二、冷凍食品之中心溫度應保持在攝氏負十八度以下；冷藏食品之中心溫度應保持在攝氏七度以下凍結點以上。

三、冷凍（庫）櫃、冷藏（庫）櫃應定期除霜，並保持清潔。

四、冷凍食品應有完整密封之基本包裝。冷凍冷藏食品不得使用金屬材料釘封或橡皮圈等物固定，包裝袋破裂時不得出售。

五、冷凍食品應與冷藏食品分開貯存及販賣。

六、冷凍（藏）食品陳售於冷凍 （藏）櫃內時，均不得超越最大裝載線，以維持櫃內冷氣之良好循環及保護食品品質。

七、冷凍庫（櫃）、冷藏庫（櫃），均應於明顯處設置溫度指示器，並予適當記錄。庫（櫃）溫度必須使冷凍或冷藏食品的中心溫度均符合本條第二款之規定，且不得有劇烈的溫度變動，以保持冷凍或冷藏食品之品質及衛生安全。

第二十四條　販賣、貯存烘焙食品之業者除應符合本規範第二十二點之良好衛生規範外，並應符合下列相關專業規定：

一、未包裝之烘焙食品販賣時應使用清潔之器具裝貯，分類陳列，並應有防止污染之措施及設備，且備有清潔之夾子及盛物籃（盤）供顧客選購使用。

二、以奶油、布丁、果凍、餡料等裝飾或充餡之蛋糕、派等，應貯放於攝氏七度以下冷藏櫃內。

三、有造成污染原料、半成品或成品之虞的物品或包裝材料，應有防止交叉污染之措施，否則禁止與原料、半成品或成品一起貯存。

四、烘焙食品之冷卻作業應有防止交叉污染之措施與設備。

第二十五條　販賣畜水產食品之業者除應符合本規範第二十二點之良好衛生規範外，並應符合下列相關專業規定：

一、畜水產食品之陳列檯面及四周，應以無毒、不易透水、耐腐蝕材質製造，並應有適於洗滌及排水之設施。

二、工作檯面、砧板或刀具應保持平整清潔，凡供應生食鮮魚或不經加熱即可食用之魚、肉製品類應另備專用刀具、砧板。

三、使用絞肉機及切片機等機具應保持清潔並避免污染。

四、生鮮水產食品應使用水槽，以流動自來水處理，並避免污染販售之成品。

五、畜水產品之貯存、陳列、販賣應以適當之溫度、時間管制，以保持產品之品質及衛生安全。

六、販賣冷凍或冷藏之畜水產食品，應具有冷凍（藏）之櫃（箱）或設施，並符合本章第二十三點相關規定。

七、畜水產食品以冰藏方式陳列、販賣者，使用冰塊應符合飲用水水質標準，並保持畜水產品之冰藏效果。

第二十六條　攤販、小型販賣店兼售食品者，應視其實際情形適用本規範之部分規定。

柒、餐飲業者良好衛生規範

第二十七條　餐飲業者除應符合本規範第貳章食品業者良好衛生規範一般規定外，並應符合下列相關專業規定。

第二十八條　餐飲業者作業場所

一、凡清潔度要求不同之場所應加以有效區隔。

二、洗滌場所應有充足之流動自來水，並具有洗滌、沖洗及有效殺菌之三槽式餐具洗滌殺菌設施；水龍頭高度應高於水槽滿水位高度，以防水逆流污染；若無充足之流動自來水，必須供應用畢即行丟棄之餐具。

三、前款之有效殺菌，係指下列任一之殺菌方式：

1.煮沸殺菌法：以溫度攝氏一百度之沸水，煮沸時間五分鐘以上（毛巾、抹布等）或一分鐘以上（餐具）。

2.蒸汽殺菌法：以溫度攝氏一百度之蒸汽，加熱時間十分鐘以上（毛巾、抹布等）或二分鐘以上（餐具）。

3.熱水殺菌法：以溫度攝氏八十度以上之熱水，加熱時間二分鐘以上（餐具）。

4.氯液殺菌法：氯液之有效餘氯量不得低於百萬分之二百，浸入溶液中時間二分鐘以上（餐具）。

5.乾熱殺菌法：以溫度攝氏一百一十度以上之乾熱，加熱時間三十分鐘以上（餐具）。

6.其他經中央衛生主管機關認可之有效殺菌方法。

四、廚房應設有截油設施，並經常清理維持清潔。

五、油煙應有適當之處理措施，避免造成油污及油煙污染不同場所及環境。

六、廚房應維持適當之空氣壓力及合適之室溫。

七、不設座之餐飲業者，其販賣櫃台應與調理、加工及操作場所有效區隔，以防制污染。

第二十九條　餐飲業者衛生管理

一、凡以中式餐飲經營且具供應盤菜性質之觀光旅館之餐廳、承攬學校餐飲之餐飲業、供應學校餐盒之餐盒業、承攬筵席之餐廳、外燴飲食業、中央廚房式之餐飲業、伙食包作業、自助餐飲業等，其雇用之烹調從業人員，自本規範公布後一年起應具有中餐烹調技術士證，其持證比例如下：

1.觀光旅館之餐廳：百分之八十。

2.承攬學校餐飲之餐飲業：百分之七十。

3.供應學校餐盒之餐盒業：百分之七十。

4.承攬筵席之餐廳：百分之七十。

5.外燴飲食業：百分之七十。

6.中央廚房式之餐飲業：百分之六十。

7.伙食包作業：百分之六十。

8.自助餐飲業：百分之五十。

二、前述需持有中餐烹調技術士證之從業人員，應加入當地縣、市之餐飲相關公（工）會，並由當地衛生主管機關認可之公（工）會發給廚師證書。

三、餐飲相關公（工）會辦理廚師證書發證事宜，應接受當地衛生主管機關之督導，如有違反事宜，當地衛生主管機關得終止認可。

四、廚師證書有效期限爲四年，期滿每次展延四年。申請展延者，應在該證書有效期限內接受各級衛生機關或其認可之餐飲相關機構辦理之衛生講習每年至少八小時。

五、製備過程中所使用之設備與器具，其操作與維護應避免食品遭受污染，必要時，應以顏色區分。

六、使用之竹製、木製筷子或其他免洗餐具，限用畢即行丟棄。共桌分食之場所應提供分食專用之匙、筷、叉。

七、製備流程規劃應避免交叉污染。

八、製備之菜餚，應於適當之溫度分類貯存及供應，並應有防塵防蟲等貯放食品及餐具之衛生設施。

九、餐飲業外購即食菜餚，應確保其衛生安全。

十、廚房內所有之機械與器具應保持清潔。

十一、供應生冷食品者應於專屬作業區調理、加工及操作。

十二、生鮮原料蓄養場所應與調理場所有效區隔。

十三、製備時段內廚房之進貨作業及人員進出，應有適當之管制。

十四、外燴業者另應符合下列規定：

1.烹調場所及供應之食物應避免直接日曬、雨淋、接觸污染源，並應有遮掩設施。

2.應有適當冷藏設備或措施。

3.烹調食物時，應符合新鮮、清潔、迅速、加熱與冷藏之原則。

4.烹調食物時，應避免交叉污染。

5.餐具應確實保持乾淨。

6.辦理逾二百人以上餐飲時，應於辦理前三日透過其所屬公（工）會向衛生局（所）報備，內容應包括委辦者、承辦者、辦理地點、參加人數及菜單。

十五、伙食包作業者另應符合下列規定：作伙食前應透過其所屬公（工）會向衛生局（所）報備，內容應包括委包者、承包者、包作場所、供應人數。

餐飲旅館系列 18

餐飲衛生與管理

作　者◎李義川
出 版 者◎揚智文化事業股份有限公司
發 行 人◎葉忠賢
登 記 證◎局版北市業字第1117號
地　　址◎台北縣深坑鄉北深路三段260號8樓
電　　話◎02-2664-7780
傳　　真◎02-2664-7633
E-mail ◎service@ycrc.com.tw
郵撥帳號◎19735365
戶　　名◎葉忠賢
印　　刷◎鼎易印刷事業股份有限公司
ISBN ◎978-957-818-796-2
初版二刷◎2011年5月
定　　價◎新台幣520元

＊本書如有缺頁、破損、裝訂錯誤，請寄回更改＊

餐飲衛生與管理 / 李義川著. --初版. --臺
北市 ： 揚智文化, 2006〔民95〕
面 ； 公分. --(餐飲旅館系列 ； 18)
含參考書目
ISBN 978-957-818-796-2 (平裝)

1. 食品衛生

412.37 95020492